针刺十绝

高维滨 编著

——神经病针刺新疗法

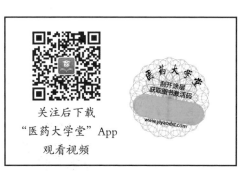

关注后下载
"医药大学堂"App
观看视频

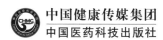

中国健康传媒集团
中国医药科技出版社

U0286318

内 容 提 要

本书在介绍腧穴现代研究、针刺现代研究、针刺配穴处方方法、常用新穴及针刺新疗法的基础上，以作者48年的临床经验和科研成果为主，重点介绍了神经病的常见症状及120余种疾病的病因、诊断和治法，探讨了针刺治疗神经病的机制及规律。书中的"针刺十绝"治法突破了原有的模式，完全是自主创新的针刺新技术，多次荣获国家级、省部级奖励，独具特色，读后令人耳目一新，用后让人拍案叫绝。本书具有创新性、科学性，学术价值高，实用性强，可供针灸科、康复科、神经科、疼痛科医师在临床、教学及科研中参考。

图书在版编目（CIP）数据

高维滨针刺十绝：神经病针刺新疗法 / 高维滨编著. —北京：中国医药科技出版社，2019.6（2024.9重印）

ISBN 978-7-5067-9874-7

Ⅰ.①高… Ⅱ.①高… Ⅲ.①针灸疗法－中医临床－经验－中国－现代 Ⅳ.①R246

中国版本图书馆CIP数据核字（2018）第010259号

本书视频音像电子出版物专用书号：

ISBN 978-7-88728-240-8

美术编辑 陈君杞
版式设计 麦和文化

出版 **中国健康传媒集团** | 中国医药科技出版社
地址 北京市海淀区文慧园北路甲 22 号
邮编 100082
电话 发行：010-62227427 邮购：010-62236938
网址 www.cmstp.com
规格 710×1000mm $^1/_{16}$
印张 23 $^1/_4$
字数 330 千字
版次 2019 年 6 月第 1 版
印次 2024 年 9 月第 3 次印刷
印刷 北京印刷集团有限责任公司
经销 全国各地新华书店
书号 ISBN 978-7-5067-9874-7
定价 **58.00 元**

获取新书信息、投稿、为图书纠错，请扫码联系我们。

　　高维滨，男，汉族，1944年3月7日生于哈尔滨市。主任医师、二级教授、博士研究生导师。1970年7月毕业于黑龙江中医学院（现黑龙江中医药大学）中医系。曾任黑龙江中医药大学附属第二医院神经内科（针灸科）主任。

　　奖励与荣誉：荣获2004年度国家科技进步二等奖，黑龙江省科技进步二等奖3次及三等奖1次。享受国务院特殊津贴，荣获国家级名老中医药专家、全国老中医药专家学术经验继承指导老师、黑龙江省优秀中青年专家、黑龙江省首届名医、黑龙江省第二届名中医称号。

　　学术地位：曾任第一届中国中西医结合学会神经病专业委员会委员，黑龙江省中西医结合学会神经病专业委员会副主任委员，黑龙江省中医学会理事，黑龙江省中医学会神经病专业委员会副主任委员，黑龙江省针灸学会常务理事、高级顾问，新世纪普通高等教育"十五""十一五"国家级规划教材《经络腧穴学》副主编，国际针灸考试中心命题专家。

　　学术思想及成果：从事中西医结合，针灸、中药结合治疗神经系统疾病的医疗、教学和科研工作48年。学术上主张以中西医理论为基础，辨病辨证相结合，运用现代科技的理论与方法来研究针刺、中药治疗神经系统疾病的方法及原理，探索总结中医治疗神经系统疾病的规律、特色和优势。

　　主攻针刺治疗神经系统疾病、前列腺疾病及各种杂病。创立和发展了针刺治疗神经系统疾病的理论与方法，大道至简、取穴少而精、创新腧穴及针刺方法，依据发病及治疗机理，举一反三、异病同治。总结出"针刺十绝"用以治疗目前中药、西药或手术均疗效不显著的疾病。例如延髓麻痹、眼肌麻痹、喉肌麻痹、不完全性脊髓性截瘫、中风偏瘫、神经源性排尿障碍、前列腺增生性排尿障碍及性功能低下、头昏、耳鸣、脑积水、颈椎病、腰椎病、呃逆等疾病，在临床上取得了满意的疗效，其操作简便，规范性、可重复性强，安全性高。

在中药治疗神经系统疾病方面，从中医治法与神经再生、免疫学、神经递质、血液流变学、血流动力学的关系上探索中药的治疗作用，获得了很多成功。例如：补肾益气活血法治疗脑血管疾病和周围神经病，具有改善血液循环、促进神经再生的作用。补脾益气法治疗重症肌无力，具有免疫调节作用，疗效显著。补脑活血法治疗儿童抽动征，可以调整脑内各部位的神经递质含量，改善脑神经的功能，临床疗效满意。温经通络法治疗雷诺病、手足发绀症疗效独特，主要是采用了含有"回阳救逆"作用的活性极强的去甲乌药碱和扩张血管作用的丹参酮等成分。有些疾病历经反复临床实践，不断地将文献中复杂繁琐的内容化繁为简，形成了中药治疗神经系统疾病的新治法，揭示了中药治疗神经系统疾病的基本规律。

先后主持省、部级科研项目七项，其中三项科研成果——"项针治疗假性延髓麻痹的临床与机理研究""项针治疗真性延髓麻痹的临床与机理研究""夹脊电针治疗脊髓性截瘫的临床与基础研究"获省级科技进步二等奖，并获厅局级科技进步一、二等奖五项。主持的"针刺项颈部腧穴治疗真性延髓麻痹的临床应用研究"项目，其学术水平居国内外领先地位，结束了真性延髓麻痹不能治愈的历史，荣获了2004年度国家科技进步二等奖。

在国家级出版社出版著作，独著9部，主编5部，副主编2部；发表在国外医学刊物上论文9篇，国家级刊物上11篇，省级刊物上18篇。已培养硕士91名，其中留学硕士研究生9名；博士研究生23名，其中留学博士研究生7名。师带徒6名。

先后带教留学生1000余人次，其医术已传遍世界，为发展中医药事业和人类健康事业做出了贡献。

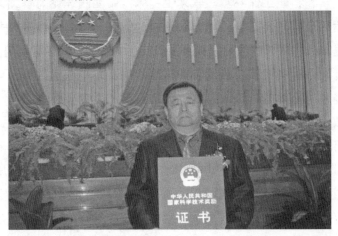

2004年荣获国家科技进步二等奖，高维滨教授在人民大会堂颁奖现场

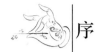 序

　　《高维滨针刺十绝》是高维滨教授历经48年理论探讨和临床实践，将其独创和发展的针刺治疗神经系统疾病的新理论、新技术进行系统总结编著而成。所谓"绝"是因为它能使很多神经系统疑难病——用中药、西药或手术治疗都无明显疗效的疾病，经针刺治疗1～3次即见显效，其疗效令人拍案叫"绝"。

　　《高维滨针刺十绝》向你展示的是在遵循医学科学发展规律，探索中医药学科学内涵的基础上，形成的中医针刺治疗神经系统疾病的新理论、新技术。与同类技术相比较，在理论与治法上已形成新"特色"，在治疗某些疾病的疗效上具有新"优势"。

　　其新"特色"：一是以中西医的理论为依据，在某些疾病的选穴、针法上不断地创新发展，形成了基础理论科学性强、临床疗效明显提高了的针刺新技术。二是对有些疾病虽然中医针刺疗法已有一定的疗效，但也历经反复的临床实践，不断地将文献中复杂繁琐的内容去伪存真，大道至简，异病同治，提高了疗效，缩短了疗程，形成了新的针刺治疗方法或方案，便于学习者掌握与操作。三是针刺疗法的针能直接触及神经系统的某一周围神经组织，直接地或反射性地影响某一病变部位，调整其功能而治病。因为将针刺入穴位时，针下能产生电场，形成微弱电流，通过不同的针刺手法刺激周围神经而产生不同的治疗作用。四是十绝中有八绝使用了电针，让外加的微弱电流通过不同的频率形成不同的波形，刺激周围神经产生不同的治疗作用更持续、更显著。五是本治法理论新、取穴精，近取为主、远取为辅，操作简便，安全性、规范性、可重复性高。

　　其新"优势"：一是能治疗其他治法所治不了的一些神经系统疑难病，解决了西医学和中医历代医家都没能有效治疗的延髓麻痹、眼肌麻痹、喉肌

麻痹、神经源性排尿障碍、不完全性脊髓性截瘫及排尿障碍等疑难病症，疗效确切；二是对运动系统的骨关节及软组织疾病、脊柱相关性疾病、前列腺增生性排尿障碍及性功能低下、其他脏腑和器官功能性疾病也均具有良性调整作用，使其恢复到正常状态，疗效显著。

编写时作者尽力地将学习历代文献、经过临床实践的心得体会和从医执教及临床科研中积累的宝贵经验，去粗取精，形成自己的原创性核心技术。尽量简要地阐述每个疾病的诊断要点、治疗方法及机理，使复杂的理论与技术简单化，让学员一学就会，执简驭繁，触类旁通，学会思维，进而创新。

该书总结了针刺治疗神经病的常用新治法，揭示了针刺治疗神经病的基本规律及机理，反映了该学科学术和技术的新成果。该书编写时采用的针灸治疗神经病的理论框架及内容，也为完善和重构针灸理论体系及其标准化、现代化迈出了可喜的一步。

医学是一门具有很强实践性的科学。任何一位名医都是不断地在成功和失败的实践中形成自己的核心技术，彰显自己的特色和优势。但核心技术靠自己摸索，历时长，也未见得能成功，不妨采取"拿来主义"为我所用，你要想学习针刺治疗神经病的新技术，本书是最佳选择。

一本科学的有实用价值的好医学书，将会使你学会正确的临床思维、掌握具有实用价值的创新医术，进而改变你的一生。学会《高维滨针刺十绝》，定会使你成为一方一代"名中医"。

　　"针刺十绝"是我在长期的医疗实践中探索和不断总结出来的针刺新技术，也是目前针刺治疗神经病领域的高端技术。其中有的治法为本人在国内外首创，有的为参阅文献再经过反复实践后，化繁为简，形成简明的新治法，2008年11月在美国纽约举办的针灸学习班宣讲后，被学员誉为"国宝级针灸技术"。

　　一个学者的学术水平和对学科理论发展的贡献，主要看其是否创造出了经得起实践和时间检验的科研成果，是否具有代表性的论文或著作。在中医针灸治疗神经病领域，我积48年临床经验和科研成果编写而成的《针刺十绝》将给你一个肯定的回答。

　　第一绝是项针治疗延髓麻痹。本法为本人在国内外首创。延髓麻痹是神经科常见的疑难重症，西医尚无有效的治疗办法，只能用鼻饲营养，维持生命。1991年我开始深入地研究假性延髓麻痹，依据针灸治疗"近部取穴"的原则，选取项颈部腧穴，故称为"项针疗法"。当时主要是对项颈部原有腧穴的疗效进行临床观察，经2年研究后，发现风池、翳明、廉泉、外金津玉液对该病症有疗效，但总有一部分插鼻饲患者疗效不满意。我认为治疗该病首先应改善病变部位的血液循环，恢复神经功能，再重新建立吞咽反射和构音功能。于是我根据解剖图谱，分析项颈部的各层次结构、血管和神经分布，提出了治本治标的不同腧穴，治本腧穴为风池、供血、翳明，治标腧穴为廉泉、外金津玉液、吞咽、发音穴，前者可以改善脑血液循环，后者可以改善和恢复吞咽及发音功能。其中，供血、吞咽、发音穴为我所提出的新穴。在针刺手法上我观察到缓慢提插捻转法有利于神经肌肉运动功能的恢复，同时观察到大部分患者经2周治疗后，后头部的白发转黑，生长出新发，老花眼有明显好转，证实该组穴位确有改善脑部血液循环的功效。在此基础上，1993年开始立项对假性延髓麻痹进行临床和机理研究，通过100例患者治疗前后的对比研究，总有效率达96%。其机理研究证明，项针可以改善脑血流量，是脑神经功能得到改善的基础。这一成果于1997年获得了黑龙江省科技进步二等奖。

真性延髓麻痹是难中之难，而治疗假性延髓麻痹的穴位，对真性延髓麻痹疗效不显著。从1997年开始，我到解剖室解剖并观察了项颈部的结构，并又在X线下观察到真性延髓麻痹病变部位在咽腔吞咽期，而假性延髓麻痹病变部位在口腔吞咽期，治疗假性延髓麻痹的穴位解决不了咽腔吞咽期的吞咽功能，于是我又针对恢复咽腔吞咽期的吞咽功能提出了治呛、提咽、治反流3个新穴；并且观察到真性延髓麻痹病变部位多为单侧，不需针刺双侧，针刺双侧反而不利于病侧的恢复。经对60例病人的临床研究，总有效率达96.66%，结束了真性延髓麻痹不能治愈的历史，2000年"项针治疗真性延髓麻痹的临床与基础研究"成果也荣获了省级科技进步二等奖，并因其学术水平居国内外领先地位而得到国内中西医专家的一致认可，2004年此项成果荣获了国家科技进步二等奖。2006年5月该项技术被国家中医药管理局确定为第一批中医临床适宜技术向全国推广。

第二绝是项针治疗喉肌麻痹，或称声带麻痹、喉返神经麻痹。本法为本人在国内外首创。本病表现为发音障碍，目前西药、中药、手术均无治疗办法，而针刺治疗确有独到的优势。我在治疗延髓麻痹过程中，发现发音穴有显著改善声音低下的作用。经解剖分析后认识到，当喉返神经或与喉上神经外支同时受到损害时，即可出现声带外展、内收或肌张力松弛3种类型的麻痹。临床上因左侧喉返神经行程较长，故以左侧声带麻痹多见。而发音穴分布有喉上神经外支，支配环甲肌、咽下缩肌。治反流穴分布有喉返神经上段又叫喉下神经，支配环甲肌以外的所有喉肌，增音穴也分布有喉下神经上段，都对发音功能有治疗作用。经临床试治，疗效十分显著，一例因脑梗死引起急性失音1个月的患者，治疗1次，立竿见影，3次治愈。另一例失音12年病例，经治疗6次后，发音清晰，表达明白，以后的患者屡治屡验。

第三绝是电针加滞针动法治疗眼肌麻痹。本法为本人在国内外首创。我在临床中发现针刺治疗眼肌麻痹经常出现眼部出血，究其原因是针尖刺到眼部细小浅表的动、静脉。如果针尖只刺到眼肌的附着点（中医称经筋），并用针拉动其运动，令眼肌产生收缩，既可以使眼球运动又可减轻出血。该法采用直径0.20～0.25mm的毫针,针与眼球成45°,刺向目内眦的内直肌,治疗动眼神经麻痹;针与眼球成45°,刺向目外眦的外直肌,治疗展神经麻痹。疗效显著且减少了眼球内出血的机会,有30%的患者往往一次即可临床治愈,疗效十分满意。治疗展神经麻痹总有效率为95%以上,治疗动眼神经麻痹总有效率为65%以上,治疗滑车神经麻痹总有效率为35%以上,疗效主要与其解剖结构的简单与复杂有关,也与病因有关,一般开颅手术造成的神经损伤难以恢复,脑外伤所致者也较难恢复。对于本病本人的最新体会:一是在攒竹、鱼腰穴通电针密波30分钟,电流产生的电场有利于神经细胞的活化、神经纤维轴突和髓鞘功能的恢复。二是缓慢提按捻转法有利于神经肌肉运动功能的恢复,向下按时使针身产生弧形能使眼肌产生明显收缩,疗效好;相反用快速捻转提插法不能使眼肌产生明显收缩,疗效差且易出血。因为慢速捻转能使针身缠住肌纤维而一起上下提按,有利于眼肌运动;相反快速捻转则针身不能缠住肌纤维一起运动,疗效差。

第四绝是电针治疗神经源性排尿障碍、前列腺增生引起的排尿障碍及性功能低下、脊髓疾病引致的排尿障碍。本法为本人在国内外首创。临床上发现很多中老年人,尤其是患有中风的患者,二便失禁或排尿困难的情况很多,以往针灸、中药治疗不甚满意,而且取穴多。在研究了神经源性排尿障碍的机理后,化繁为简,选穴少而精,使用电针治疗,1～3次后基本上都获得满意疗效,7～10次基本治愈。根据治疗机理,举一反三,异病同治,用这一方法治疗男性前列腺增生引起的排尿障碍和性功能低下、脊髓疾病引致的排尿障碍,也收到意想不到的疗效,打破了以往认为需要手术才能治疗这种疾病的看法。

第五绝是夹脊电场疗法治疗不完全性脊髓性截瘫及排尿障碍。本法为本人在国内外首创。从大鼠的脊髓损伤基础研究开始到临床上的治疗成功,从理论到实践证明了脊髓神经在电流经过时产生的电场作用下是可以再生的。这一方法已使几十名脊髓损伤、脊髓炎、脊髓发育不良等所致的不完全性截瘫患者重新站立起来,独立或依靠帮助能走起来,并且大部分患者恢复或改善了二便功能。治疗截瘫伴排尿障碍者需用两台电针仪分别治疗,一台用密波治截瘫,一台用疏波治排尿障碍,取得较好疗效。课题"夹脊电针治疗脊髓性截瘫的临床与基础研究"获2002年省级科技进步二等奖。

第六绝是夹脊电针治疗颈椎病、腰椎病及脊柱相关性神经病。电针的脉冲电流能拉动肌肉、椎体使椎间关节松动、椎间盘复位，缓解对神经根或脊髓的压迫，一般1~3次显效，证明小小银针可以治疗大病，使很多患者免去手术之苦。该法目前是保守治疗方法中的最佳选择，其操作简单、疗效确切、安全可靠。

第七绝是电项针疗法治疗多种脑项颈部疾病。本法是本人在国内外首创。1995年7月我看到《健康报》一则新闻消息，欧洲专家用电流刺激丘脑使80%的震颤患者症状得到控制，比手术和药物治疗效果好，这引发了我运用脉冲电针治疗震颤麻痹的想法，以项颈部解剖学、生理学、病理学的理论为依据，运用电针具有的脉冲电流治疗作用而形成了独创的新针法。因采用项部腧穴通以脉冲电流故称为"电项针疗法"，以风池、供血为主穴。经60余例证明，本法治疗各种震颤有效率达70%以上，但对震颤麻痹的疗效只能维持1~2小时。初步认为，其治疗原理为能使椎-基底动脉血流量增加，变性的黑质细胞在脉冲电流的刺激下被重新激活，发挥了其协调肢体运动的功能。其对脑干网状结构上行激活系统有兴奋作用，可活化大脑皮质神经元，并有改善脑部血液循环、脑脊液循环，松动颈椎关节的作用，加辅穴后对治疗脑项颈部疾病，如耳鸣、头昏、眩晕、失眠、脑积水、颅内压增高、早期认知障碍等均有良效，其中尤以治疗耳鸣而常用，疗效显著。临床上还治愈7名高颅压、脑积水患者，避免了手术。本法是很有前途的治疗脑项颈部疾病的新疗法。

第八绝是电针拮抗法治疗中风后偏瘫。1984年本人经临床观察将中风后偏瘫分为3个阶段，即软瘫期、硬瘫期、恢复期，认为针刺治疗应分别采用不同方法，而目前教科书中采用一种针法治疗3期的病症是不恰当的。1989年我学习了Brunntrom提出的偏瘫恢复过程分为三期六个阶段的理论，更进一步认清了偏瘫的本质，偏瘫主要是病人的拮抗肌肌力和肌张力同时低下，不能拮抗瘫痪的主动肌肌力、肌张力增高而造成的异常运动模式。我根据多年的临床实践经验，采取电针拮抗法，选用疏波可以增强拮抗肌的肌力、肌张力，同时降低主动肌肌力、肌张力。既能使偏瘫肢体的大关节自主活动，又能用电针拮抗法来进一步纠正肢体小关节的异常运动模式，使足内翻、前臂内旋、手指伸屈困难、偏瘫肩等获得满意的疗效。这一治法非常符合偏瘫的恢复过程，既可以加速解除瘫痪肌的休克期，又有利于瘫痪肌的肌力、肌张力向好的方向恢复，从而达到康复治疗的目的，即在于促进病人的运动功能按上述顺序尽快纠正其异常运动模式，否则会出现或加重误用综合征。这是针刺治疗偏瘫的新理论、新方法，是传统针刺方法与现代康复医学理论的完美结合。

第九绝是电针治疗面神经麻痹。面神经支配表浅的面肌，在面神经主干上取穴，进针时按神经分支走行浅刺，进针后用电针仪导线连接3~4对穴位，正极连近耳处穴，负极连远耳处穴。早期采用疏波，1周后采用疏密波，以肌肉出现节律性轻度收缩为宜。每次约30分钟，适于面瘫早期、中期。电流沿面神经走行传导，产生电场，促使面神经再生，面神经髓鞘轴突变性得到恢复，疗效很好。病因决定病变的部位和程度，也决定预后。病变的部位在茎乳孔以外处，多为受凉所致的单纯性面神经炎，此类病人面部针灸、理疗、热敷、敷用中药膏剂均可改善面部血液循环、消除水肿，3周内可治愈。早期伴有乳突痛者疾病部位较深，为茎乳孔面神经管内病变，多因病毒感染。损及鼓索神经及镫骨肌支时，经治疗大部分可治愈。损及膝状神经节及岩浅大神经处的亨特（Hunt）征，需2~3个月有明显疗效，但大部分留有不同的后遗症，尤其是起病2周未用激素冲击治疗者。面神经核病变者则无治愈的可能。

第十绝是夹脊电针治疗呃逆。本法为本人国内外首创。呃逆中枢在延髓，其神经纤维从颈3~4、颈4~5椎间孔发出，经纵隔下行至膈肌，其间任何一个部位受到刺激，都会发生膈肌痉挛。在颈3、4、5的夹脊穴处用电针疏波产生的微电流干扰膈神经产生的兴奋而停止呃逆，屡治屡验。这也是一个小发明，彻底解决了呃逆难治的历史，堪称一绝。

上述十绝中有八绝使用了电针，说明电针疗法的治疗作用很重要。西医学认为针刺疗法属于物理疗法，针刺入穴位时，针下产生电场，形成微弱电流，刺激周围神经产生一系列的治疗作用。如外加电源，持续地输入微弱电流，产生的治疗作用更有利于疾病好转。在电压固定时，其治疗作用主要由其输出电脉冲的频率、节律所决定，输出疏波时可以拉动肌肉，使之收缩，治疗神经系统、运动系统、骨骼关节及脏腑功能性疾病。输出密波时，一是可以抑制肌肉痉挛和止痛；二是电流通过时会产生电场，电流量与电场成正比，密波的电流量大，产生的电场强，在电场的作用下神经组织可以再生，进而治疗神经损伤性及相关疾病。因而电针的治疗作用是很重要的。

　　中医药学创新就是运用现代科技的理论和技术来帮助中医创新治法，提高中医的疗效，并阐明机理。针刺十绝就是在继承中医针刺理论与技术的基础上，运用现代科技的理论和技术形成的新诊疗体系，随着时间的推移，相信她必将会造福于人类。

高维滨

2018年12月

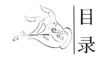

目录

高维滨针刺十绝

高维滨针刺十绝

高维滨针刺十绝

第一章
腧穴现代研究

第一节　腧穴解剖学研究

现代医学的起点，始于人体解剖学。针灸学的创新，就要以现代医学理论为基础，以临床实践为检验，用现代科学技术来整理、发展传统的针灸学，笔者愿意就这一浩大的工程做出不懈的努力。

一、腧穴与周围神经系统的关系

针灸学中的腧穴位于周围神经系统。20世纪60年代初期，就有人在尸体上对十二经脉的309个穴位（以一侧计）进行了解剖观察，发现其中正当神经干者152个穴，占49.18%；邻近神经干者157个穴，占50.81%。还有人解剖了全身361个经穴，报道与神经有关者205个穴，占56.8%，表明穴位与周围神经有密切关系。针刺所刺激的神经就是周围神经系统的感觉神经纤维，一般情况下，刺激所引起的神经冲动是单向传播，即总是从树突传向细胞体，再从细胞体传向轴突末端，传至中枢。中枢由细胞体发出一个突起，把神经冲动从细胞体传向轴突末端的神经纤维称为传出神经纤维或运动神经纤维。针刺治疗主要涉及传入纤维，针刺主要对普通感觉的传入纤维产生刺激，针刺治疗时，不仅刺激传入神经的终端感受器，也刺激传入纤维的任何一个节段，以获得最大疗效。针刺不适宜也不容易刺激到特殊感觉器官，因而对特殊感觉器官不会有理想疗效。

针刺治疗时总会直接或间接地刺激交感神经节后神经纤维，交感神经纤维支配心肌、平滑肌及皮肤，副交感神经纤维不支配体表的皮肤，仅支配内脏和腺体，所以，针刺一般不会直接刺激副交感神经。

从解剖学的观点，周围神经系统中与针灸学有关的部分是肌神经，皮神经的分支、神经束和神经干，腧穴是分布在周围神经系统的各个分支上的，每根感觉纤维和运动纤维都可能产生若干个腧穴，我们只需掌握最具有治疗意义的腧穴，就可以达到治疗目的。例如，脑神经常用的穴有下关、攒竹、四白、地仓、颊车、翳风。颈丛形成的腧穴有风池、翳明、天柱、夹脊等。骶丛形成的腧穴有环跳、阳陵泉、足三里、三阴交等。这就是腧穴近治疗作用的解剖学基础。通过观察，人们还发现腧穴处的神经分布与相关脏器的神经支配同属于相同的脊髓节段，或在该内脏所属的神经支配节段的范围内。这是肢体部位的腧穴具有远治作用，具有特异性治疗脏腑疾病作用的基础。

二、腧穴的解剖学特征

什么是腧穴呢？腧穴点有不同类型的神经感受器，有人认为是疼痛点、运动点和触发点，三点的共同点是有疼痛感，其结构基础是感觉纤维。触发点是"肌肉和结缔组织中的高度敏感点，通常同肌筋膜疼痛综合征相联系"。运动点即运动神经进入肌肉的位点，该神经也包括感觉纤维，电刺激产生去极化形成感觉冲动，传入脊髓再引起运动神经元发放冲动，经传出神经送到肌肉，产生肌肉收缩。

穴位结构与血管、淋巴管也有较密切的关系。有人通过观察十二经的309个穴位发现，针下正当动脉干者24个穴（占7.26%），针旁有动、静脉干者262个穴（占84.36%）；也有人在对361个经穴的观察中发现针刺点近动脉干者58个穴（占16.1%），近浅静脉者87个穴（占24.7%）。有人统计，经穴中有62.5%的穴位在肌肉分界处，其余的穴位则位于肌肉、肌腱之中或起止点上，可见穴位与肌肉、肌腱的关系也十分密切。

美籍华人董厚吉教授对腧穴的解剖学特征做了研究，总结出十大解剖学特征。

1. 与神经束的粗细有关　穴位都分布于周围神经系统的肌神经和皮神经的神经束上。神经束越粗，所形成的穴位越重要。当然，神经束上的某一部位是否形成穴位，这一条件并非具有绝对重要性。其他的解剖特征，在某种程度上，也扮演一定的角色。

2. 与神经在组织中的深度有关　人体内最粗大的神经干是坐骨神经，起源于第4、5腰椎和第1、2、3骶椎。坐骨神经经过臀部时，由于深藏在肥大的臀肌之下，所以该部位几乎没有形成穴位。坐骨神经进入大腿后肌肉群后，升到浅层，在该部位和膝后腘部才形成穴位。同理，来自臂神经丛的神经干在上肢的上臂部仅形成很少几个穴位。在肘部升入浅层后，分别形成前臂外侧皮神经和前臂内侧皮神经两个重要穴位。所以，除了神经干的粗细，神经干的深浅也是形成穴位的要素。

3. 神经干穿过筋膜处 身体内的筋膜分浅筋膜和深筋膜。浅筋膜是皮肤下疏松的结缔组织，其功能是把皮肤的真皮同下面的深筋膜联结起来。在四肢部位，深筋膜是较致密的结缔组织，其功能是固定肌肉的相对位置，并分隔不同的肌群。当神经从内面穿出深筋膜进入浅层时，通常会形成穴位。上面提到的前臂外侧皮神经点和前臂内侧皮神经点，都是这样的情况。

4. 神经干穿出骨孔处 周围神经穿出骨孔处，就形成穴位。例如：三叉神经在面部穿出眶上孔、眶下孔和下颌骨的颏孔，都形成了穴位。

5. 肌门 上面提到，支配肌肉的肌神经含有传出纤维、传入纤维和交感神经节后纤维。肌神经进入肌肉的地方称为肌门，也有人把这一点叫作运动点。很多穴位是由肌门所形成。大多数肌肉只有一个肌门，较长的肌肉也可能有两个肌门，而不是有些解剖学教科书所说的一根神经在一块大肌肉上可形成多个肌门。医学院的解剖学教学中，基本忽略了每块肌肉上肌门的准确位置，使得有些具有临床意义的肌门不被学生所了解。除少数情况外，多数肌门都位于肌肉深部，因此，这些位于深部的肌门点变为穴位的频率并不高。

6. 神经干和血管束相伴行 肌神经通常有动脉和静脉相伴行，形成神经血管束，在肌门处进入肌肉，所形成的腧穴较多。在形成穴位过程中，血管的生理功能还不清楚。可是，在疾病发展的早期阶段，肌门附近的血管经常能引起该部位变为疼痛点。与同位于浅层的皮神经相比，肌神经和皮神经粗细相似，由于很多皮神经没有相伴的血管，位于深层的肌神经穴位比位于浅层的皮神经穴更容易出现酸痛。

7. 神经干所含的纤维成分 前面提到，神经纤维的粗细，决定于纤维外面所包被的髓磷脂的厚度。一束神经可能含有7种大小不同的神经纤维。一般来说，与皮神经相比，肌神经的大小差异较大。皮神经仅含有传入纤维和交感神经节后纤维，肌神经除含有这两种纤维外，还有传出纤维。如果所有解剖学条件都一样，同皮神经所形成的穴位相比较，由肌神经在肌门附近所形成的穴位，更容易转变为疼痛点。两者的差别，就在于神经纤维的成分。所以，神经纤维的成分，也是穴位的解剖学特点之一。

8. 神经分叉处　严格说来，在神经穿过深筋膜处，或神经穿出骨孔处，或神经从肌门进入所支配的肌肉处，都是神经束或神经干形成分支的地方。在这些地方，肌神经分叉变为更细小的神经。另一方面，也有神经束或者神经干在某处形成 2 个或更多的分支而形成穴位，并没有穿过深筋膜、骨孔或进入肌门。像这样由大神经分叉成小神经所形成的穴位，大多位于四肢的肘、膝关节以下，特别是手和脚的背面和掌面。

9. 韧带的敏感处　韧带的解剖学结构包括肌腱、骨支持带、厚筋膜、关节囊和副韧带。这些结构都由致密结缔纤维组织所组成，并含有丰富的传入神经感受器，对压力、牵张和触摸很敏感。这些敏感部位，也形成很多穴位。如肱骨外上髁处的前臂长伸肌群韧带所形成的穴位，当病人患有"网球肘"时，不难在该部位触摸到疼痛敏感点。

10. 头骨骨缝处　在头骨骨缝如冠状缝、矢状缝和人字缝等处，形成不少穴位。这类穴位，大多位于前囟点、翼点、鼻根点和星点。有慢性头痛史的病人，这些穴位都会感到疼痛。

第二节　腧穴治疗作用规律与特异性

针刺腧穴为什么能治病呢？根据神经反射理论，现代生理学已经证明，内脏器官的功能状态可以反射性地影响皮肤、皮肤深部的肌肉组织及其他有关器官，这就是内脏→皮肤、内脏→肌肉反射理论。反之，皮肤及其深部肌肉组织的功能状态，也可以反射性地影响内脏及其相应的器官，这就是皮肤→内脏、肌肉→内脏反射理论。应用腧穴治疗疾病，就是皮肤、肌肉→内脏反射理论的应用。

人体的体表及其深部组织与脏腑之间，通过复杂的途径以各种形式（神经和体液、内分泌、血管、肌肉、骨骼、免疫系统）发生着密切而复杂的联系。腧穴的治疗作用就是通过这种复杂的联系而产生的。

上海第一医学院在证明 323 个经穴均有神经分布的基础上，进一步发现经穴与相关脏器的神经分布同属相同的脊髓节段，或在该内脏所属的神经节段范围内，表里两经的经穴也基本上隶属于脊髓同一节段。中国医科大学研究认为，经穴的主治分布形式在很大程度上与胚胎期节段支配关系相一致，尤其是在躯干、腹部、背部吻合更为典型。

研究表明，躯干腹部、背侧部的腧穴主治作用与其所在的神经节段性支配关系密切，而四肢部位的腧穴与神经节段的支配亦有密切的相关性，可以治疗本节段近部与远部支配区内的病症。而四肢肘、膝关节以下的腧穴，有的不仅能治疗与之相关神经节段支配区的局部和远部病症，而且还可以治疗与之相隔较远神经节段支配区的脏腑、组织、器官的病症，有的甚至具有影响全身的作用，这种作用是由超节段结构的高位中枢所决定的，能产生针刺的"整体性效应"。

1. **近治作用**　这是一切腧穴主治作用所具有的共同特点。这些腧穴均能治疗该穴所在部位及邻近组织、器官的病症。如眼区的睛明、承泣、四白、瞳子髎各穴均能治疗眼病；胃部的中脘、建里、梁门诸穴均能治疗胃病等。这是因为腧穴主治作用与其所在的神经节段性支配关系密切的原因。

2. **远治作用**　例如合谷穴，不仅能治疗腕部病症，而且还能治疗颈部和头面部病症；足三里穴不仅能治疗下肢病症，而且对调整整个消化系统的功能都具有很大的作用。四肢肘、膝关节以下的腧穴，不仅能治疗与之相关神经节段支配区的局部病症，而且还可以治疗与之神经节段支配区较远的脏腑、组织、器官的病症，二者在本质上还都是符合神经节段性支配的理论。另外，部分四肢肘、膝关节以下的腧穴，不仅能治疗与之相关神经节段支配区的局部、远部病症，而且还可以治疗与之相隔较远神经节段支配区的脏腑、组织、器官的病症。

3. **整体治疗作用**　临床实践证明，某些腧穴的治疗作用还具有整体治疗作用。如针刺人中穴能直接通过三叉神经传入脑干网状结构上行激动系统而醒神开窍，合谷穴在脑部投影区大，因而针刺后反应显著，大脑皮质兴奋区域广泛，而能醒神开窍等，均属整体治疗作用。这种作用是由超节段结构的高位中枢所决定的。

4. **特殊治疗作用**　某一节段的腧穴与其他节段的腧穴治疗作用的不同点，即为该穴的特异性。某一节段内的腧穴与相隔较远节段内的腧穴比较，在治疗某一节段内的疾病作用上具有明显的差异，这是不争的事实，是针刺能治疗各种不同疾病的解剖生理学基础。

总之，针刺任何一个腧穴，都有节段效应和整体效应，而分布于相关神经节段支配区内的器官系统所受到的影响，往往是二者效应的叠加。针刺的节段效应比高位中枢所产生的整体效应要明显得多，而分布于该穴相隔较远的神经节段支配区内的器官系统所受到的影响，往往只有较弱的整体效应。

　　此外，我们还要弄清作用于同一系统穴位的作用强度及安全性，从而区分为一线穴和二线穴，即主穴和辅穴、备穴。还有穴位与穴位之间的协同作用和拮抗作用也要弄清，以防过多选穴带来的疗效降低，选穴要少而精。

高维滨针刺十绝

第二章
针刺现代研究

第一节　针刺腧穴对人体的作用

一、针刺腧穴时会产生生物电流

Augutin认为，针刺时在刺针处形成电池，这和体内不同的氧分配有关。每根针均为不同浓度的氧所包围，针在氧浓度大处形成金属氧化物层为阴极，而在氧浓度小处仍为母体金属，为阳极。这种电池所产生的电流量与两极之间的化学交换有关，首先与氧量有关，与金属的种类关系不大。当针刺入血管邻近部位时，因此处有较高的氧量而产生较大的刺激电流；因血管周围有许多神经丛，故针所产生的刺激电流通过神经传导，从而产生刺激效应。

因为组织液的某些成分会使针形成绝缘层，阻止了针和氧之间的接触，从而抑制了阳极和阴极之间电池的形成，所以需要时时捻转插入的针体使绝缘层剥脱，使金属针与氧继续接触，形成电池。

加热可使针和氧形成电池作用增强，刺激电流也增加。外加电流更能增强这种效应，因此可以外加电流于针刺针上，以增强疗效。

二、针刺腧穴时会"得气"

就是腧穴被刺激时而产生的生物电活动。得气包括患者主观体验到的针感和施术者的手下感觉，针感主要是酸、麻、胀、重、痛等感觉，手下感觉是指医者手下感到沉重或空松，针感或手下感觉可能与穴位深部各类感受装置有关。针感与穴位形态结构关系密切，研究发现刺激神经多引起麻感，刺激血管多引起痛感，刺激骨膜多引起酸感，刺激肌肉多引起酸胀感，用手搓捻时则产生重感。关于针刺得气的"手下感觉"有可能与肌肉收缩有关，可能是由于梭内肌收缩所致。因为手下感觉主要出现于肌肉丰厚处的穴位，这类穴位处的肌梭密集。

三、针刺作用途径

针刺入穴位后，使用针刺手法使穴位感受器达到一定的阈值，产生传入冲动，在脊髓内换神经元后其二级冲动主要经腹外侧索向高位中枢传递。此外，进入脊髓后角的针刺信号对前角或侧角神经元发生影响而发动躯体–躯体、躯体–内脏反射，经交感纤维或 γ–传出纤维分别对相同或相邻节段区域内的痛反应或内脏活动进行调节。针刺信息经脊髓上行入脑后，经过丘脑换神经元上行到大脑皮质后才形成针感。再经中枢整合调节后，通过传出途径对脏腑器官及肢体的活动或痛反应进行调节和控制。针刺效应的外周传出途径与神经反射通路和神经–体液途径有关。

四、针刺腧穴时对机体的作用

1. **双向调整作用**　现代实验和临床研究证明，针刺对人体各系统许多器官和组织有明显的调整作用，其调整作用主要取决于机体的功能状态，可以使人体功能由不正常恢复到正常，这方面的内容相当丰富，在这里只做简单介绍。

针刺对患病的心脏有良性调整作用。对心率、心律、冠状动脉的功能、周围血管的功能、血压均有良性调整作用。

针刺有调整胃肠功能的作用，即肠运动功能减低者，促使其运动增强，而运动功能亢进者则促使其缓解。

针刺对肾与膀胱功能有调整作用，对遗尿、尿失禁、尿潴留、排尿困难等具有良好的治疗作用。

针刺能影响大脑皮质的神经活动过程，具有使兴奋与抑制过程恢复平衡的调整作用。

针刺既能使升高了的交感神经兴奋性降低，也能使升高了的副交感神经兴奋性降低，还能使不正常的自主神经功能恢复正常。针刺调整自主神经系统功能的作用，也是针刺对各系统的内脏器官功能实施调整作用的重要机制之一。而自主神经系统功能的调整，又与针刺通过神经系统外周到中枢各级水平对自主神经系统功能发挥调整作用有关。针刺的调整作用可能与针刺时对神经系统各部位的调整作用有关。

2. **活血作用**　现代研究证明，针刺可以引起血管舒缩功能的改变，针刺对冠状动脉、脑血管、内脏血管、外周血管的功能有调整作用。对甲皱微循环的血流速度、血流形态、血流颜色均有明显的即刻效应，对异型血管襻襻顶瘀血、清晰度均有明显的远期效应。对脑血流图呈现重搏波明显，波幅增高。对血液流变学可使红细胞压积、血沉及其方程K值均较针刺治疗前下降，纤维蛋白原及凝血酶原也较治疗前显著改善。

3. **镇痛作用**　现代研究已表明，主要是神经和神经递质的作用。针刺镇痛作用是针刺作用于机体后，在机体内发生的一个从外周到中枢、从神经到体液一系列复杂的整体性综合活动的结果。因此，从这个意义上来说，针刺镇痛作用既是针刺调整作用的具体表现形式，又是针刺调整作用的综合性结果。

4. **促进组织器官的再生作用**　现代研究已经证实，脊髓及周围神经在针刺的作用下，其细胞和纤维的再生速度可以提高。肌细胞及其纤维也可以再生，而使肌萎缩得到治疗，其机制与其血液循环得到改善有关。此即活血可以"祛瘀生新"的作用。

5. **免疫调节作用**　针刺治病，就在于针刺能够发挥其扶正祛邪的作用。针刺对增强免疫力的影响是多方面的，可使网状内皮系统功能活动增强，对细胞免疫和体液免疫均有促进或调整作用，对机体内各种特异性和非特异性免疫抗体的增加均有明显作用，而对于因各种原因所造成的异常免疫功能又可以使之恢复正常。临床上用于抗感染、抗过敏、抗癌、抗疟等报道甚多。这些功能的产生，可能与神经–体液的作用因素有关。

第二节　针刺腧穴时人体生化变化

在神经系统中，突触传递最重要的方式是神经化学传递。而神经递质是在神经元、肌细胞或感受器间的化学突触中充当信使作用的特定化学物质。针刺的作用与某些神经递质有关，在针刺治疗中，如果针刺点有丰富的神经肌肉接点，针一旦插入，肌肉就会抽动，这是简单的神经弧反射。神经肌肉接点的神经递质是乙酰胆碱，即针刺之后引起乙酰胆碱的释放，我们观察到针刺能短暂地降低血压，也说明了这个问题。儿茶酚胺包括多巴胺、去甲肾上腺素、肾上腺素。针刺时去甲肾上腺素随时在变化，刚插入针时，针刺有强化作用，促进去甲肾上腺素的分泌，随后去甲肾上腺素分泌完之后，针刺逐渐转变为拮抗性，进而抑制交感神经活动。5-羟色胺和组胺，针刺可以抗组胺，所以针刺有助于治疗过敏症状。神经肽，其中内啡肽有镇痛作用，在针刺中起镇痛作用。在周围神经系统中，唯一的神经递质是氨基酸，其中有一种氨基酸叫 γ-氨基丁酸（GABA）。针刺刺激传入神经的感受器，使传入纤维去极化，导致一级感觉神经元轴突末端释放GABA，能降低二级神经元的兴奋阈值，起突触前抑制作用，可以帮助止痛。

有关针刺与神经递质的资料不多，只能理性地推测神经递质在针刺中的可能作用。

第三节　针刺腧穴时人体的反应

一、针刺时的即刻反应

1. 皮肤红斑反应　这是因为针刺激局部使毛细血管网充血导致的，因人而异，因部位而异，一般来说最可能出现的部位是胸腔后部。可能是节后交感神经纤维性质和数量的差异所致，是针刺刺激神经递质组胺的效应。

2. 出汗　针刺时出汗只在某些人身上出现。出汗是交感神经系统的过度反应，与多种交感神经递质增多有关。

3. 晕针　针刺时约有3％的人会晕厥，称之为晕针。另外会有咳嗽、打喷嚏、呕吐、二便失禁，还有极少数人全身僵硬。发生晕针是由于内稳平衡暂时偏离了这一稳定状态，导致这一状态的原因是儿茶酚胺的减少。

二、针刺后的潜伏反应

是指针刺后数小时到1周内发生的反应，导致这一反应的原因可能是神经递质发生紊乱。

1. 过度疼痛反应　发生这种反应的原因，一是与针刺的部位有关，如手、脸、脚；二是与刺激量过大，即时间过长或针数过多、捻转手法过重有关，一般48小时内可以消除。

2. 睡眠反应 有人反应为嗜睡，有人反应为兴奋而难以入睡，这两种反应常见于有过度疼痛反应的病人中。这可能与使用的腧穴多少、刺激量大小有关。一般使用腧穴多，刺激量大，多易引起失眠。

三、针刺效应的时效特点

针刺效应发生发展过程在时间上呈现特定的起落消长的特点。对穴位针刺后，先经过一个长短不同的潜伏期，然后针效迅速上升，在高水平维持一段时间后下降，回落至针前或比针前略高的水平。不同器官系统对针效的显效速度不同，不同性质的病理过程也制约着针效的显效速度，一般认为，速发性反应与神经调节有关，潜伏期长者与体液调节有关。

第三章
针刺配穴处方及常用针刺疗法

第一节　针刺配穴处方

一、针刺配穴处方的基本方法

　　针刺处方取穴原则是辨病为主，辨症为辅，近取为主，远取为辅，取穴少而精。辨病为主即根据疾病的病因和临床表现，以人体解剖学、病理生理学和腧穴解剖及治疗作用来配穴处方。辨症为辅，即根据疾病的症状及体征和腧穴的解剖及治疗作用取穴。近取为主是因为病变部位的腧穴都有近治作用，远取为辅是因为远部腧穴可以协助调整疾病。取穴少而精是因为避免取穴过多而互相拮抗疗效，且给患者带来针次过多的痛苦。例如：脊髓病变造成双下肢瘫和尿潴留。在病变的脊髓节段上下各取一对夹脊穴，通以脉冲电流，选密波治疗即为辨病为主，取双下肢的阳陵泉、悬钟通以脉冲电流，选疏波治疗双下肢瘫即为辨症为辅，选中极、曲骨治疗尿潴留也为辨症为辅。而其基本的取穴处方方法有三种。

　　1. 近部取穴法　　近部取穴是根据每一腧穴都能治疗所在部位的局部和邻近部位的病症这一普遍规律提出的。多用于治疗体表部位明显和较局限的症状。如鼻病取迎香，口歪取颊车、地仓，胃痛取梁门、中脘等，应用非常广泛，即时疗效快。

　　2. 远部取穴法　　远部取穴是根据腧穴的远治作用，根据脏腑、经络和神经节段的理论来应用的。如腰痛取委中，遗尿取三阴交、百会、肾俞，牙痛取合谷，胃痛取内关、足三里等。

　　3. 对症取穴法　　这是根据腧穴的特殊治疗作用而提出的。腧穴具有相对的特异性作用，某腧穴可能具有治疗某一病症的作用。如大椎可退热，人中可以醒神开窍，内关可以调整心率，廉泉可以治舌歪等。

二、其他常用配穴法

针灸配穴处方除上述基本方法外，在长期医疗实践中还总结出了一些行之有效的常用配穴法。

1. 远近配穴法 远近配穴法是常用配穴法之一，是近部与远部取穴相配合的方法。一般近部取2~4个穴，远部取2~4个穴，可取本经经穴，亦可取表里经、同名经穴，或对症取穴均可。如前额痛取印堂、阳白、合谷、内庭，眼疾取睛明、风池、太冲，肩臂痛取夹脊颈5~胸1、合谷、后溪。总之，远近配穴法是临床上常用配穴处方方法之一。

2. 上下配穴法 是指人身上部腧穴与下部腧穴配合成针灸处方的配穴方法。临床上观察，上下取穴法对大脑皮质功能失调引起的疾病、疼痛性疾病疗效较佳。如头痛、失眠、多眠、高血压常取头、手、足部腧穴；胃痛、腹痛常取上肢、下肢和足部腧穴；手足瘫痪、麻木、震颤的疾病多取头部腧穴。中枢神经的最基本活动过程是兴奋和抑制；兴奋和抑制的基本活动规律为扩散、集中和相互诱导。针刺实验证明，针刺能对大脑皮质的兴奋与抑制过程具有一定的调整作用。根据机体所处的功能状态，针刺既能促进大脑皮质保护抑制过程，也可以提高大脑皮质相应区域神经细胞的兴奋性。针刺产生一个中枢兴奋的结果，可引起另一个兴奋点的抑制；针刺刺激强度过大或时间过长还可引起中枢抑制。这样针刺的新兴奋点可以抑制原有的病理的兴奋点。

3. 前后配穴法 此法多用于胸腹部疾患，相比俞募配穴法使用更广泛。如遗尿取肾俞、关元穴。

4. 俞募配穴法 俞穴是脏腑之气输注于背部的腧穴。募穴是脏腑之气输注于腹部的腧穴。当某一脏腑发生病变时，取其所属的俞穴、募穴进行治疗，如胃脘痛取其胃俞和其募穴中脘。

临床上每一脏腑发生病变时，常在其俞穴或募穴出现疼痛或过敏等。Head、Mackenzie发现，在有病内脏同产生牵涉痛的躯体皮肤或深部组织之间，存在着一定的规律，这就是两者都接受来自相同节段的脊神经传入纤维的支配，牵涉痛是刺激扩散的结果，也叫海德过敏带。脏腑募穴的位置基本上位于相应内脏海德过敏带内，其主治作用亦和海德过敏带相类似。

5. 夹脊配穴法 是取夹脊穴治疗脊柱疾病、脊髓疾病的配穴方法。夹脊穴位于脊柱正中线旁开0.3～0.5寸处，深度在1～1.5寸之间，针尖向脊柱方向斜刺。其深层为相应脊椎间孔发出的脊神经后支及其动静脉丛。针灸夹脊穴可提高同节段皮肤的痛阈，调节同节段肌肉的运动，调整相应节段的交感神经功能，因而对皮肤、肌肉有良好的镇痛作用；通过对肌肉运动的调节，可改善脊柱关节的病症；对相应节段的脏腑、血管、汗腺等功能有调整作用。其原理是脊神经为混合神经，包括躯体运动纤维、感觉纤维，在胸1～腰3、骶2～4脊神经含有内脏运动纤维和内脏感觉纤维。

临床常用于治疗脊柱相关疾病、枕神经痛、颈椎病、腰椎病、椎－基底动脉病变、血管性偏头痛、肋间神经痛、神经根炎、急性感染性多发性神经根炎、脊髓前角灰质炎、截瘫、脊髓空洞症、带状疱疹、自主神经功能紊乱、肢端感觉异常症、腰扭伤、呃逆、脱发、肩关节周围炎等。

6. 神经主干配穴法　是沿神经走行取穴，进针时按神经分支走行浅刺或透刺，针刺方向指向神经末梢，使用电针治疗时正极连近脑端穴，负极连远端穴。电流沿神经走行传导，可以产生电场，电场可以使神经纤维再生，可以使神经髓鞘、轴突变性得到恢复。临床常用于治疗周围神经疾病。

第二节　毫针疗法

毫针为古代九针之一，是针灸临床应用最为广泛的针具。毫针刺法是针刺法中的主要方法，是针灸学的基本技术。毫针刺法是机械刺激，属物理刺激疗法范畴。其不同的操作手法有不同的刺激参数，产生不同的机体效应及疗效。

一、进针法

1. 常用进针法　临床常用的有指切进针法，适宜于短针的进针。夹持进针法，适宜于长针的进针。舒张进针法，适用于皮肤松弛部位的腧穴。提捏进针法，适用于皮肉浅薄部位的腧穴，如印堂穴等。

2. 进针的方向、角度和深度　正确地掌握进针的方向、角度和深度是提高疗效、防止意外事故发生的重要环节。要想做好这一环节就必须掌握人体解剖学、腧穴解剖学。具体到每个腧穴的操作要做具体分析。对于运动系统疾病，针刺时毫针针身应多接触肌纤维，并应顺肌纤维走向针刺，一般针身与肌纤维走向成15°~30°角为宜，能提高肌肉的肌力。更重要的是，某些穴位进针的方向、角度和深度关系到局部脏器的安全，如颈部、胸部的穴位。

二、行针法

行针亦名运针，是指将针刺入腧穴后，为了使之产生针刺效应所施行的各种手法。得气亦名针感，是指将针刺入腧穴后所产生的机体感应。当这种机体感应产生时，医者感到针下有徐和或沉紧感，同时患者针下出现相应的酸、麻、胀、重感，甚至有沿着一定部位、向一定方向扩散传导的感觉。气至病所即使针感传至病变部位。得气与气至病所是发挥针刺作用、提高针刺疗效的重要环节。如机体感应不明显可因取穴不准、手法不当、针刺角度有误、深浅失度，经调整后可能会产生机体感应。

常用的行针手法：

1. 提插法 是将针刺入腧穴的一定深度后，使针在穴内进行上、下、进、退的操作方法。提插幅度的大小、频率的快慢以及操作时间的长短等，应根据病人的体质、病情和腧穴的部位以及医者所要达到的目的而灵活掌握。

2. 捻转法 是将针刺入腧穴的一定深度后，以右手拇指和中、食两指持住针柄，进行前后的来回旋转捻动的操作方法，至于捻转角度的大小、频率的快慢、操作时间的长短等也要灵活运用。以上两种手法，既可单独应用，也可配合应用。

3. 弹柄法 是将针刺入腧穴的一定深度后，以手指轻轻叩弹针柄，使针身产生轻微的震动，而使机体产生感应。

4. 震颤法 是将针刺入腧穴一定深度后，右手持针柄，用小幅度、快频率的提插捻转动作，使针身产生轻微的震颤，而使机体产生感应。

有人曾以脑电图为指标对针刺时机体产生感应的实质进行了研究，发现机体产生感应为一种神经冲动，是通过中枢神经系统内复杂的活动而实现的。针刺时机体产生感应，是通过特异性感觉系统与非特异性感觉系统而影响脑的活动。特别是与额叶关系密切的旧脊髓丘脑束，很可能是机体产生感应的神经传导通路。可能是通过网状上行激活系统使新皮质的兴奋性降低；而另一方面，则通过丘脑下部激活系统使旧皮质激活。

有的学者用现代医学来解释针刺时的经络感传现象：神经感受器受到针刺作用后，通过感受神经的中介向中枢传递向心冲动，并首先在高级中枢的相应部位引起兴奋。然后这个兴奋波在中枢内沿着一定的路径投射。由于兴奋波在中枢内进行感觉的投射，所以患者把在身体上传导着的感觉作为针感来感知。沿着经络的走行路线而产生的针感，其实质是由于在中枢内发生兴奋波的传导投射而投影到身体上出现的感觉现象。

三、影响针刺治疗作用的主要因素

进针、行针机体产生感应后，再采用适当的针刺手法以调整机体的功能状态（补虚泻实），其治疗作用主要取决于以下三方面因素。

1. 人体功能状态　内因是变化的根据，人体功能在不同的病理状态下，针刺可以产生不同的作用。如机体处于功能低下的状态时，针刺可以起到兴奋性反应的作用。若机体处于功能亢奋的情况下，针刺又可以产生抑制性作用。如胃肠痉挛疼痛时，针刺可以止痉而使疼痛缓解。胃肠蠕动缓慢而呈弛缓时，针刺可以促进胃肠蠕动而使其功能恢复正常。

2. 腧穴的功能　腧穴的功能具有相对的特异性，是影响针刺作用的主要因素之一。例如治疗胃肠疾病用足三里疗效好，治疗尿潴留用次髎好，治疗尿失禁用会阳好。还有穴位之间的协同或拮抗关系，例如，治疗尿潴留用次髎穴好，加用中髎穴更好，但如加用肾俞穴则疗效大减。

3. 针刺手法（量效关系）　毫针的针刺手法是产生治疗作用、促进机体内在因素转化的主要手段，临床常用的手法如下。

（1）提插法：针下得气后，提插幅度小，频率慢，操作时间短者起到兴奋性作用（补法）；提插幅度大，频率快，操作时间长者产生抑制性作用（泻法）。

（2）捻转法：针下得气后，捻转角度小，频率慢，操作时间短者起到兴奋性作用（补法）；捻转角度大，频率快，操作时间长者产生抑制性作用（泻法）。

（3）平和法：提插幅度、捻转角度不大不小，频率不快不慢（平补平泻），以适应人体功能状态自然调整。

实验研究证明，针刺产生的治疗作用是以受刺激者本身的功能状态为内因，手法不过是个外在因素。一个最佳的刺激量在不同条件下具有双向作用。有人通过实验提出，一般情况下重捣针引起血管收缩、轻捣针引起血管扩张和手法有关；原来血管已收缩则重捣针反而引起扩张，原已扩张则重捣针可引起血管收缩。所以手法是调整机体的功能状态使之平衡的手段。而手法究其实质是刺激量大小的问题，即刺激量小可以使神经兴奋性增强，调动全身的各部功能而扶正；刺激量大可使过亢的神经兴奋性减低，使炎症、疼痛等反应减弱。

针刺对机体的某一器官或组织起兴奋或抑制作用，必须掌握以下两点：

（1）针刺频率慢产生兴奋作用，针刺频率快产生抑制作用。

（2）针刺时间短产生兴奋作用，针刺时间长产生抑制作用。

针刺的强刺激可以使机体的某一器官或组织由高度兴奋转为抑制，称为泻法。针刺的弱刺激可使机体的某一器官或组织适当地兴奋，称为补法。而平补平泻手法，主要适于不虚不实的功能状态，刺激量以不强不弱为宜，这种认识也是符合文献依据和临床实践的。综上所述，将受刺激者的功能状态、针刺手法二者结合，才能收到满意的临床效果，其中机体的功能状态是基础，针刺手法则有利于机体向良好方向调整。

四、影响针刺治疗作用的其他因素

1. **针刺的时机**　根据不同的疾病和疾病的不同时期，应当何时开始治疗是不一样的，具体情况视病情而定。如失眠患者不宜下午和晚间针刺治疗，因为针刺的兴奋作用可能在4～8小时内尚未消减。面瘫的急性期神经水肿不宜针刺，针刺可能会加重水肿。

2. **留针的时间**　将针刺入腧穴行针施术后，使针留置穴内为留针，留针的目的是加强针刺的作用和便于继续行针施术。若不产生反应，也可静以久留，以待气至。一般病症只要针下得气而施以针刺手法后，即可出针或留针10～20分钟。对一些特殊病症，如疼痛、抽搐、痉挛性病症，则可适当延长留针时间，以便做间歇性施术，以增强和巩固疗效。

3. **针刺的频次及疗程**　实验证明，偏瘫病人每天针刺2次比每天针刺1次效果好，为了防止穴位疲劳，可以设两组穴交替使用。疗程的长短及疗程的间隔时间长短对疗效也均有影响。

4. **针具**　对同一个疾病使用毫针还是电针，其疗效是不同的，具体疾病还要具体分析。

五、出针

在行针施术或留针后即可出针，在留针后、出针前再施术一次，会增强疗效。出针时应轻微捻针，慢慢将针提至皮下，然后将针起出，用消毒棉球按压针孔，以防出血。

第三节 电针疗法

电针疗法是将毫针刺入腧穴得气后，通以人体能适应的微量电流，以防治疾病的一种疗法。

一、电针基础知识

为了更好地运用电针治疗疾病，对电针仪的主要性能指标即主要参数进行简单的了解，对使用电针仪是有益的。目前，电针仪输出的波形基本上都是交流电脉冲。脉冲，即脉搏样的冲击。通常把突然的、不连续的、持续时间很短的电压或电流的变化叫脉冲电压或脉冲电流。在讨论电针仪的输出参数时，亦以"电脉冲"为基础。

（一）电脉冲的主要参数

在极短时间内电压或电流发生突然跳变即形成电脉冲。用电子示波器可对电脉冲的波形进行观察。常见的脉冲波形有矩形波、尖峰波、三角波和锯齿波等，具体形状如图3-1所示。基波脉冲图形见图3-2。为了说明脉冲波形的特征，在电子学中给它规定了一些参数。与电针刺激强度关系密切的主要参数为脉冲幅度、脉冲宽度和脉冲频率。注意各厂家生产的电针仪或不同型号的电针仪，其技术指标也不相同，各种型号的电针仪在功能上、波形的组合方式上，以及输出的能力上有一定的差别，特别是在是否含有直流成分方面，有的考虑周到，有的较差，使用时应仔细阅读电针仪说明书。

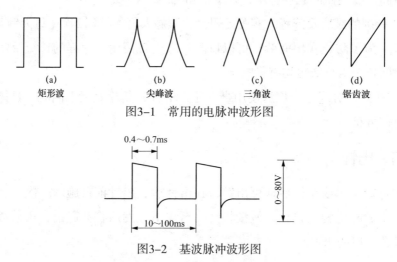

| (a) | (b) | (c) | (d) |
| 矩形波 | 尖峰波 | 三角波 | 锯齿波 |

图3-1　常用的电脉冲波形图

图3-2　基波脉冲波形图

1. **脉冲幅度** 一般指脉冲电压或电流的最大值与最小值之差，也称脉冲峰值。脉冲幅度的计量单位是 V。如电压从 0V 到 80V 间进行反复的突然跳变，则脉冲幅度为 80V。在脉冲电针中，要求脉冲幅度一般是以负载电阻为 1000Ω 时，正、负脉冲输出的峰值。最大输出不应小于 80V。如 G6805 型电针仪最大正脉冲电压为 50～60V，正脉冲波宽为 500μs，负脉冲电压为 25～35V，负脉冲波宽为 250μs，实际输出脉冲峰值为 85V，正好满足治疗需要。

2. **脉冲宽度** 指每个脉冲的持续时间。由于脉冲顶部与底部的宽度不一定相同，所以一般用脉冲幅度 50% 处的持续时间作为脉冲的宽度。电针仪一般采用的输出脉冲宽度为 0.4ms 左右。但电针仪与人体连接后，实际的脉冲宽度可能比电针仪空载时的脉冲宽度要稍窄一些。

3. **脉冲频率** 脉冲频率是指每秒脉冲次数。其单位为赫兹（Hz），也可用脉冲次数/秒来表示。相邻两个脉冲频率的间隔时间称为周期。医学上根据电脉冲对神经纤维刺激的生理效应，把脉冲的频率分为低频、中频和高频 3 类。

（1）低频：医学上把每一个脉冲都能使运动神经发生一次兴奋的刺激频率范围，称为低频。即刺激的频率范围在 1000Hz 以下，定为医用低频范围。

（2）中频：脉冲频率在 1000～100000Hz 的范围内，两个相邻脉冲的时间间隔短于神经纤维的绝对不应期。因此并不是每个脉冲都能引起神经纤维发生一次兴奋。医学上把这一刺激频率范围称为中频。

（3）高频：医学上把脉冲频率超过 100000Hz 的称为高频。由于每个脉冲的宽度已低于使神经纤维发生兴奋的刺激时间阈值，故而失去使神经发生兴奋的刺激作用。

（二）电针仪输出的交流电脉冲种类

1. **规律脉冲** 指波形、幅度、频率固定，呈周期性重复的脉冲串。较为简单的电针仪输出方式多为规律脉冲，即连续波（有疏波和密波之分）。一般电针仪输出电脉冲的基本波形就是这种交流电脉冲（图 3-3）。

2. **调制脉冲** 基本脉冲的频率或幅值受另一个脉冲或电信号的调控，两者复合后，使输出脉冲的频率或幅值发生某种规律性变化，即成为调制脉冲。调制脉冲电刺激人体，在一定程度上可延缓组织对电脉冲刺激产生适应的时间。电针仪常见的调制脉冲，可分为调频脉冲和调幅脉冲两大类。某一基本脉冲的频率受另一频率较低的电信号调制，从而使其重复频率发生有规律改变，即可输出调频脉冲，如疏密波和断续波等，如使输出幅度发生有规律改变，即可输出调幅脉冲。调频脉冲和调幅脉冲的图形区别如图3-4。

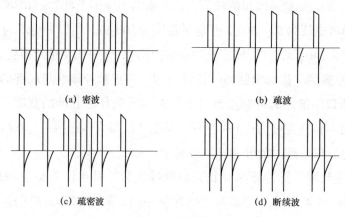

(a) 密波　　　　　　　　　　(b) 疏波

(c) 疏密波　　　　　　　　　(d) 断续波

图3-3　脉冲电针常用的波组图形

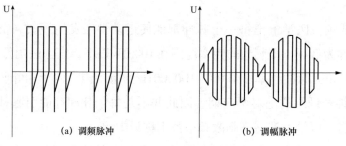

(a) 调频脉冲　　　　　　　　(b) 调幅脉冲

图3-4　调频、调幅脉冲波形图

3. 不规律脉冲　脉冲输出的波幅和频率时刻变化，极不规律即为不规律脉冲。有的电针仪把收录机等的末极输出的语言、音乐（甚至噪声等）电信号作为刺激脉冲，就是使用不规律脉冲的例子。使用不规律脉冲对人体进行刺激，可使组织对电脉冲刺激产生适应的时间进一步延长。

（三）电针仪输出阻抗

电针仪与人体连接并进行刺激时，人体与仪器的输出端构成串联回路。毫针作为刺激电极刺入人体皮肤后，针与针间的"极间电阻"约为1000Ω；如果用电极片作为电极经过皮肤对人体穴位进行刺激，电极片与皮肤间的"接触电阻"则可达数千欧姆左右。空载电压（指不与人体相连时的电压）为50V，当电流经仪器、毫针与人体连接后，真正加到人体上的有效刺激量只有10%，即5 V。若刺激方式是经皮肤的，电极与皮肤间的接触电阻如为100000 Ω，这时可能真正加到人体上的有效刺激量就更弱了。仪器输出脉冲幅度消耗在仪器本身的输出阻抗和电极片与皮肤间的接触电阻上。

电针仪在不与人体连接即空载时，用仪表检测，观察到其输出电压很高，但连接人体后发现输出电压下降，出现刺激量不够等问题，仪器输出阻抗较大可能是产生这种现象的根本原因之一。一般地说，仪器的输出阻抗越小，仪器的质量越好。

（四）电针仪输出功率

电刺激的强度与电脉冲的幅度和宽度、频率有关。因此电针仪输出电脉冲的幅度、宽度和频率等都会影响仪器的输出功率。输出功率是决定刺激强度最本质的因素。在脉冲宽度和频率一定时，则取决于电脉冲的幅度。在说明书中，一般电针仪输出强度多用峰值电压表示，也有用电流表示的。一般输出电压为（ 40 ± 10 ）V，输出电流在1mA以内。在电针实际应用时，仪器输出强度旋钮上的刻度，只在选择刺激量时作为参考。即使你每次把电针仪输出强度的旋钮都放在同样位置，实际加到人体上的电激刺量也是会有区别的。

（五）脉冲电流对人体的作用

是由电针仪的技术参数来决定的，包括电脉冲的波形、波幅、波宽、频率、节律和持续时间等。一般机器的波形是固定的，波幅、频率和节律是可调的。不同的技术参数有不同的治疗作用和适应证。

低频脉冲电流的频率、节律不同，其作用亦不同。频率快的叫密波，一般在30Hz以上，低于5Hz的叫疏波，一般多在0.6～1Hz，有的电针仪可用频率旋钮任意选择疏波、密波。有的电针仪分别装有连续波（包括疏波、密波）、疏密波、断续波的旋钮，临床使用时应依据病情来选择，提高疗效。

电针不同频率和节律可以促进机体释放不同的神经递质，对机体作用的效应也不同。在电压固定时，其治疗作用主要由其输出的不同电脉冲频率、节律所形成的不同波形所决定，常用的波形如下：

1. 连续波

（1）疏波：对运动和感觉神经均有兴奋作用，能引起肌肉收缩，提高肌肉的张力和肌力，调节血管的舒缩功能，促进血液循环，常用于治疗软瘫、脊柱关节病变、脑及周围血管缺血性病变，长期应用对运动神经的功能可产生适应，疗效降低。

（2）密波：一是能降低神经应激功能。先对感觉神经起抑制作用，接着对运动神经也产生抑制作用。可用于止痛、针刺麻醉和抑制肌肉痉挛等。二是电流通过时会产生电场，电流量与电场成正比，密波的电流量大，产生的电场强，在电场的作用下神经组织可以再生，治疗脊髓及周围神经病。

2. 疏密波　是疏波、密波自动交替出现的一种波。疏、密波交替持续的时间约各1.5秒，能克服单一波易产生适应的缺点。动力作用较大，治疗时兴奋效应占优势。能引起肌肉收缩，促进血液循环，促进代谢，改善组织营养，消除炎性水肿。常用于面瘫、软瘫、肌无力等。

3. 断续波　是有节律地时断、时续自动出现的一种疏波。断时，在1.5秒时间内无脉冲电输出；续时，是疏波连续工作1.5秒。断续波作用于机体不易产生适应，其动力作用颇强，能提高肌肉组织的兴奋性，对横纹肌有良好的刺激收缩作用。常用于治疗面瘫、软瘫、肌无力等。

还要指出，用规律的电脉冲进行电刺激，人体容易发生适应现象，即随刺激时间的延长，患者的针感和反应会越来越弱，需要在治疗时不断提高刺激强度才能维持患者的针感；而调制脉冲和不规律脉冲，由于频率和幅度等参数随时间发生变化，可相对减少这种电刺激的适应现象。完全不规律的电脉冲如声电波等刺激人体时，几乎不发生上述适应现象。

电针的临床及基础研究表明，其治疗病症几乎涉及临床各科，尤其是对于神经系统疾病、脊柱及相关性疾病、运动系统疾病、泌尿系统疾病、消化系统疾病、内分泌系统疾病、妇科疾病有良好疗效。

二、电针疗法的操作

电针仪的种类很多。目前，较常用的多为晶体管、集成电路控制的电脉冲式电针仪。如G6805电针仪、多用电子穴位治疗仪、BT701A型电麻仪、KWD808全能脉冲电疗仪等。

（一）治疗前的准备

1. 耐心细致地向病人讲明电针治疗时的感觉和有关注意事项，尤其是对电针刺激有恐惧的患者，更应做好思想准备工作，以取得患者的配合，防止意外情况的发生。电针仪不能用于带有心脏起搏器等植入式医疗器械的患者。

2. 电针时患者所采取的体位，应以便于医者操作，同时病人又感到舒适自然且能保持持久为原则。一般有卧位和坐位两种。对于年老、体弱、精神紧张的病人，应尽量选择卧位，可防止晕针及其他事故发生。

3. 在使用电针仪前必须熟悉其性能、用途及使用方法，严格遵守操作规程和注意事项。首先检查电针仪是否有故障，输出是否平稳。

4. 在针刺前应严格检查毫针有否生锈、发黑、缺损、弯曲、变细和变脆。如有上述情况，应坚决停止使用，以免在电针治疗过程中发生断针现象。温针灸用过的毫针，针柄表面因氧化而不导电；有的毫针柄是用铝丝缠绕的，这种毫针应将电针仪输出线夹持在针体上。

5. 使用前应检查电针仪性能是否完好。如仪器使用市网交流电作为电源，因仪器为金属外壳，在某种情况下可能带电，不小心可能发生触电事故。因此，应尽量使用电池。

6. 辨认出电针仪输出端的正负极，如无正、负极标记时，可以自行判断。其方法是将两个电极握于手中（不要相碰），然后接通电源，缓慢转动强度旋钮到有刺激感觉为止，此时两个电极中刺激强者为负极，刺激弱者为正极，查后做上标记。

7. 使用仪器时注意事项：①治疗操作前各旋钮位置应全部置于"0"的位置。在开机后若发现各部的指示灯不亮或部分不亮，表示仪器出了故障，应先将电源开关置于"0"位后，再切断电源。②在使用电针仪时，应避免输出线路相碰，以防短路。③在更换电池时，正、负电极不可倒置，否则会损坏仪器。④仪器要妥善保管，避免敲打碰撞和强烈震动仪器。不要把仪器放在潮湿和灰尘多的地方，应避免与挥发性、还原性较强的消毒剂以及酸性、碱性物质接触。长期不使用时，应取出电池。

（二）配穴处方

1. 根据辨病和辨症相结合，采用近部与远部相结合的取穴方法。一般正极连近脑端穴，负极连远脑端穴。

2. 根据病变部位的节段取穴。一般脊柱病变即以脊柱的病变节段为中心，上下共取3对夹脊穴；脊髓受压迫的病变则根据脊柱与脊神经节的对应关系，取其病变相应节段的脊柱旁3对夹脊穴（图3-31、图3-32）；脊神经病变则根据脊神经的走行，取其上下两个走行部位的腧穴；各种神经源性内脏病变、自主神经疾病均依据交感神经与副交感神经支配内脏、血管运动的节段关系来取相应的3对夹脊穴。

3. 选穴必须成对，电流要形成回路，在导线连接心脏背部脊柱两侧的穴位时，不可将导线左右连接于上半身（$T_2 \sim T_7$），将导线横跨接在身体两侧（横贯通电），以免电流回路通过心脏，发生意外。

4. 具体的导线连接方法参阅各章节具体疾病。

（三）操作程序

1. **连接电针仪**　按毫针刺法将针刺入穴位，施行手法获得针感（得气）后，将电针仪输出线的正负极，根据疾病性质和治疗的需要分别接在针柄上，打开开关后，根据病情选择所需的脉冲频率，将输出电位由"0"位逐渐调高输出电流量至所需的程度。此时严禁突然骤增电量，防止因给病人突然强烈的刺激而造成痛苦。一般在通电一段时间后，由于病人对刺激适应，此时应再适当增加输出电量，否则会影响疗效。治疗完毕后，须先将输出电位钮退回到"0"位，然后关闭电源开关（突然关闭电源，也会给病人以强烈的刺激），最后拆除导线，稍微捻转针后即可轻轻地将针起出。

2. **波形的选择**　一般弛缓性瘫痪（包括脊髓休克期）和脊柱疾病应选用疏波，频率以1Hz为宜。待到人体产生适应现象时可换为疏密波或断续波。痉挛性瘫痪和疼痛性疾病可选用密波，频率在30Hz以上。弛缓性瘫痪、痉挛性瘫痪针刺拮抗肌时和松动脊柱关节时应选用疏波，频率以1Hz为宜。疼痛性疾病可选用密波。一般弛缓性瘫痪当人体产生适应现象时可换为疏密波。

3. **刺激强度**　一般从低电流量逐渐增加，直到病人能耐受为度。弛缓性瘫痪应以肌肉有明显的收缩为宜，骨关节疾病尤其是脊柱疾病者应以肌肉有较大收缩为好，这样才能通过肌肉收缩拉动关节恢复正常。

4. **治疗时间**　一般每次通电约30分钟。但在通电一段时间后，由于对刺激适应患者感到刺激强度减弱，这时应调整刺激。对通电时间较长病例，应在10分钟内做一次调整。通电时间还视疾病不同而异，不易获效的某些疾病，通电时间则可稍长些，对体质虚弱或过敏的病人，则短时间通电即可。

5. 疗程 一般每天 1～2 次，6 天为 1 疗程，慢性疾病的疗程可稍长，两疗程之间休息 1 天。

三、注意事项

1. 电针仪的电源电压为 6～9V，由 4 节 1 号电池组成，或交流电经变压器、晶体二极管、泄放电阻、滤波电容组成整流电路，变为直流电，再调整为一般输出电压为 40±10V 的交流电脉冲后输出。当电流经仪器、毫针与人体连接后，真正加到人体上的有效刺激量只有 10%，即 5V 左右，输出电流为 1mA 以内。

2. 开机治疗前一定先将各旋钮回调至零位，以防电流量旋钮未在零位，开机后电流量较大，给患者以电击感。调节电流量时，应逐渐从小到大，切勿突然增强，以防引起肌肉强烈收缩，患者不能忍受。

3. 使用时不允许将仪器与金属物接触，电针仪应与家电保持一定距离，防止电磁波干扰。开机治疗时两输出端不应相碰，以免造成短路，损坏机器。

4. 近延髓部位电流输出量宜小，切勿使通电量过大，以免发生意外。孕妇不宜用。

5. 选用疏波治疗时，频率应选 60～80 次/分钟为宜，此频率与心率接近，患者可接受，如果超过 100 次/分钟，患者会有烦躁不安感。因此，选购电针仪时应测试一下频率快慢情况，最慢在 90 次/分钟以上者不宜选购。

6. 无论是否患有心脏病，均应避免电流回路通过心脏。不可将导线左右连接于上半身（T_2～T_7）通电使用，可用于下半身，或同侧上下肢体，以防电流通过心脏。

四、讨论

关于不同疾病选择何种波形，前面已有介绍，基本上延续了教科书及以往的说法（套用针刺补泻作用）。近 10 年来，国内外学者经过动物实验及临床研究提出了新的观点，我的研究生通过动物实验，结合我在临床上的 10 余年验证也认为如下观点是正确的，且疗效确切。电针的治疗作用是由电流量及频率、节律来决定的。而电压一定时，电流量的大小与波形、频率、节律有关。疏波电流量小，密波电流量大。对于神经纤维的再生及功能的恢复来说，电流量大小与疗效成正比，疗效与电场场强成正比。密波电流量大电场强，电场内的神经纤维再生快，肌力也恢复快，密波不能使肌肉收缩，可以抑制肌肉痉挛及疼痛。疏波可以使肌肉有节律地收缩，拉动关节、肢体活动，可以治疗脊柱、关节疾病，促进胃肠蠕动，促进膀胱逼尿肌收缩而排尿，促进尿道内外括约肌收缩而止尿，但电流量小，电场弱，对神经再生慢。基于上述认识，临床应用时要具体疾病具体分析。

我认为应按下列情况选用不同波形与频率：

（1）输出电流直接作用于脑、脊髓器质性疾病的病灶时，应选用密波，电流大小以患者能耐受为度。脑及脊髓疾病，在针刺肢体穴位时，可以选用疏波，电脉冲使肌肉收缩，反射性地兴奋大脑的运动区，以恢复其运动功能。如果肢体疼痛或有异常感觉时，应选用密波，可以抑制大脑的感觉区，使痛感减轻。

（2）治疗脑的功能性疾病时，可以选用疏波，以提高大脑皮质兴奋性，恢复大脑对神经系统的调整功能。

（3）治疗周围神经疾病时，应选用密波，以促进神经纤维的再生。

（4）治疗脊柱疾病，目的是通过肌肉的收缩来拉动椎间关节，或使椎间盘回位，必须选用疏波。

（5）治疗肌肉疾病，为了防治肌萎缩应当选用疏密波。

（6）为了拮抗某一肌肉的肌张力增高，应选用疏波来拉动该组肌肉的拮抗肌，使其肌力、肌张力增高，来拮抗肌张力增高的肌肉或肌群；选用病变的主动肌的穴位时应当选用密波，是为了抑制某一肌群肌张力增高，后者很少用。

（7）治疗疼痛性疾病，应当选用密波。

（8）对于缺血性疾病，可以选用疏波，电脉冲使肌肉收缩而血管受到挤压后血流会加速，从而改善缺血状态。

总之，电针疗法的波形选择正在进一步的深入研究中，切记不可硬性用补泻（疏波或密波的选择）来套用电针的治疗作用。

第四节　头针疗法

头针疗法是在头部特定的刺激区运用针刺防治疾病的一种方法，临床上常用于脑源性疾病。

一、刺激区的定位和主治作用

划分刺激区的两条标准定位线如图3-5。

前后正中线：是从两眉中点（正中线前点）至枕外隆凸尖端下缘（正中线后点）经过头顶的连线。

眉枕线：是从眉中点上缘至枕外隆凸尖端的头侧面连线。

（一）运动区

1. **部位**　上点在前后正中线中点往后移0.5cm处，下点在眉枕线和鬓角发际前缘相交处。上下点连线即为运动区。运动区分为上、中、下三部（图3-6）。

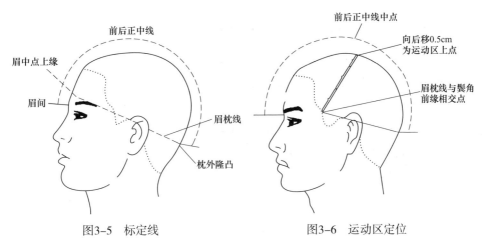

图3-5　标定线　　　　　　　　　图3-6　运动区定位

上部：是运动区的上1/5，为下肢、脚、躯干运动区。

中部：是运动区的中2/5，为上肢运动区。

下部：是运动区的下2/5，为面运动区，亦称言语一区。

2. **主治**

上部：对侧下肢瘫痪。

中部：对侧上肢瘫痪。

下部：对侧中枢性面神经瘫痪、运动性失语（表达性失语）、流涎。

（二）感觉区

1. **部位**　运动区向后移1.5cm的平行线即是本区。感觉区分上、中、下三部（图3-7）。

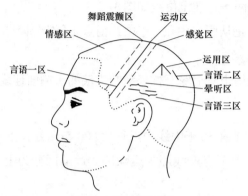

图3-7　侧面刺激区

上部：是感觉区的上1/5，为下肢、脚、躯干感觉区。

中部：是感觉区的中2/5，为上肢感觉区。

下部：是感觉区的下2/5，为面感觉区。

2. **主治**

上部：对侧下肢感觉异常、腰腿痛或麻木。

中部：对侧上肢疼痛、麻木、感觉异常。

下部：对侧面部麻木、偏头痛。

（三）舞蹈震颤区

1. **部位**　运动区向前移1.5cm的平行线（图3-7）。

2. **主治**　舞蹈病、震颤麻痹、震颤麻痹综合征。

（四）晕听区

1. **部位**　从耳尖直上1.5cm处，向前及向后各引2cm的水平线（图3-7）。

2. **主治**　眩晕、耳鸣、听力低下。

（五）言语二区

1. **部位**　从顶骨结节后下方2cm处引一条平行于前后正中线的直线，向下取3cm长直线（图3-7）。

2. **主治**　命名性失语。

（六）言语三区

1. **部位** 晕听区中点向后引4cm长的水平线（图3-7）。

2. **主治** 感觉性失语（感受性失语）。

（七）足运感区

1. **部位** 在前后正中线的中点左右各旁开1cm，向后引3cm长直线，平行于前后正中线（图3-8）。

2. **主治** 对侧下肢瘫痪、麻木、疼痛，夜尿，皮质性多尿，子宫脱垂。

（八）情感区

1. **部位** 前发际上2cm，距前后正中线旁开2cm，与中线平行2cm长直线（图3-7）。

2. **主治** 智力减退、强哭强笑、违拗。

（九）视区

1. **部位** 在正中线后点旁开1cm处，向上引平行于前后正中线的4cm长直线（图3-9）。

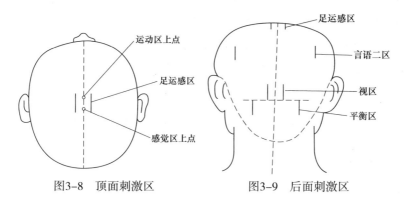

图3-8 顶面刺激区　　　图3-9 后面刺激区

2. **主治** 皮质性视力障碍。

（十）平衡区

1. **部位** 前后正中线的后点旁开3.5cm处的枕外隆凸水平线上，向下引平行于前后正中线的4cm长直线（图3-9）。

2. **主治** 小脑性共济失调、平衡障碍、头晕，脑干功能障碍引起的肢体麻木、瘫痪。

二、选穴方法

单侧肢体疾病，选用对侧刺激区；双侧肢体疾病，选用双侧刺激区；内脏、全身疾病或不易区别左右的疾病，可双侧取穴。一般根据疾病选用相应的刺激区，并可选用有关刺激区配合治疗。

三、操作方法

病人采取坐位或卧位，分开头发，常规消毒，选用直径0.35~0.38mm、长40mm的不锈钢毫针。

（一）针刺方法

1. 快速进针　针尖与头皮成15°~30°夹角，快速刺入皮下或肌层，然后沿刺激区快速推进到相应的深度。

2. 快速捻转　术者用拇指第一节的掌侧面与食指第一节的桡侧面捏住针柄，然后以食指掌关节不断伸屈，使针体来回快速旋转200次/分钟左右，每次捻转持续0.5~1分钟，然后留针5~10分钟，再重复捻转。用同样的方法再捻转2次，即可出针。捻转或留针时，家属协助患者，或自行活动肢体，加强患肢功能锻炼，有助于提高疗效。一般经3~5分钟刺激后，病变部位出现热、麻、胀、抽动等感觉的患者疗效常比较好。

3. 起针要求　如针下无沉紧感，可快速抽拔出针，也可缓缓出针，起针后必须用消毒干棉球按压针孔片刻，以防止出血。

（二）疗程

每日治疗1~2次，6日为1疗程，隔日后再继续下一疗程。

四、注意事项

1. 毫针推进时术者手下如有抵抗感或患者感觉疼痛时，应停止进针，将针往后退，然后改变角度再进针。

2. 头针的刺激较强，刺激时间较长，术者应注意观察患者表情，以防晕针。

3. 脑出血患者，须待病情及血压稳定后方可做头针治疗。凡并发高热、心力衰竭等时，不宜立即采用头针。

4. 头颅术后未修复愈合的部位，不能采用头针。

高维滨针刺十绝

第五节　项针疗法

项针疗法是针刺项颈部腧穴以治疗头项部疾病的一种特定部位针法，尤对中西医药治疗无效的延髓麻痹具有特效，而被称为针灸绝招。

一、项颈部的解剖生理学基础

颈部一般分为两大部分。两侧斜方肌前缘之间和脊柱颈部前方的部分，称为颈部，即通常所指的颈部；斜方肌覆盖的深部与脊柱部之间的部分，称为项部。项部上界即脊柱区的上界，下界为第7颈椎棘突至两侧肩峰的连线。

（一）项颈部表面解剖

见图3-10、图3-11。

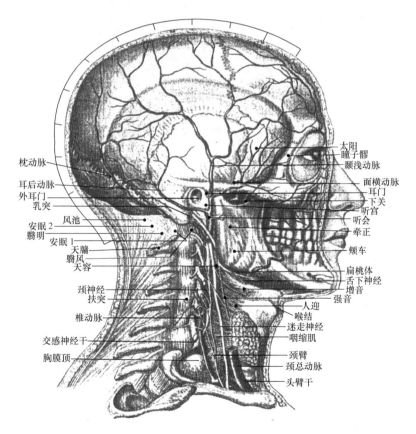

图3-10　头颈侧面穴位与深层解剖结构关系图

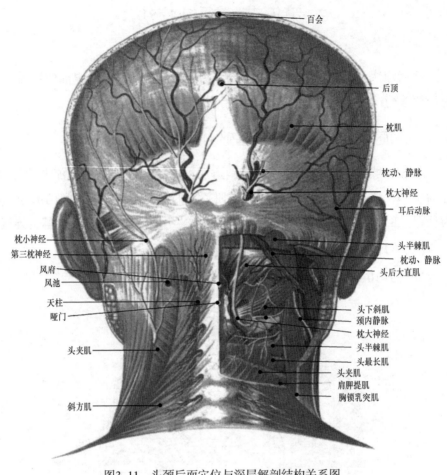

图3-11 头颈后面穴位与深层解剖结构关系图

1. 舌骨 位于颏隆凸的下后方，适对第3、4颈椎间盘平面；舌骨体两侧可扪到舌骨大角，是寻找舌动脉的标志。

2. 甲状软骨 位于舌骨下方，上缘平第4颈椎上缘，即颈总动脉分叉处；前正中线上的突起为喉结。

3. 环状软骨 位于甲状软骨下方。环状软骨弓两侧对第6颈椎横突，是喉与气管、咽与气管的分界标志，又可作计数气管环和甲状腺触诊的标志。

4. 皮神经 来自脊神经后支，其中较粗大的皮支有枕大神经和第3颈神经。枕大神经是第2颈神经后支的分支，在斜方肌起点上项线下方浅出，伴枕动脉分支上行，分布至枕部皮肤。第3颈神经后支的分支，穿斜方肌浅出，分布至项区上部皮肤。

（二）椎骨

1. 椎骨的组成　椎骨由椎体和椎弓组成，椎体与椎弓围成椎孔，各椎骨的椎孔共同连成椎管。椎弓包括椎弓板和椎弓根，相邻椎弓根的椎上、下切迹围成椎间孔，有脊神经和血管通过。

2. 椎骨间的连结

（1）椎体间的连结：椎体借椎间盘、前纵韧带和后纵韧带相连。

（2）椎间盘：由髓核和纤维环构成。椎间盘富于弹性，可缓冲外力对脊柱和颅的震动。

（3）钩椎关节：由第3～7颈椎的椎体钩与上位椎体的唇缘所组成。钩椎关节的重要毗邻：后方为脊髓、脊神经脊膜支和椎体的血管；后外侧部构成椎间孔的前壁，邻接颈神经根；外侧有椎动静脉和交感神经丛。随年龄增长，椎体钩常出现骨质增生，可能压迫脊神经或椎体血管。

（三）项颈部的血管和神经

1. 动脉　在项区主要有枕动脉、颈浅动脉、肩胛背动脉和椎动脉等。颈区主要有颈总动脉及其分支颈外动脉、颈内动脉（图3-12）。

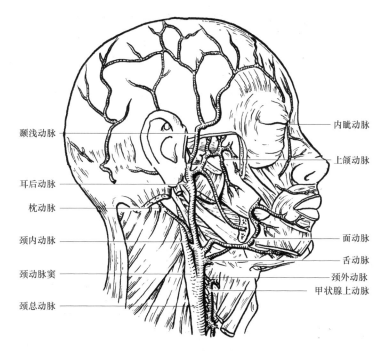

图3-12　头颈部动脉概观

2. **静脉**　在脊柱区的深部静脉与动脉伴行。项区的静脉汇入椎静脉、颈内静脉或锁骨下静脉。

3. **神经**　主要有舌下神经、副神经、迷走神经和分支（喉上神经、喉返神经）、脊神经。脊神经后支自椎间孔处由脊神经分出后，分布至项区皮肤和深层肌。

（四）甲状腺和甲状旁腺

甲状腺左、右叶在喉的前外方，其上极平甲状软骨中点，下极至第6气管软骨环平面；甲状腺峡位于第2～4气管软骨前方，部分人尚有锥状叶自峡上伸出。甲状旁腺常有四个，在甲状腺左、右侧叶后面。

（五）脑的血管

脑的动脉来源于颈内动脉和椎动脉。颈内动脉供应大脑半球和间脑的各前2/3；椎动脉供应脑干和小脑，以及大脑半球和间脑的各后1/3。两动脉系在脑部可分为皮质支和中央支。皮质支主要分布于脑的皮质，也有少数支深入皮质下面的白质。中央支传入脑的实质内，供应脑深部的白质和灰质块。

1. 颈内动脉起自颈总动脉，经颈动脉管入颅腔，其分支如图3-12。

2. 眼球动脉穿视神经管入眶内，分布于眼球及其周围结构。

3. 大脑前动脉发出后向前进入大脑纵裂，沿胼胝体背侧后行，其皮质支分布于大脑半球额、顶叶的内侧面及其上外侧面的边缘部。两侧大脑前动脉在发出后不远处与前交通动脉相连。

4. 大脑中动脉是颈内动脉的直接延续，进入外侧沟向后上行，其皮质支分布于大脑半球的上外侧面（半球的边缘部除外）（图3-13）。

5. 后交通动脉向后与大脑后动脉相连。

6. 椎动脉起自锁骨下动脉第1段沿前斜角肌内侧上行，依次穿第6～1颈椎横突孔上行（图3-10）。椎动脉穿寰椎横突孔后转向内，行于寰椎后弓上面的椎动脉沟内，继穿寰枕厚膜入椎管，再经枕骨大孔入颅。在脑桥下缘，左右椎动脉合成一条基底动脉。基底动脉沿脑桥基底沟上行至脑桥上缘，分为左右大脑后动脉，大脑后动脉绕大脑脚至背侧，其皮质支分布于颞叶下面和底面及枕叶内侧面以及两叶上外侧面的边缘部。基底动脉又分出小脑下前动脉、迷路动脉、脑桥动脉、小脑上动脉、大脑后动脉，支配脑桥、小脑、耳部的血液循环。大脑后动脉、后交通动脉、颈内动脉、大脑前动脉、前交通动脉在脑底吻合成一个环，称为大脑动脉环（也称Willis环），供应大脑的血液。因此改善椎动脉的血液循环就可以改善大脑的血液循环。脑的静脉不与动脉伴行，可分浅、深两种。浅静脉位于脑的表面，收集皮质静脉血；深静脉收集大脑深部的静脉血。两种静脉均注入其附近的硬脑膜窦。

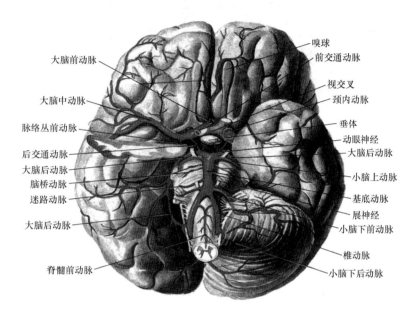

图3-13　脑底的动脉

（六）脑室和脑脊液

包括侧脑室、第三脑室和第四脑室。脑室内充满液体，称为脑脊液（图3-14）。侧脑室左右各一，分别位于左、右大脑半球内。侧脑室分为4部：①中央部在顶叶内；②前角伸入额叶内；③后角伸入枕叶内；④下角伸入颞叶内。第三脑室是间脑内的矢状裂隙，向上外经室间孔与侧脑室相通，向下后借中脑水管与第四脑室相通。第四脑室位于脑桥、延髓与小脑之间。室底即菱形窝。第四脑室向下通脊髓中央管，向背侧和向两侧分别借第四脑室正中孔的第四脑室外侧孔通蛛网膜下腔。各脑室内都有脉络丛，可以生成脑脊液。

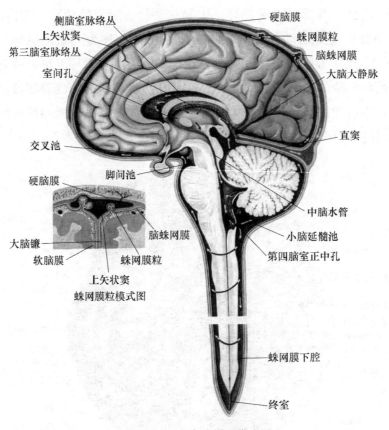

图3-14　脑脊液循环模式图

（七）脑的网状结构

　　脑干内有网状结构，下起脊髓上段，上至间脑的广泛区域内，以脑干网状结构最为发达。一般所说的网状结构，主要是指脑网状结构（图3-15）。由脊髓和脑干至大脑皮质上行投射纤维，包括两大类：一类为传导特定的感觉冲动，止于大脑皮质特定区域的传导束，如脊髓丘脑束、三叉丘系、内侧丘系和视、听传导束等，这些传导束统称为上行特异性投射系统；另一类就是上行非特异性投射系统，它是上行特异性投射系统经过脑干时发出的侧支，进入网状结构内，并由网状结构发出网状丘脑纤维，上行至丘脑网状结构，再由丘脑网状结构发出大量丘脑皮质纤维，广泛地投射到大脑皮质的各区域和各层细胞。各种特异性感觉冲动经这一径路传递后，已失去产生特异性感觉的特点，而只能引起大脑皮质的兴奋性增强。

　　脑干网状结构的上行非特异性投射系统包括上行网状激动系统和上行网

状抑制系统。脑干网状结构对大脑皮质兴奋性的影响，主要是通过上行非特

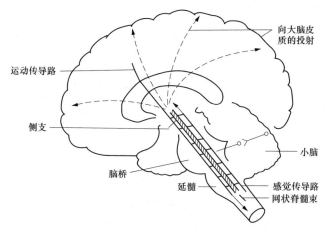

图3-15　脑干网状结构上行激活系统示意图

异性投射系统实现的。它主要起源于脑桥上段以上的网状结构，做动物实验时，刺激此区可使动物从睡眠中清醒过来，或使已经清醒的动物激动，并可在大脑皮质引导出广泛分布的高电压电波；如破坏这一区域，结果相反，使动物处于长期昏睡状态。在人类的日常生活中也是这样，当人们经过白天的劳动和工作之后，到了夜间，外界传入的各种冲动大为减少，使上行网状激动系统的活动减弱，大脑皮质的兴奋性也就降低，随即进入睡眠状态。若脑桥上段和中脑下段有病变，破坏了部分上行网状激动系统，常常可以引起昏睡；若病变发生在中脑上段和间脑，由于破坏了整个上行网状激动系统，则发生典型的昏迷；此外，目前认为脑震荡也是脑干网状结构受损的后果之一。上行网状抑制系统起源于脑桥下段和延髓，上行至大脑皮质，使皮质的兴奋性降低。临床上也可见到当病变发生在脑桥下段和延髓时（只损伤了上行网状抑制系统），并不出现意识障碍症状。

　　此外，发自大脑皮质的皮质网状纤维对调节上行网状激动系统的兴奋也有重要的作用，即皮质网状纤维构成了皮质-网状结构-皮质反馈系统的始发部分。当各种感觉冲动经上行特异性投射系统传到大脑皮质后，由皮质发放的冲动经皮质网状纤维下行至网状结构，在网状结构内汇合非特异性投射系统的冲动，再经丘脑返回至皮质，提高了皮质的兴奋性，冲动经这一反馈系统如此往返循环，使皮质的兴奋性越来越高。当脑干网状结构由于病变而破坏了这一反馈系统时，大脑皮质的兴奋性就不能维持正常水平，因而也可产

生昏睡、昏迷等症状。

（八）鼻咽、口咽和喉咽

咽全长约12cm。鼻咽的顶最宽约3.5cm；喉咽下端最窄，仅约1.5cm。咽壁由内向外由黏膜、咽纤维膜、咽肌层和咽外膜构成。咽肌层包括咽上、中、下缩肌和咽提肌（主要为茎突咽肌）。间隙内有颈部大血管和神经、茎突肌、茎突咽肌以及颈深淋巴结等结构（图3-16、图3-17）。

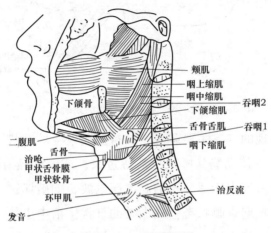

图3-16　咽部肌肉图

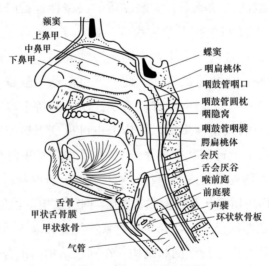

图3-17　咽正中矢状断面图

喉位于舌骨下方，前面被覆舌骨下肌群，后邻喉咽，两侧有颈动脉鞘和甲状腺侧叶等结构。喉上界平对第4、5颈椎体之间，下界平第7颈椎体上缘。喉以甲状软骨、环状软骨、会厌软骨和一对杓状软骨为支架，喉软骨（会厌软骨除外）从25岁开始可有不同程度的骨化。喉口由会厌上缘、杓状会厌襞和杓间切迹等围成。在喉口两侧的喉咽腔内，杓状会厌襞与甲状软骨板之间的凹窝，为梨状隐窝。喉腔以前庭裂（两侧前庭襞之间）和声门裂（两侧声襞之间）分为喉前庭、喉中间腔和声门下腔。

（九）舌和口底

舌肌分舌内、外肌。舌外肌包括颏舌肌、舌骨舌肌和茎突舌肌。颏舌肌在中线两侧，呈扇形；舌骨舌肌和茎突舌肌在颏舌肌外侧。口底主要由下颌舌骨肌及其上、下面的颏舌骨肌和下颌二腹肌（前腹）构成。口底主要有2个间隙，内有下颌下腺浅部和下颌下淋巴结等结构。舌下间隙在舌下与下颌骨肌之间，后界为舌根，前界为下颌体内面，内侧界为颏舌肌和颏舌骨肌，间隙内有下颌下腺深部、下颌下腺管及舌下腺等。

二、项针疗法常用腧穴（图3-18～图3-21）

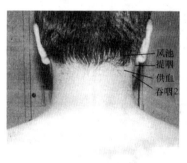

图3-18　项部常用腧穴后面观

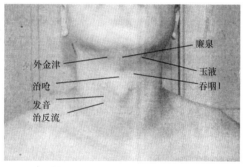

图3-19　项部常用腧穴前面观

1. 风池

定位：平风府穴，斜方肌和胸锁乳突肌之间凹陷处取穴。

操作：针尖微向下，向喉结方向刺入2cm。

解剖：针经皮肤、皮下组织，经胸锁乳突肌和斜方肌之间，穿过头夹肌、头半棘肌，到达头后大直肌外侧、颈椎横突后方的蜂窝组织。浅层布有枕动脉、枕静脉和枕小神经的分支；深层有椎动脉、椎静脉、枕大神经、枕小神经分支。

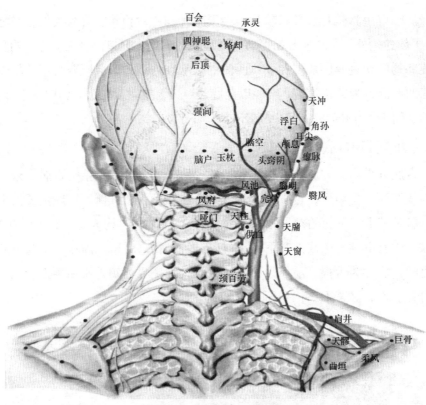

图3-20　头项部常用腧穴图

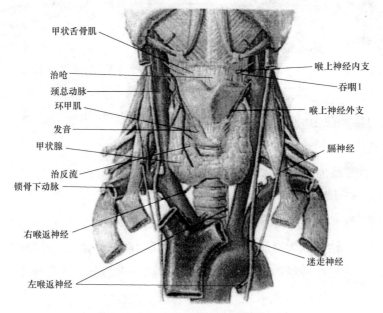

图3-21　项部常用腧穴前面观深层

主治：头痛、头晕、项强痛、眼病、耳鸣、耳聋、脑供血不全、脑梗死、吞咽障碍。

注意事项：切勿过深，严格掌握进针方向，以免刺伤延髓。

2. 供血（新穴）（图3-22）

定位：风池下2cm，平下口唇处。

操作：直刺向对侧口唇处约2cm。

解剖：该穴平颈2、3椎间，针经皮肤、皮下组织、胸锁乳突肌、头半棘肌，经颈2、3椎体之间，达椎动脉前。

主治：脑缺血发作（椎-基底动脉系统）、脑梗死、肌紧张性头痛、功能性震颤、失眠症、吞咽困难、构音障碍。

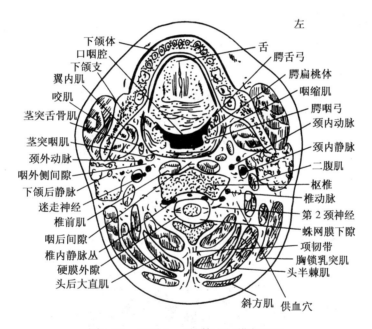

图3-22　经颈2、3椎体之间横断面图

3. 舌中（聚泉）

定位：舌体上面正中处。

操作：向下刺向舌体，约0.1cm深后出针，反复多次。

解剖：针经舌黏膜、舌腱膜、上纵肌、舌横肌、舌垂直肌达颏舌肌。

主治：舌瘫、舌肌萎缩、吞咽困难、发音不清、流涎、舌体胖大。

4. 廉泉

定位：喉结上方舌骨上缘凹陷处。

操作：向舌根方向刺3cm，捻转10~15秒后出针。

解剖：针经皮肤、皮下组织，穿过下颌舌骨肌、颏舌肌，到达舌根部舌肌中。布有舌下神经分支及舌咽神经分支。

主治：舌瘫、舌肌萎缩、流涎、吞咽困难、构音不清。

5. 外金津玉液（奇穴）

定位：廉泉左右各旁开1cm。

操作：针尖向舌根方向刺入2~3cm，捻转10秒后出针。

解剖：针经皮肤、皮下组织，穿过下颌舌骨肌、颏舌肌，到达舌根部舌肌中。布有舌下神经分支及舌咽神经分支。

主治：舌瘫、舌肌萎缩、流涎、吞咽困难、构音不清。

6. 提咽（新穴）（图3-23）

定位：乳突前缘，耳垂下缘凹陷处。

操作：针尖向前下方直刺1~1.5cm，不宜深刺。

解剖：针经皮肤、皮下组织、腮腺、咽中缩肌，达茎突咽肌（咽提肌）。

主治：软腭咽部抬举不良、偏移、吞咽困难。

注意事项：本穴深刺可以刺中颈内动脉和迷走神经。

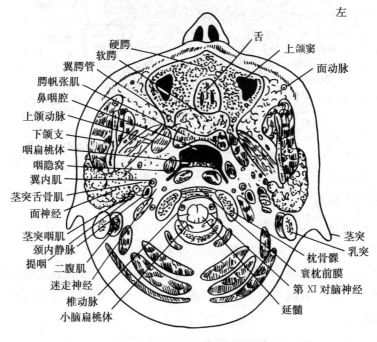

图3-23　经鼻咽的头部横断面

7. 治呛（新穴）

定位：在舌骨与甲状软骨上切迹之间（图3-24）。

操作：针向前直刺0.3～0.5cm，捻转10～15秒钟后出针。

解剖：针经皮肤、甲状舌骨正中韧带、舌骨会厌韧带，达会厌。由喉上神经内支支配。

主治：呛咳。

注意事项：针刺时，患者有面红、咳嗽的意向时，应立即出针。

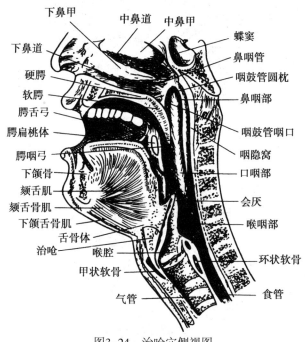

图3-24 治呛穴侧视图

8. 吞咽1（新穴）

定位：舌骨与喉结之间，正中线旁开0.5cm（图3-25）。

操作：针向外侧沿皮刺约0.5cm，捻转15秒后出针。

解剖：该穴平颈4、5椎体之间。针经皮肤、皮下组织、颈阔肌、肩胛舌骨肌，达咽中缩肌。内有喉上神经内支。

主治：吞咽困难，饮食反流，构音不清。

注意事项：不可向外侧深刺，以免伤及甲状腺上动脉。

9. 吞咽2（新穴）

定位：平颏唇沟，胸锁乳突肌后缘（图3-26）。

操作：针尖向对侧直刺1.5～2cm，留针30分钟。

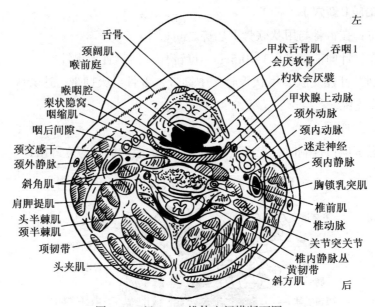

舌骨　　　　　　　　　　　　　　甲状舌骨肌　　吞咽1
颈阔肌　　　　　　　　　　　　　　会厌软骨
喉前庭　　　　　　　　　　　　　　杓状会厌襞
喉咽腔　　　　　　　　　　　　　　甲状腺上动脉
梨状隐窝　　　　　　　　　　　　　颈外动脉
咽缩肌　　　　　　　　　　　　　　颈内动脉
咽后间隙　　　　　　　　　　　　　迷走神经
颈交感干　　　　　　　　　　　　　颈内静脉
颈外静脉　　　　　　　　　　　　　胸锁乳突肌
斜角肌　　　　　　　　　　　　　　椎前肌
肩胛提肌　　　　　　　　　　　　　椎动脉
头半棘肌　　　　　　　　　　　　　关节突关节
颈半棘肌　　　　　　　　　　　　　椎内静脉丛
项韧带　　　　　　　　　　　　　　黄韧带
头夹肌　　　　　　　　　　　　　　斜方肌

图3-25　经C₄、C₅椎体之间横断面图

高维滨针刺十绝

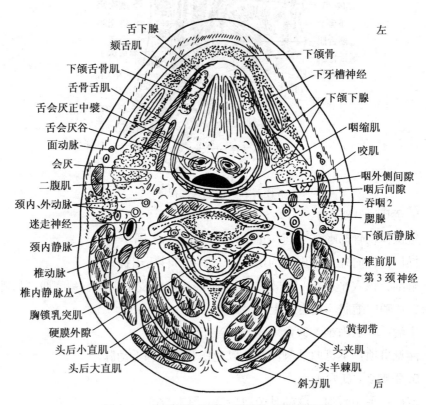

舌下腺　　　　　　　　　　　　　　下颌骨
颏舌肌　　　　　　　　　　　　　　下牙槽神经
下颌舌骨肌　　　　　　　　　　　　下颌下腺
舌骨舌肌
舌会厌正中襞　　　　　　　　　　　咽缩肌
舌会厌谷　　　　　　　　　　　　　咬肌
面动脉　　　　　　　　　　　　　　咽外侧间隙
会厌　　　　　　　　　　　　　　　咽后间隙
二腹肌　　　　　　　　　　　　　　吞咽2
颈内、外动脉　　　　　　　　　　　腮腺
迷走神经　　　　　　　　　　　　　下颌后静脉
颈内静脉　　　　　　　　　　　　　椎前肌
椎动脉　　　　　　　　　　　　　　第3颈神经
椎内静脉丛
胸锁乳突肌　　　　　　　　　　　　黄韧带
硬膜外隙　　　　　　　　　　　　　头夹肌
头后小直肌　　　　　　　　　　　　头半棘肌
头后大直肌　　　　　　　　　　　　斜方肌

图3-26　经下颌体和第3颈椎的头部横断面

解剖：针经皮肤后达咽上缩肌。

主治：吞咽困难。

注意事项：不宜向前方深刺，以免伤及颈内外动静脉。

10. 发音（新穴）

定位：喉结下正中线旁开0.5cm，甲状软骨与环状软骨之间（图3-27）。

操作：针刺时沿皮向外刺约0.5cm，捻转10～15秒后出针。

解剖：该穴平第5、6颈椎间，针经皮肤、皮下组织达环甲肌、咽下缩肌，内有喉上神经外支。

主治：声音不清、吞咽困难。

注意事项：不宜向外侧方向深刺，以免伤及甲状腺上动脉。防止过深伤及血管形成血肿，发生呼吸困难。

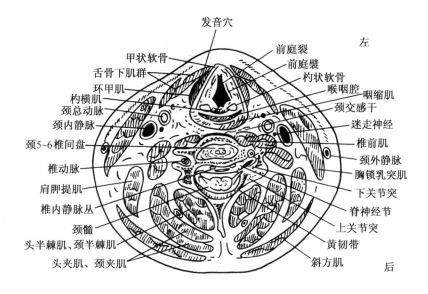

图3-27　经C₅、C₆椎体的颈部横断面

图3-27　经C_5、C_6椎体的颈部横断面

11. 治反流（新穴）

定位：发音穴后1cm，环状软骨后缘，环咽肌处（图3-28～图3-30）。

操作：针沿皮向内斜刺0.5cm，捻转10～15秒后出针。

解剖：针经皮肤、皮下组织达环咽肌，由喉返神经支配。

主治：食物反流、发音。

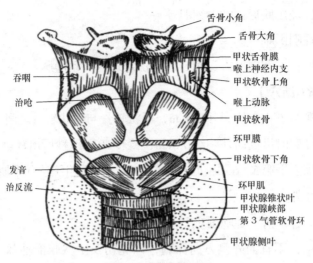

舌骨小角
舌骨大角
甲状舌骨膜
喉上神经内支
甲状软骨上角
喉上动脉
甲状软骨
环甲膜
甲状软骨下角
环甲肌
甲状腺锥状叶
甲状腺峡部
第3气管软骨环
甲状腺侧叶

吞咽
治呛
发音
治反流

图3-28 喉的前面

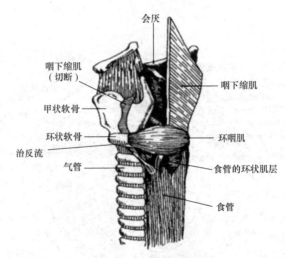

会厌
咽下缩肌
（切断）
咽下缩肌
甲状软骨
环状软骨
治反流
环咽肌
气管
食管的环状肌层
食管

图3-29 治反流深层解剖

三、项针疗法的操作

1. 针具：一般选用不锈钢制作的毫针，常用直径0.35～0.38mm、4～6cm
长的毫针。

2. 体位：一般根据患者的病情选择体位。无肢体瘫痪者可选用俯伏坐位
和仰靠坐位交替。有肢体瘫痪者，在家属的帮助下，可选用仰卧位，将项部
露出以便进行针刺。

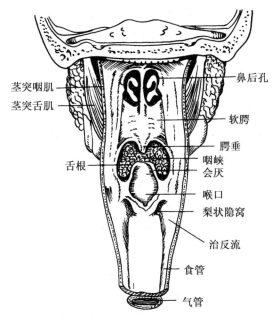

图3-30 咽腔（后壁切开）

3. 针刺方法：一般采用夹持进针法，然后捻转行针，待得气后即留针30分钟，中间行针2次，每次1~2分钟。廉泉、外金津玉液、吞咽1、发音、治呛、治反流、舌中穴行针得气后，即刻出针。

4. 针刺治呛、吞咽、发音穴时出现面红、咳嗽，应立即出针，如能咯出黏痰，效果更好。

5. 喉部组织疏松，针刺不可过深，以免引起局部血肿或水肿。针刺发音穴时刺在环甲肌处较好，刺入环甲韧带深部有一定风险。

第六节　电项针疗法

在项颈部腧穴刺入毫针后，通以脉冲电流治疗头项颈部疾病的疗法叫电项针疗法。

一、电项针的治疗方法及治疗作用

（一）治疗方法

1. **处方**　主穴为风池、供血。配穴根据病症选穴。

2. 操作　患者采用端坐位，体弱者采用仰卧位。将两组导线分别连接同侧的风池穴、供血穴，正极在上，负极在下，通以脉冲电流，采用疏波，以电流量达到头部前后抖动为度。

（1）治疗失眠症、脑供血不足、耳鸣、抑郁症、共济失调、偏盲、震颤、认知障碍等，以头部轻度抖动即可。

（2）治疗良性颅内压增高症、脑积水、脊髓空洞症，则头部前后抖动幅度越大越好，以患者能耐受为度。

（3）治疗痴呆、轻度意识障碍、去皮质状态时，可选用疏波或密波，经临床验证，疗效较好，可能与密波电流量大有关。

以上均每次治疗30分钟，每日1次，6日后休息1日。

（二）治疗作用

1. 对大脑有兴奋、促醒作用　脑干内有网状结构，下起脊髓上段，上至间脑的广泛区域内。网状结构内有功能明确的核团和与脊髓、大脑相联系的广泛的往返的纤维束（图3-15）。

针刺颈部脊神经感觉纤维，针感可传入网状结构，进一步上传至大脑皮质使大脑清醒，即通络醒神作用。脑干网状结构对大脑皮质兴奋性的影响，主要是通过上行非特异性投射系统实现的。由脊髓和脑干至大脑皮质上行投射纤维，包括两大类。一类为传导特定的感觉冲动，止于大脑皮质特定区域的传导束，如脊髓丘脑束、三叉丘系、内侧丘系和视、听传导束等，可把这些传导束统称为上行特异性投射系统；另一类就是上行非特异性投射系统，它是上行特异性投射系统经过脑干时发出的侧支，进入网状结构内，并由网状结构发出网状丘脑纤维，上行至丘脑网状结构，再由丘脑网状结构发出大量丘脑皮质纤维，广泛地投射到大脑皮质的各区域和各层细胞。因此，上行非特异性投射系统实际上是网状结构-丘脑-大脑皮质径路，各种特异性感觉冲动经这一径路传递后，已失去特异感觉的特点，而只能引起大脑皮质的兴奋性增强。

脑干网状结构的上行非特异性投射系统包括在功能上完全不同的两个系统，即上行网状激动系统和上行网状抑制系统。上行网状激动系统主要起源于脑桥上段以上的网状结构，做动物实验时，刺激此区可使动物从睡眠中清醒过来，或使已经清醒的动物激动。上行网状抑制系统起源于脑桥下段和延髓，上行至大脑皮质，使皮质的兴奋性降低。

此外，发自大脑皮质的皮质网状纤维对调节上行网状激动系统的兴奋性也有重要作用，即皮质网状纤维构成了皮质-网状结构-皮质反馈系统的始发部分。当各种感觉冲动经上行特异性投射系统传到大脑皮质后，由皮质发放的冲动经皮质网状纤维下行至网状结构，在网状结构内汇合非特异性投射系统的冲动，再经丘脑返回至皮质，提高了皮质的兴奋性，冲动经这一反馈系统如此往返循环，保持了大脑皮质兴奋和抑制的平衡，使人处于正常的清醒或睡眠状态。

临床上我们根据这一原理，使脉冲电流通过风池、供血穴传入脊髓后角，通过脊髓网状束上行，达到脑干网状结构，脉冲电流通过上行网状激动系统而使大脑细胞得到活化，皮质的兴奋性增高，具有醒神益智作用，可以治疗嗜睡、头昏、思维迟钝、记忆力减退、痴呆、震颤、轻度意识障碍等症。而当脉冲电流停止刺激后，网状结构上行激动系统减弱，上行抑制系统逐渐增强，大脑皮质兴奋性也逐渐减弱，渐渐地进入睡眠状态从而治疗失眠症。经过反复治疗后，大脑皮质兴奋与抑制过程渐渐恢复协调，因而可以用于治疗由于大脑皮质神经功能不稳定、不协调产生的自主神经功能紊乱症状，如震颤、多汗或无汗等症状，还可以治疗内脏功能性病变，如心悸、低血压、腹泻、尿频、性功能低下等。

2. **对椎-基底动脉系统血液循环有促进作用**　针刺刺激感觉纤维使肌肉收缩（气行），挤压了血管内的血液使之加速（血行），此即行气活血作用。项部肌肉的节律性跳动，可以推动椎动脉的血流速度加快，进而改善脑血液循环，而治疗椎-基底动脉系统供血不全和梗死所产生的真性延髓麻痹、眩晕、耳鸣、共济失调、偏盲、面瘫、偏瘫、痴呆、震颤麻痹、舞蹈症、儿童抽动症等（图3-13）。

3. **促进脑脊液循环作用**　当两对导线分别连接同侧的风池、供血穴时，通以脉冲电流，采用疏波，使头项部肌肉抖动，这样可以松动或拉大第四脑室的正中孔及侧孔，使脑脊液较多较快地流入蛛网膜下腔，而治疗脑积水、良性颅内压增高症；或使脑脊液不再冲击脊髓中央管，不使脊髓中央管周围的空洞加大，从而治疗脊髓空洞症（图3-14）。

4. **对颈椎关节有机械性牵拉、松动作用**　针刺使肌肉收缩拉动颈椎的椎间关节，使之松动，减轻了颈椎对颈神经的压迫，此即通经舒筋止痛作用。

二、注意事项

1. 本疗法刺激量较大，神经型不稳定者、体弱者容易晕针，应采用仰卧位，一般电流量应由小到大，以患者能耐受为度。

2. 患有冠心病、高血压病或体质虚弱者不宜用本法治疗。

3. 用于治疗轻度意识障碍，去大脑皮质状态时可以选用密波，电流输出由小到大，可能对促醒更有益。

4. 在治疗良性颅内压增高症、脑积水、脊髓空洞症时，应注意患者有无先天性延髓下疝、先天性扁桃体疝、颅底凹陷、寰枕部畸形，若头部活动过大，可能引起病情加重。因此，应根据MRI检查结果决定摆动幅度，一般不宜采用本法治疗。

第七节　夹脊针疗法

一、历代医家对夹脊穴的论述

夹脊又称"挟脊""侠脊"，原指挟于脊柱两旁的经穴，属经外奇穴。

夹脊最早出自《素问·刺疟篇》："十二疟者……又刺项以下侠背者必已。"《素问·缪刺论》："邪客于足太阳之络，令人拘挛背急，引胁而痛，刺之从项始数脊椎侠脊，疾按之应手如痛，刺之旁三痏，立已。"隋唐的《太素·量缪刺》："脊有二十一椎，以两手侠当椎按之，病处即是足太阳络，其输两旁，各刺三痏也。"这些虽然未指出确切的部位，但实为夹脊穴的最早记载。

夹脊穴的位置记录最早见于《后汉书·华佗别传》："有人病脚躄不以行。佗切脉，便使解衣，点背数十处，相去1寸或5寸（分）……灸此各7处，灸创愈即得也。后灸愈，灸处夹脊1寸，上下行，端直均匀如引绳。"

晋代，葛洪的《肘后备急方》卷二记载："华佗治霍乱，已死上屋，唤魂又以诸治皆至而犹不瘥者。捧病人腹卧之，伸臂对以绳度两头，肘尖头依绳下夹背脊，大骨穴中去脊各1寸，灸之百壮，不治者可灸肘椎，已试数百人皆灸即起坐。佗以此术传子孙代代皆秘之。"

清代，廖润鸿的《针灸集成》载："夹脊穴治霍乱转筋。令病者合面卧，伸两手著手，以绳横牵两肘尖，当脊间绳下，两旁相去各一寸半，所灸百壮，无不差者，此华佗法。"又称"夹脊穴，量三椎下近四椎上，从脊骨上两旁各5分，灸三七壮至七七壮，立瘥神效"。

1955年承淡安著《中国针灸学》将此穴位置予以确定，自第1胸椎以下至第5腰椎之下为止，每穴从脊中旁开5分，称"华佗夹脊穴"。

《常用新医疗法手册》又将颈椎两旁7对和骶骨两侧八髎穴也归于夹脊穴，主治范围有所扩大。现仍将前者称夹脊穴，后者则称为"颈夹脊""骶夹脊"等。

夹脊针疗法是针刺夹脊穴位以治疗全身疾病的一种特定的部位针法。其适应范围较广，尤以对脊髓、脊柱、自主神经及脏腑疾病疗效好，而且可以治疗中西药疗效不显著或需手术治疗的疾病，因而被称为针灸绝招。

二、夹脊穴定位（图3-31）及主治

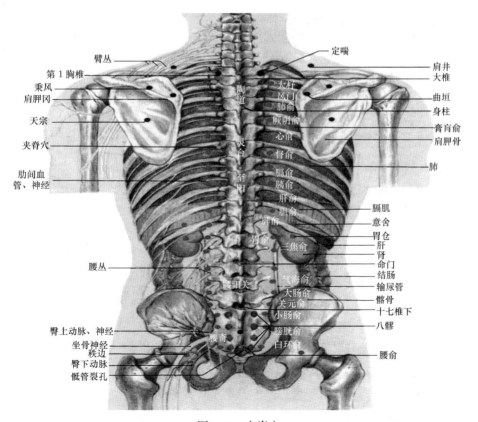

图3-31　夹脊穴

1. **颈夹脊** 分别位于第1~7颈椎棘突下旁开0.3寸处，每侧7个穴。主治头颈部、肩部、上肢疾患。如后头痛、枕神经痛、肩关节周围炎、臂神经痛、上肢瘫痪等。

2. **胸夹脊** 分别位于第1~12胸椎棘突下旁开0.5寸处，每侧12个穴。主治：胸1~2夹脊穴治上肢疾患；胸1~5夹脊穴主治呼吸及心血管疾病、胸部疾病；胸5~12夹脊穴主治消化系统疾病、腹部疾病。

3. **腰夹脊** 分别位于第1~5腰椎棘突下旁开0.5寸处，每侧5个穴。主治：腰1~5夹脊穴主治下肢疾病，如下肢无力、疼痛，腰部疼痛。胸1~腰1夹脊穴主治腹部疾患，如腹痛、腹泻、腹胀。

4. **骶夹脊** 即八髎穴。主治生殖泌尿系统疾患，如阳痿、遗尿、遗精、脱肛、子宫脱垂、月经不调等。

临床上取穴时常根据病症的部位结合夹脊穴主治来对症取穴。如腹泻、腹痛取胸10~12夹脊穴。

三、夹脊针疗法的操作

操作时，病人取俯卧位或俯伏坐位，常规消毒后，术者将毫针与皮肤呈75°，针尖向脊柱方向刺入，一般根据部位及胖瘦可刺入20~30mm，待有麻、胀感时即停止进针。要严格掌握进针的角度和深度，防止损伤内脏及引起外伤性气胸。

第八节 夹脊电针疗法

针刺夹脊穴后，将每组导线正负极交叉左右连接，通以脉冲电流，用以治疗脊柱及脊柱相关疾病的方法，称为夹脊电针疗法。

一、操作方法

1. **体位** 颈段多取坐位，下胸段、腰段多取俯卧位。

2. **取穴** 依据脊柱检查方法，确定病变位置，以病变的椎体为中心，上下共取3对夹脊穴。

3. **电针仪的使用** 将三组导线左右交叉连接，防止正负极在同一侧而出

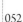

高维滨针刺十绝

现两侧肌肉跳动力量不均衡的现象。亦有人主张将负极放在病重侧，因负极跳动大，有利于椎间关节松动。选用疏波，肌肉大幅度跳动，有利于肌肉牵拉椎体、松动椎间关节，使突出的间盘复位，扩大椎管的容积，减轻对脊髓、脊神经根的压迫。选用密波可以减轻脊神经根病变、肌肉病变产生的疼痛。电流量均以患者能耐受为度。

二、适应证

颈、胸、腰段的脊柱、肌肉病变。如颈椎病、腰椎间盘脱出症、椎管狭窄症、脊柱相关疾病。

三、注意事项

1. 在心脏节段（$T_2 \sim T_7$）不能使用本法治疗，对老年人、心脏病者严格禁止。

2. 不宜使用外接电源作为电针仪的电源，以防漏电误伤患者。

3. 操作电针仪前，使各旋钮回到零位。选好波形后，电流量由小至大，以能耐受为度。

四、治疗机制

1. 夹脊脉冲电针疗法治疗脊柱疾病，是因夹脊穴附近均有脊神经后支伴行。后支经椎骨横突之间（骶神经后支经骶后孔）向后穿行，按节段分布于枕、项、背、腰和骶臀的深层肌（骶棘肌）和皮肤。针刺夹脊穴通以脉冲电流，选用疏波可以通过肌肉有节律的跳动而牵拉椎体，使椎间关节的位置得到调整，突出的椎间盘可以还纳，受压的脊髓或脊神经根得到缓解，因而脊柱疾病、脊髓疾病可以得到缓解或治愈。

2. 夹脊脉冲电针法是治疗脊柱疾患的一种有效方法。该法是在关节主动活动过程中施加被动活动，是一种轻巧的、关节在正常范围或超过正常范围的被动活动，其作用包括机械作用、神经生理作用及心理作用，起到了松解粘连、缓解痉挛、消除关节的异常排列等作用。纠正半脱位时常出现弹响声，弹响是由于旋转性半脱位或关节突关节的脊膜嵌顿经治疗后恢复正常所致。

3. 通过X线和CT对刺入神经根的针尖位置进行观察，结果发现针尖的位置都在椎体横突之间的神经根附近。脉冲电流可以使神经根支配的肌肉跳动，松动了椎间关节，从而改善症状。

4.俯卧位胸部未贴床、毫针短、未刺入横突之间会明显影响疗效。

5.很多患者针后因紧张而无轻松感觉，次日晨起会明显感觉腰部轻松。

第九节　夹脊电场疗法

在脊髓病灶的上下，各选一对夹脊穴，针刺后将导线在同侧上下连接，正极在上，负极在下，通以脉冲电流，电流通过时形成夹脊电场。运用夹脊电场治疗脊髓性不完全性截瘫，获得了显著疗效。

一、操作方法

1.**体位**　俯卧位或侧卧位。

2.**取穴**　选直径为0.35～0.38mm的针灸针作为电极，在脊髓损伤平面的上下各一个节段的夹脊穴分别刺入2对针灸针，针尖斜向脊柱方向。

3.**电针仪的使用**　针柄接电针仪导线，同一组导线连同侧两个夹脊穴，正极在上，负极在下。以往弛缓性瘫者用疏波（稀疏的连续波），输出频率为1Hz，输出强度以双下肢瘫痪肌肉出现有节律的收缩为度；痉挛性瘫者用密波（密集的连续波），输出频率为100Hz，输出强度以针刺局部的肌肉出现轻度痉挛为度。现在对于弛缓性瘫也主张选用密波或疏密波，因为神经的再生与电流产生的电场强度成正比，密波电流产生的电场强。

4.**疗程**　每日1～2次，每次30分钟，6～12次为1疗程，两疗程之间休息1日。

5.**脊髓节段与椎骨的关系**　由于脊髓与脊柱的生长速度不一致，脊髓节段与椎骨的平面不相一致，脊髓各节均较相应椎骨高，并且越到脊髓下段，脊髓节高出相应椎骨的距离就越大。一般说来，上部颈髓（$C_{1\sim4}$）与脊柱相对位置基本一致，如第3颈髓对第3颈椎；下部颈髓（$C_{5\sim8}$）和上部胸髓（$T_{1\sim4}$）相应地高一个椎骨数，如第6颈髓对第5颈椎；中部胸髓（$T_{5\sim8}$）高出同序数椎骨约两个椎骨数，如第7胸髓对第5胸椎；下部胸髓（$T_{9\sim12}$）高出同序数椎骨约3个椎骨数，如第11胸髓对第8胸椎；全部腰髓平对第10、11胸椎；骶、尾髓平对第12胸椎和第1腰椎。脊髓各节段与椎骨的对应关系，对病变的定位诊断具有重要意义，如某一病人出现第6胸髓受损的症状，则可判断其病灶位置不在第6胸椎而在第4胸椎（图3-32）。临床取穴时应明白这一道理。

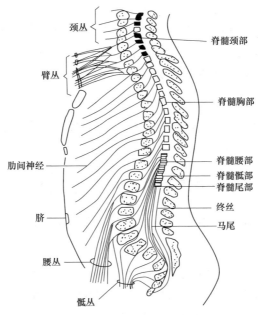

图3-32 脊髓的节段与椎体的关系

目前，临床上基本是根据脊髓磁共振检查来定位而取病灶上下各一个节段的夹脊穴。

二、临床研究结果

通过对30例患者分析表明，该疗法对于马尾神经损伤的疗效优于腰骶段脊髓损伤，而腰骶段脊髓损伤的疗效优于胸段脊髓损伤，颈段脊髓损伤疗效最差。完全性截瘫者无效。而脊髓炎、脊髓内血肿、脊髓变扁者经3～12个月的治疗后，运动、感觉、二便及性功能恢复到可以自理程度。因此，这完全改变了过去的认识，即脊神经不能再生的观点。对30例脊髓性截瘫患者进行的治疗前后体感诱发电位变化的观察，结果证明，痉挛性瘫患者选用密波治疗30分钟后，诱发电位的波形分化转好，潜伏期缩短；弛缓性瘫选用疏波时，诱发电位的波形分化及潜伏期也明显好转，但使用密波则好转不明显。这可能与周围神经同时受到抑制有关。

脊髓电场疗法的理论基础是脊髓在电场的作用下，脊髓神经可以再生。而脊髓神经再生与通过脊髓的电流强度有密切关系。电流强度与电脉冲的幅度（一般指脉冲的电压）、宽度（脉冲持续的时间）、频率有关。因此，选择电针仪时应注意电针仪的技术指标。一般治疗脊髓疾病时电针仪的脉冲幅度以60V以上者为宜，因为真正进入人体的脉冲幅度（脉冲的电压）只在6V左右。

此疗法对脊髓炎、脊髓出血、视神经脊髓炎、多发性硬化、运动神经元病、脊髓空洞症等所致的脊髓性截瘫均有不同的疗效。一般应治疗3～6个月以上。

临床实践证明，病变节段在脊柱胸3～7椎体之间的脊髓损伤，如在此夹脊范围内取穴，易引起心率变化，应在颈7以上、胸10以下取穴为妥。

三、脊髓电场疗法治疗脊髓损伤的实验研究

1. 1920年Ingvar对神经细胞进行电场培养，发现神经纤维几乎沿着电力线的方向生长。

2. 1981年Borgens将八目鳗鱼的脊髓横断后，用持续直流电场治疗，发现神经纤维易于穿过损伤平面。以后有多位学者做了类似的实验，发现受损或中断的脊髓神经纤维在一定的条件下具有再生能力。

（1）电场对体外培养神经元的影响：在电场中神经细胞的神经纤维生长有着明显的负极趋向性及正极抑制作用，向负极生长的神经纤维在数量上与电流强度有一定正相关性。

（2）神经元损伤电流：损伤的神经干表面存在着一个显著的电位差异，损伤近端的电位明显高于损伤远端，从而产生沿神经表面进入损伤区的电流，即损伤电流。这一损伤电流的存在，有利于神经纤维的再生与延长。动作电位沿神经元传播，一般电位发生于神经元的树突，然后经轴突传向远侧。轴突有有髓与无髓之分，有髓纤维的电位传导速度是无髓神经的50倍，神经越粗传导能力越大。由于神经纤维粗细不同，其阈值不同。最大的刺激量能使所有的神经兴奋，用示波器可见有几个波，乃是神经传导速度不同之故。神经元之间的传导是单向的，从突触前神经元向突触后神经元传导。但在树突处的神经刺激可以双向传导，既可以向轴突传导，亦可逆向传导，但至突触而止。治疗脊髓损伤的电流强度与治疗效果有密切关系。

（3）电场治疗脊髓损伤的方法：将治疗电极放置在硬脊膜外，阳极在损伤点

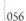

近侧，阴极在损伤点远侧。施放电量达到要求电流时，则引起阴极以下所支配的肌肉发生收缩，收缩频率与刺激频率相同，说明电流通过伤点向远侧传导。

（4）Borgens用豚鼠进行实验研究通过电场刺激促进脊髓损伤神经再生，观察到治疗组脊髓中有更多的纤维穿过或绕过胶质瘢痕向远侧生长。而未受电场刺激的神经纤维，其生长力弱，不能穿过胶质瘢痕。

3. 1989年胥少汀等用脉冲电流治疗13只犬的脊髓损伤。以450gcf致伤犬L_3处脊髓，伤后均表现为全瘫。治疗仪用G6805-1型机，选用连续脉冲波，其波宽500μs，电流方向为双向，电压范围0～50V，脉冲频谱1～85Hz。治疗电压为3.5～4.4V，频率为1Hz。

经脊髓电阻测量，本组电刺激治疗通过脊髓时平均电流密度为5.013mA/cm^2。每次治疗30分钟，每日1次，连续治疗6～10周。于10～12周做神经学评价，SEP、MEP及MRI检查，结果达到与直流电场治疗相同的效果。实验结果，治疗组的活跃功能相神经细胞多，通过伤区的神经纤维多，胶质网络框架整齐，表明脉冲电场刺激了神经细胞的活跃与稳定，以适应修复的需要，并提示脉冲电场对神经纤维再生与延长有促进作用，并对胶质细胞的成熟有延缓作用。

4. 周羚等对近年来针刺抗脊髓损伤的机制进行了总结，认为针刺抗脊髓损伤的作用可能与针刺改善患病部位的微循环和组织的新陈代谢、减轻受损组织的水肿和脊神经的压迫有关。同时，针刺可反射性地调节大脑及脊髓相应神经细胞功能，提高脊神经细胞对病变造成的压迫、缺氧等的耐受性，也可能是针刺治疗脊髓损伤机制之一。

综上所述，针刺具有肯定的抗脊髓损伤作用，但针刺对脊髓损伤后神经保护机制尚不十分清楚，有待于今后进一步研究。

第十节　针刺治疗中的异常情况和处理

一、滞针

毫针在穴内发生不能捻动、提插或出针时感到十分涩滞的现象，叫滞针。

留针较久；行针时用力过猛，捻转、提插时指力不均匀；患者精神紧张或因病痛而致肌肉痉挛；特别是当通电突然过强时，致使肌肉痉挛等，容易发生滞针。若电针仪含直流成分量过高，也易发生滞针。因肌肉痉挛而发生者，可用手在针刺周围切压循按，或在针刺周围另刺1针，待肌肉松弛，即可将针捻转退出。若直流成分量过大，作用时间太长，可见针体变黑或变细，这是电解现象。此时，针与组织粘在一起，则捻不动提不起，此时可左手按压周围组成，右手徐缓捻动，俟针体稍有活动，即可缓慢地趁势出针，切忌硬拔，以免发生弯针或折针。

二、弯针

弯针是刺入穴内的针体发生弯曲。此时针柄改变了进针时刺入的方向和角度，提插、捻转和出针时均感困难，患者感到疼痛。其产生原因是医者进针时用力过猛，或指力不均，或因患者在治疗时变动体位，或因通电而致肌肉收缩等，致使在穴位内的针体发生弯曲。解除弯针的办法：左手捏住针体紧按皮肤上方处，右手将针柄向相反方向去折，待针弯曲或减小时，再捻转针柄，然后顺着弯曲的方向退出。在留针时，患者不要变动体位，同时医者操作要精心轻巧，这是避免弯针的关键。

三、断针

出针后发现针身折断，或部分针身露于皮肤外，或针身全部没入皮肤之下，这种现象就是断针，也叫折针。其多数是由于针体缺损、肌肉痉挛，或患者改变体位所造成的。一旦发现断针，首先使患者保持原有体位，以防断针向肌肉深层陷入。可见露出皮外断头者，立即由断端拔出皮外即可；断端埋在皮下者，可用拇、食、中指捏住针孔周围，用力向下挤压，待针体露出，然后再拔出；若断端已完全陷入肌层，如断在重要器官附近或肢体活动处妨碍运动者，应在X线下定位，立即施行手术取出；若在不太重要部位，断针长度又短者，可暂不做处理，定期随访观察，择期再做处理。

使用的毫针，一定要严格检查，对不符合质量要求的针具，如有缺损的毫针，坚决不用。毫针刺入的深度，不应全部刺入，要留有少部分于体外。在治疗时，患者不能随意更换体位，电针时施针前对电针仪亦应检查，是否

高维滨针刺十绝

有直流电混入。针刺强度不能突然加大，要逐渐加大刺激量，以防刺激太强，产生强烈肌肉收缩而发生异常情况。

四、晕针

在针刺过程中，患者突然出现面色苍白、头晕目眩、心慌气短、出冷汗、胸闷泛恶、精神萎倦、脉细数诸症状，此为晕针，严重者会出现四肢厥冷、神志昏迷、二便失禁。其原因是病人体质虚弱，精神过于紧张；或劳累、大汗、过饥过饱；或体位不适；或医者手法过重，电流刺激过强等，均能导致晕针。发现晕针后，应立即关机，停止电刺激，并取出全部针，使患者平卧，头位稍低，松开衣带，注意通风和保暖。头晕轻者，静卧片刻，给饮温水或热茶后，即可恢复；严重者可按休克处理。

预防晕针的方法：首先应该注意病人的体质、神志，以及对针刺反应的耐受性情况，对于初次接受针刺治疗和精神紧张者，应先做好解释工作，消除思想顾虑；尽量采取卧位，电针刺激量由弱到强逐渐增加，保持电量平衡。在治疗过程中，一旦发现晕针征兆，应立即采取措施。

五、感觉异常

在针刺治疗后，有的患者有感觉刺激症状，如自觉皮肤发痒、蚁行感、局部或全身有电传感；或有运动刺激症状，如肌肉震颤等。一般在数日即可自行消失，无须处理。待症状消失后，可以继续针刺治疗。

六、肿胀

1. 出针后局部血肿是因针刺时损伤小血管，形成小量皮下出血。轻者一般不必处理，可自行消失，重者可局部冷敷后再热敷，或在局部轻轻按压，以促进局部瘀血消散。

2. 电针仪使用时间超过3年，电针治疗时电流中直流成分量越来越大，在阴极导线连接穴位附近可形成肿块，有时针孔周围组织发黑，起针后，针孔外周稍硬，有时还有组织液流出。发现此情况，应立即停止继续使用该电针仪，并局部消毒，防止感染。一般在2～3日后肿胀即可消失。为防止以上情况发生，应选用新电针仪。

七、麻木

个别患者针刺后，在被针刺的神经分布区有麻木感觉，可能是被针刺穴位下的神经有轻度损伤。对此情况，一般不需特殊处理，该穴可暂停针刺刺激，在该神经分布区内可行单纯针刺治疗，采用轻缓的补法，数日即可见恢复。

八、疼痛

1. 局部损伤性疼痛即因针刺损伤组织所致。此种疼痛十分轻微，一般不需处理。

2. 针刺部位不当如刺及血管、肌腱，当时即觉不适，在起针后仍有痛感。在针刺时患者疼痛，应立即退针至浅层再刺。

3. 反射性疼痛主要由于刺激部位反射到另一区引起疼痛，如刺激缺盆穴可发生同侧反射性胸痛。对于这种现象，一般仅做对症处理，几日后即可完全恢复。

九、针刺对周围神经的损伤

应用毫针针刺对周围神经一般不会造成损伤。但如用较粗大的毫针刺中神经干，捻转提插过强，特别是进行药物注射，或用电针时电流量过大，皆可造成神经损伤产生疼痛或轻瘫。

十、关于毫针刺入关节腔的问题

以往将针刺入关节腔没有引起医生的注意，近年来，国内外均有报道针刺造成局部感染、脓肿、化脓性关节炎或使关节痛加重。这主要是因为针刺并非严格的无菌操作，所以，不宜将针直接刺入关节腔。

第四章

针刺治疗偏瘫的研究

第一节　运动神经解剖学基础

大脑皮质对躯体运动的调节，是通过锥体系和锥体外系、小脑系统、周围神经来共同完成的。

一、锥体系

锥体系是支配骨骼肌随意运动的系统，发自大脑皮质，形成一个复合的纤维束，分为皮质脊髓束和皮质脑干束。

1. **皮质脊髓束**　主要起于中央前回上 2/3 及中央旁小叶前部，全体纤维集合下行经过内囊后脚、中脑大脑脚、脑桥至延髓形成锥体。在锥体下部，大部分纤维互相交叉后下降至脊髓外侧索中，形成皮质脊髓侧束。皮质脊髓侧束在下降中陆续至同侧各节段灰质，多数纤维先止于脊髓灰质中间神经元，中继后到前角细胞；少数纤维直接止于支配肢体远端肌的前角细胞，这与人体的精巧运动有关。

在锥体下部小部分不交叉的纤维下行入脊髓前索，形成皮质脊髓前束。此束仅存于中胸节段以上，它在下降中逐节交叉至对侧灰质，直接或间接止于前角运动细胞。

2. **皮质脑干束**　主要起自中央前回下 1/3，经内囊膝下降至脑干中，陆续分出纤维直接或间接止于脑神经运动核。其中，面神经核下部（支配面下部表情肌）和舌下神经核只接受对侧皮质脑干束支配，其余脑神经运动核，包括支配面上部表情肌的面神经核上部，均受双侧皮质脑干束支配。因此，单侧皮质脑干束受损（如内囊出血），只有对侧面下部表情肌和对侧舌肌瘫痪，而受面神经核上部支配的面上部表情肌，以及其余脑神经核支配的肌均不受影响。

临床上将锥体系大脑皮质运动神经元称为上运动神经元；将直接支配骨骼肌的脊髓前角运动神经元和脑神经运动核神经元称为下运动神经元。正常时，上运动神经元对下运动神经元有抑制作用。上、下运动神经元不论哪一个受损，都能引起骨骼肌瘫痪，分别称为中枢性瘫痪和周围性瘫痪。但两种瘫痪的具体症状不相同。

上运动神经元受损伤时，因失去了对下运动神经元的抑制作用，下运动神经元兴奋性增强，因而反射亢进，肌张力增强，肌肉呈痉挛僵硬状态，所以也称为痉挛性瘫痪或硬瘫；此外，可引出病理反射，如巴宾斯基征。

下运动神经元受损时，因反射弧受破坏，一切反射减弱以至消失，肌张力减弱或消失，肌松弛变软，所以也称为弛缓性瘫痪或软瘫；又因为肌肉失去了下运动神经元的神经营养作用，肌萎缩明显。

二、锥体外系

锥体外系是指锥体系以外的控制骨骼肌活动的传导路，为多级神经元的链锁。其中主要包括大脑皮质、纹状体（包括豆状核和尾状核，豆状核又分为苍白球和壳核）、黑质、红核和网状结构等。它们之间有复杂的联系，最后通过红核脊髓束和网状脊髓束等连接脊髓前角细胞，调节肌张力和协调肌的活动等，在保持肌的协调和适宜的肌张力的情况下，使锥体系得以进行精细的随意运动。锥体系与锥体外系在正常运动中相互协调配合。

三、小脑系统

小脑接受来自前庭器官及全身肌肉、关节的冲动，通过前庭小脑束和脊髓小脑束到达小脑蚓部，小脑的传出纤维把冲动传到延髓的前庭核和网状结构，再经前庭脊髓束和网状脊髓束把冲动传至脊髓前角细胞，以维持身体的平衡。

来自大脑皮质的神经冲动经大脑–脑桥–小脑纤维到达小脑齿状核，再通过齿状核–红核–脊髓束将冲动传至脊髓前角细胞。在大脑皮质发出随意运动冲动的同时，总是伴有小脑的冲动到达脊髓前角细胞，兴奋拮抗肌，使随意运动更稳定而准确。

四、脊髓前角细胞及肌纤维

脊髓前角的运动神经元有两种，即 α 运动神经元和 γ 运动神经元。α 运动神经元发出 α 纤维支配跨关节的梭外肌纤维，γ 运动神经元发出 γ 纤维支配肌梭内的肌纤维。α 纤维横径较粗，冲动传导速度较快，其作用与骨骼肌收缩及维持姿势有关；γ 纤维横径较细，冲动传导速度较慢，γ 纤维的活动对调节牵张反射具有重要作用。

第二节 运动神经生理学基础

从神经生理学角度看运动的控制机制，还有很多未知数。可以说，人们对它的认识还是一个尚未打开的"黑箱"。到目前为止，关于运动控制的理论主要有3个假说。

一、反射学说

Sherrington（谢林顿，英国生理学家）可谓其创始人。该学说认为感觉的传入信息控制着运动的传出信息，感觉是运动的必要条件和前提。按这一学说，可以理解为运动是由外周刺激决定的。但是，反射学说不能说明动物被切断感觉神经后为什么仍能作自主运动。

二、层次学说

Jackson（杰克逊，美国医生）提出的，至今仍为临床神经学的基础。按照这一学说，运动的控制是由下位水平（脊髓）、中位水平（脑干）、上位水平（脑皮质）三个层次协同完成的，上位水平和下位水平的功能不同，上位水平控制随意的运动，下位水平控制非随意（反射性）的运动（表4-1）。

表中概括了控制正常运动各层次的假说。假设正常运动由多水平中枢所控制，越在上位水平，其控制的随意运动越精细，越在下位水平，其控制的不随意运动越多。

该学说认为，如果上位水平受到损伤，则下位水平的运动控制占优势，从而出现原始反射及病理性协同运动。层次学说可以解释经过治疗后，运动可由下位控制向上位控制转化，这是头针、项针治疗儿童脑瘫及成人偏瘫的理论依据。

表4-1　控制运动的各水平与瘫痪各层次的关系（据层次学说）

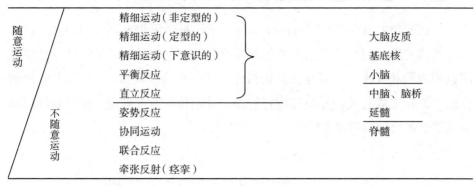

随意运动	精细运动（非定型的）	大脑皮质
	精细运动（定型的）	基底核
	精细运动（下意识的）	
	平衡反应	小脑
	直立反应	中脑、脑桥
不随意运动	姿势反应	延髓
	协同运动	脊髓
	联合反应	
	牵张反射（痉挛）	

三、系统学说

由东欧学者Bersntein（贝尔斯泰恩）提出。该学说认为，运动并不是由外周感觉及中枢神经哪一方单一控制的，运动的控制与诸多系统相关联，这些系统处于相同的水平上，其相互作用共同控制着运动功能。

以上三种运动控制理论，对针刺疗法在临床的应用都有一定的指导意义，在偏瘫患者的针刺临床实际中，最好不要单纯像反射学说、层次学说那样，单一地去考虑问题。

第三节　偏瘫异常运动模式

瑞典学者Brunnstrom的研究结果揭示了中枢性瘫痪具有同周围性不同的独特的规律性。中枢性瘫痪是由于大脑皮质、锥体系和锥体外系的上运动神经元受损后，下运动神经元因失去上运动神经元的控制，下运动神经元的反射活动增强，此时偏瘫患者硬瘫的肢体不能完成在一定体位下单个关节的分离运动和协调运动，出现异常的运动模式（上肢屈肌痉挛模式和下肢伸肌痉挛模式）。比较常见的异常运动模式表现如下。

一、肌张力异常

正常肌张力的维持，是通过高级中枢的皮质脊髓束、锥体外系的抑制性指令和脑干脊髓束的易化指令，对脊髓-反射环路进行调控，使骨骼肌纤维经常轮流交替收缩而形成肌肉在完全松弛时具有的张力来实现的。当脑部病变发生在某些特定部位（如皮质、内囊）时，皮质对运动的下行抑制作用丧失，导致脊髓反射亢进，肌张力异常增高。

二、肌痉挛状态

肌群的肌张力增高叫痉挛。在临床上，肌张力的大小是以被动运动机体的某部位时，所感到的抗阻力量大小来表示的。肌痉挛的严重程度主要取决于脑病变的部位，常在休克期后 1~3 周内出现，进入恢复期后逐渐减轻。

三、反射亢进

脑损伤后，损伤平面以下的各级中枢失去了上一级中枢的控制，原始的、异常的反射活动被释放，引起反射性肌张力异常，出现病理反射、肌紧张反射（姿势反射）亢进。

四、联带运动（也称联合反应）

是指偏瘫患者健侧上下肢紧张性随意收缩时，患侧上下肢也发生肌肉紧张引起的关节活动。联带运动由健侧的用力活动诱发，由患侧的非自主活动所致，当肌张力增高时变得尤为明显。

五、协同运动（也称共同运动）

是指偏瘫患者肢体在做随意运动时不能做单关节的分离运动，只能做多个关节的同时活动。协同运动的起动可由意志支配，是随意的，协同运动的本质是脊髓中支配屈肌的神经元之间和支配伸肌的神经元之间交互抑制关系失衡的表现。一般出现在联带运动之后。恢复期随着分离运动的完善，协同运动、联带运动恢复至正常。

第四节　偏瘫恢复规律与针刺治法的创新

正常肢体运动时主动肌与拮抗肌是相对而言的协调关系。例如，手做屈曲运动时，屈肌为主动肌，伸肌为拮抗肌，此时主动肌肌力增高，拮抗肌肌张力下降，才能完成手的屈曲运动。手做伸直运动时，主动肌伸肌肌力增高，拮抗肌屈肌肌张力下降，才能完成手的伸直运动。偏瘫主要是病人的拮抗肌肌力和肌张力同时低下，不能拮抗瘫痪的主动肌肌力，肌张力增高而造成的异常运动模式。

一、典型偏瘫的运动功能恢复过程

Brunnstrom提出分三期六个阶段：

1. **脑休克期弛缓阶段**　发病初期，患肢肌力、肌张力低下，腱反射减弱或消失，无随意运动，呈弛缓性瘫痪，时间为2～8周。

2. **痉挛期开始阶段**（主动肌肌力、肌张力开始增高，上肢屈肌、下肢伸肌为主动肌）　手有小限度的屈指动作，足有小限度的内翻动作（下肢内侧伸肌肌力、肌张力增高为主），腱反射正常或稍活跃，呈现轻度痉挛。

3. **痉挛期高峰阶段**　手可以进行抓握，但不能松开，上肢呈屈曲内旋，足呈内翻。

4. **恢复期开始，进入分离运动阶段**　拮抗肌肌力、肌张力开始恢复，上肢伸肌为拮抗肌，下肢屈肌为拮抗肌。患者出现随意运动，手可以进行抓握、伸指，足趾可以背屈，痉挛减弱。

5. **进一步分离运动阶段**　随意运动建立，此时可做肘关节外旋、肩关节外展动作，踝关节可以背屈。

6. **运动模式接近正常阶段**　随意运动进一步协调精细，能进行手指的单个小关节屈伸运动，踝关节可以内翻和外翻，运动速度接近正常。

上述恢复过程可以简单地概括如下：

以上肢为例，屈曲时屈肌为主动肌，伸肌为拮抗肌。脑休克期屈肌和伸肌的肌力、肌张力均下降，为软瘫。痉挛期开始主动肌肌力、肌张力升高，渐渐上肢屈曲、内旋，手握拳。恢复期开始，拮抗肌肌力、肌张力均开始恢复，主动肌肌张力下降，上肢能外展、外翻，手能伸开，直至接近正常。

以下肢为例，站立时伸肌为主动肌，屈肌为拮抗肌。脑休克期伸肌和屈肌的肌力、肌张力均下降，为软瘫。痉挛期开始主动肌肌力、肌张力升高，渐渐下肢伸直、足内翻（内侧伸肌肌力、肌张力增高为主）。恢复期开始，拮抗肌肌力、肌张力均开始恢复，主动肌肌张力下降，下肢能足外翻，膝、髋关节能屈曲，直至接近正常。

二、电针拮抗法治疗

依据 Brunnstrom 三期六阶段理论，分析典型偏瘫的恢复过程是由其瘫痪开始时所有主动肌、拮抗肌肌群的肌力、肌张力均低下，渐渐地转为瘫痪的主动肌肌张力、肌力稍有增高，而瘫痪的拮抗肌肌张力、肌力恢复缓慢，形成以主动肌肌力、肌张力增高为主的肢体痉挛状态。采取电针刺激拮抗肌，选用疏波可以增强拮抗肌的肌力、肌张力，进而纠正主动肌的肌张力异常增高而进入恢复期，直至运动的主动肌与拮抗肌的肌力、肌张力平衡和协调。所以，在瘫痪开始即采用电针疏波刺激拮抗肌，使其肌力、肌张力尽快恢复，通过增强拮抗肌的肌力、肌张力来纠正主动肌的异常肌张力是治疗偏瘫的切入点。这一治法非常符合偏瘫的恢复过程。康复治疗的目的，即在于促进病人的运动功能按上述顺序尽快纠正其异常运动模式，否则会出现或加重误用综合征。

根据上述偏瘫恢复的规律，脑休克期即采用电针疏波直接兴奋其拮抗肌，使拮抗肌产生运动，不仅可以提高拮抗肌的肌力、肌张力，同时可以降低主动肌的肌张力，减轻痉挛，加快分离期的出现，纠正异常的运动模式，这种治法一直持续到恢复期结束。该治法简单且可操作性强。紧紧抓住恢复拮抗肌肌力、肌张力的治法，就是抓住了治疗偏瘫的关键，也是最佳的治疗方案。

肢体偏瘫时的异常模式：上肢呈内旋、屈曲、握拳状态，下肢呈伸直、足内翻状态。选用电针来针刺拮抗肌的穴位，上肢针对的是外展肌、旋后肌、指总伸肌，以改善伸肘、伸腕、伸指、旋后、外展功能；下肢针对的是股内侧肌群、腓骨长肌、腓骨短肌以增强股内收、足外翻功能。我们选穴就要选在疏波电流作用下具有增强上述功能的腧穴（图4-1、图4-2）。

治疗时，首先让患者取仰卧位，上肢主要取肩髃（针尖刺向颈部，内有三角肌、冈上肌使臂外展并防止肩下垂）、肩髎（针尖刺向颈部，内有三角肌、冈上肌使臂外展并防止肩下垂）、天井（针尖刺向肩部，内有肱三头肌使前臂伸直）、手三里（内有旋后肌使前臂旋后），选用疏波，通电后可以使上肢向后外方向旋转，使拮抗肌的肌力、肌张力逐渐增强，主动肌的肌张力逐渐减弱，痉挛缓解；手部屈曲时，选用外关（内有拇长伸肌和食指固有伸肌使拇指、食指伸直）、内八邪（内有食指固有伸肌、骨间肌使食指伸直），通电后可以使手产生伸指动作。下肢取髀关（内有缝匠肌使大腿内旋）、血海（内有股内侧肌使膝内收屈曲）、阳陵泉（沿皮向下刺，内有腓骨长肌、趾长伸肌使足背屈，伸趾，足外翻）、悬钟（内有腓骨短肌、趾长伸肌使足背屈，伸趾，足外翻），选用疏波，通电后可使下肢屈曲，足向外翻，而使足内翻肌组的肌张力下降，痉挛减轻。

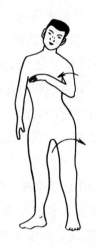

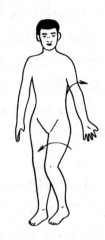

图4-1　中风后异常运动姿势　　　　图4-2　对抗中风后异常姿势

导线的连接：一组导线连接肩髃、肩髎，一组导线连接天井、手三里，一组导线连接外关、内八邪（其中一个穴），一组导线连接髀关、血海，一组导线连接阳陵泉、悬钟。正极在上，负极在下。电流量以肌肉收缩能引起纠正异常运动模式，患者又能耐受为准。每日治疗1～2次，每次30分钟，6次后休息1天。

脑休克期即开始治疗，通过电流的兴奋作用，既可以加快脑休克期的解除，又可以减轻和缩短痉挛期的出现。恢复期开始，协同运动减少，分离运动增多，痉挛开始缓解，针刺治疗仍以电针拮抗肌为主，渐渐地肢体以分离运动为主，联带运动、共同运动逐渐消除，正常的运动模式开始建立。

电针治疗是通过向肌肉和关节输入正常的运动模式来打破脑卒中引起的肢体异常运动模式。向中枢神经系统输入大量的本体运动及皮肤感觉的冲动，从而发挥易化作用，促使正常运动模式的形成，促进大脑细胞功能重组，使大脑皮质运动区运动定型完成，以实现对低位中枢的调控。

电针疏波的治疗作用：

1. 电针的电流刺激对中枢神经有兴奋作用，有利于脑休克期的解除。

2. 电针的电流刺激可以加快拮抗肌肌力、肌张力的恢复，进而缓解主动肌的肌张力。

3. 疏波电流可以使拮抗肌产生有节律的跳动，这样我们可以观察到肢体是否在做增强拮抗肌肌张力、肌力，降低主动肌肌张力的运动，如果不是在做这种运动，那就是取穴不对，应当重新取穴。

4. 这种电刺激可以通过刺激拮抗肌使之收缩，通过肌梭和腱器官反射来交互抑制主动肌的痉挛，使痉挛的主动肌松弛。

三、患者的康复结果

根据病变的性质（病变的性质是指脑出血或脑梗死；部位是指病灶在皮质下或内囊，以及内囊的内侧、中间、外侧）、部位、大小不同，治疗时机的早晚（急性期治疗是否及时、正确），治疗方法的对错（恢复期治疗是否有利于纠正异常运动模式），将预后分为三类。

1. 较轻的患者只是出现轻度肌无力，腱反射活跃，经过治疗可以恢复到正常。

2. 中度偏瘫病人，按上述恢复过程，可以达到生活自理。

3. 重度病人恢复到一定阶段（多在痉挛期），不再恢复。

在康复治疗初期，对其运动功能恢复可以作出预测。一般来说，发病2周左右病人即应出现腱反射活跃和肌张力增高，同时多伴有随意运动出现（随意运动此时为共同运动）。如果在腱反射亢进的同时不出现随意运动，其患肢运动功能恢复到具有实用性的可能不大。如果在8周左右时间内，其肌张力仍然低下，则预后不佳。一般运动功能的恢复在发病后3个月内比较明显，6个月后多数病人运动功能的恢复基本停止。如病情相同，一般60岁以下的病人较70岁以上的病人易恢复。下肢实用性功能，较上肢及手的精细运动功能恢复得早。

四、异常姿势的预防

中风后卧床时采取良好的肢体位置的目的是为了预防患肢痉挛，即预防异常姿势的出现。中风后卧床可取仰卧位、健侧卧位、患侧卧位三种姿势轮换，多以健侧卧位为主，不应长期患侧卧位。以下图示均以左侧偏瘫为例（图4-3）。

（1）仰卧位：头正中位。患侧肩尽量前伸，肩下垫一软枕。肩关节外展、外旋，腕关节背伸。手指伸展略分开，拇指外展。髋、腰部下方放置软枕，髋关节及大腿稍内旋。膝关节下放一个枕头，使其屈曲，踝关节略呈背屈，防止足下垂和内翻。

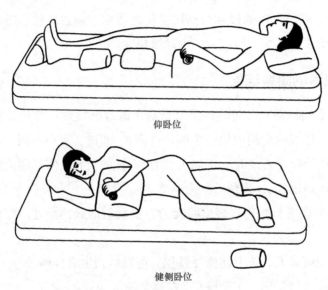

仰卧位

健侧卧位

图4-3　正确卧床姿势

（2）健侧卧位：患侧肩向前伸，肘及腕关节均保持伸展位，腋下的胸侧壁置一软枕，使肩及上肢保持外展位。髋略屈，屈膝，踝略背伸。健侧肢体可以自然放置。

（3）患侧卧位：患侧肩向前伸，肘伸直，前臂旋后，腕伸展，手掌向上，手指伸开。健肢在前，患肢在后，膝屈曲，踝背伸，足掌与小腿尽量保持垂直。

中风病人急性期要经常变换体位，每2小时翻身一次，体位变换可以防止出现褥疮及预防肺部感染。偏瘫患者多愿意向患侧卧位，因脑卒中早期瘫痪肢体多有感觉障碍，患肢长时间受压，不感觉痛苦。但患侧肩关节与髋关节长时间压迫，极易产生患肢肩、髋关节的痉挛与挛缩，为日后功能恢复带来隐患。因此，应仰卧位、健侧卧位、患侧卧位三种体位经常变换为佳。

第五节　针刺治疗偏瘫有关问题探讨

一、理论依据

Brunnstrom首次描述了中枢性瘫痪与周围性瘫痪的本质区别，这是现代康复医学学术上较大的贡献之一，使人们对偏瘫的本质认识深入了一大步。这个理论是我们临床和科研工作必须遵循的原则，只有这样才能正确认识和把握疾病的治疗规律，使患者早日康复。

二、患者的体位

以往针灸体位主要依据患者舒适、能耐受及医者操作方便，基本上不考虑体位与疗效的关系。脑卒中后偏瘫患者"舒适"的体位表现为上肢屈曲，横放胸前，下肢伸直，髋外展外旋的痉挛模式。如果就势针刺，在针刺促进肌张力增强的作用下，可能出现加剧痉挛的后果。所以提倡在康复体位下针刺，一般应是患者仰卧位，患侧上肢尽量取伸展位，上肢痉挛重者可取胸前屈肘位，掌心向下，下肢取屈髋屈膝位，小腿下垫一小棉被，根据病情和治疗需要亦可取健侧卧位（图4-3）。

三、电针的运用

以往只用毫针刺入腧穴内，然后采用捻转提插法很难改变肌张力，也可能加重异常模式。只有运用电针，采用疏波，使电流作用于瘫痪肌的拮抗肌上，兴奋拮抗肌，使拮抗肌收缩产生运动，进而增强拮抗肌的肌力及肌张力，才能缓解瘫痪肌的肌张力，纠正异常姿势。

四、电针治疗时效果的判定

以往针刺入腧穴后，以是否得气，即患者是否有酸、麻、胀、重感为针刺是否精准的标准。这个标准对一般性疾病，特别是对感觉障碍性疾病进行针刺疗效的判定较好。对于中枢性瘫痪，电针后是否有效，应以是否纠正了其异常运动模式为标准，如上肢是否出现了向外旋，手指是否出现屈伸活动，下肢是否出现足外翻，如果没有出现或反而使上肢内旋、下肢内翻加重，则应重新调整针刺的角度或深度，再重新刺入，然后通电直至获得满意的效果为止。

五、肢体训练及评价方法

患者在体针、电针治疗后，或头针治疗时常配合肢体训练。以往的训练方法以提高肌力为重点，结果强化了协同运动、联带运动而导致"误用综合征"的出现。目前尚有不少人缺乏正常运动模式的概念，因而常将异常运动模式（如误用综合征等）误认为"好转""改善"，这是应当予以纠正的。针灸医师应学习康复评定知识，研究Brunnstrom偏瘫恢复六阶段理论及其偏瘫运动功能评价法，以判定治疗方法是否正确，以便及时调整治疗方案，这是对传统针灸治疗偏瘫理论的有力补充。

六、头针、项针的治疗作用及机理

层次学说认为，如果脑上位水平受到损伤，则下位水平的各种功能处于释放状态，从而出现原始反射及病理性协同运动。头针、项针治疗可以促进脑部上位水平的恢复，是治疗儿童脑瘫及成人偏瘫的理论依据。

选取头针疗法可以使病人的注意力集中，积极主动配合医师锻炼的意识明显增强，医师可获得理想的训练效果。选用项针可以改善脑部血液循环，活化脑细胞，增强脑的功能。这些针刺疗法对现代康复医学是一个极好的补充，使病人在康复治疗过程中其协调性得到训练，有效地避免肢体痉挛和防止废用综合征的产生，使病人的运动尽可能达到协调和随意，提高生活质量和自理程度。

偏瘫病人（表4-1），由于大脑皮质的运动功能减弱，皮质下的运动功能亢进，即在中枢神经中运动整合水平降低。偏瘫功能的恢复应是运动整合水平的提高，来抑制下位层次运动功能的亢进，项针改善脑部血液循环是治疗脑病的基础，而头针产生的场可以直接活化脑细胞，促进脑功能的恢复。我们认为对头部穴区的刺激，可以通过头这一容积导体产生一种"生物电电场和磁场"，其透过颅骨，将生物电效应传送到大脑皮质，与脑神经细胞自发电位变化传递到大脑皮质一样，无疑对大脑皮质有刺激作用。以下的临床研究可以说明这一原理。

1. 在临床进行运动诱发电位研究时发现，除用诱发电位的刺激器刺激侧头部，可在大鱼际处收到MEP波形外，针刺头部相应部位后，经捻转，在大鱼际也可测到MEP波形。诱发电位是用电或磁而产生的作用，即电场或磁场作用于皮质的结果，说明针刺捻转后能产生运动诱发电位，也是"生物电电场和磁场"的作用。

2. 超声波治疗中风偏瘫，是超声波穿透颅骨，直接作用于大脑皮质。据此认为，"针刺产生的电场和磁场"也可以直接穿透颅骨，而作用大于脑皮质。"场说"的提出补充了传统针灸治疗理论上的不足，为针刺研究治疗脑卒中提供了一种新的有效的方法和理论，随着科学技术的提高，"场说"的科学性、客观性还将进一步得到证明。

头针针场的这种作用可能改变脑皮质神经细胞的兴奋性，纠正抑制性泛化，使可逆性神经细胞复活或被抑制的神经细胞觉醒，使缺血性半暗带的局部神经元的低氧超极化状态改善，神经功能尽快恢复，另外也可能加强了皮质功能区之间的协调和代偿作用，促进了功能重组，使相应的临床障碍得到改善。也就是说，头针可以通过对大脑皮质的刺激作用使神经功能得到恢复，从而促进肢体的恢复。

七、针刺治疗偏瘫的开始时间及安全性问题

关于偏瘫早期针刺及康复训练的开始时间问题，目前争论较多。大多数观点认为，脑梗死后的针刺及康复应该尽早开始。对血压无明显影响时，病后马上就可以开始，但以不影响临床抢救为前提。应以患者神志清醒、生命体征平稳、临床症状不再发展后48小时开始为宜。

脑出血的患者，一般应在病后3周左右，生命体征平稳，特别是血压稳定后，再出血的可能性很小时，先用轻度刺激量，以使患者适应后，再逐渐加大刺激量。亦有主张对神志不清者，针刺人中、风池、内关等穴，达到醒脑开窍的目的。此法有可能诱发再出血，适应证应当严格掌握。

第五章
针刺治疗周围神经病的研究

第一节　周围神经病的发病机理

周围神经病病理改变可分为以下4种（图5-1）：

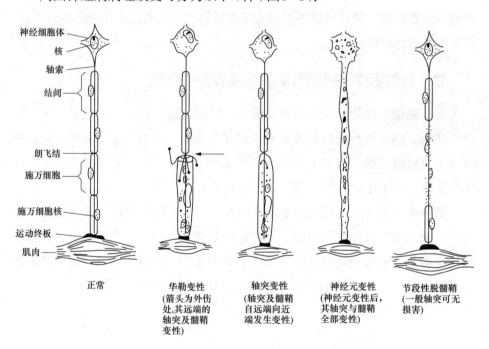

图5-1　周围神经病的基本病理过程图解

1. 华勒变性（Wallerian degeneration）　轴突由于外伤断裂后，因无轴浆运输为胞体提供轴突合成的必要成分，断端远侧轴突和髓鞘变性、解体，由施万细胞和巨噬细胞吞噬，并向近端发展。断端近侧轴突和髓鞘只在1～2个朗飞结发生同样变化，但接近胞体的轴突断伤可使胞体坏死。

2. **轴突变性**（axonal degeneration） 是中毒、代谢性神经病最常见的病理改变。中毒或营养障碍使胞体蛋白质合成障碍或轴浆运输阻滞，远端轴突不能得到必需的营养，轴突变性和继发性脱髓鞘均自远端向近端发展，称逆死性（dyingback）神经病。病因一旦纠正，轴突即可再生。

3. **神经元变性**（neuronal degeneration） 是神经元胞体变性坏死继发的轴突及髓鞘破坏。其病变类似于轴突变性，但神经元坏死可使轴突全长短时间内变性、解体，称神经元病（neuronopathy）。可见于后根神经节感觉神经元病变。如有机汞中毒、癌性感觉神经元病等；或运动神经元病损，如急性脊髓灰质炎和运动神经元病等。

4. **节段性脱髓鞘**（segmental demyelination） 髓鞘破坏而轴突保持相对完整的病变，如炎症（Guillain-Barre综合征）、中毒（白喉）、遗传性及代谢障碍等。病理表现为周围神经近端和远端不规则的长短不等的节段性脱髓鞘，施万细胞增殖和吞噬髓鞘碎片。

第二节　电刺激促进周围神经再生的动物实验

Wilson开始用间断电刺激治疗鼠正中神经和尺神经损伤，发现损伤远段神经纤维数量增多，神经传导速度恢复加快。Borgens首先用青蛙肢体进行了电场促进神经再生的研究，表明应用电场提高再生能力是由于电场本身，而不是由于电极-组织交互作用的结果。Raji证实脉冲电磁场能促进白鼠坐骨神经功能的恢复，并能增加神经纤维损伤段和远侧段再生轴突的直径，加速神经损伤远端华勒变性的恢复，提高神经再生速度。Orgel发现猫腓神经横断后用脉冲电磁场刺激，能增加其横断面运动神经细胞的数量。Kerns和Zanakis报道经直流电场刺激后能促使鼠坐骨神经再生加速，其形态学研究显示，实验组较对照组在损伤的坐骨神经远端有大量轴突，并且3周后牵拉张力明显增大，差异有显著性。Pomeranz分别用直流电阴极和阳极刺激鼠坐骨神经损伤的远端观察白鼠隐神经再生情况。用直流电阴极刺激能明显促进轴突再生，其实验组的轴突再生是对照组的10倍。如用直流电阳极刺激，其结果与对照组无差异。Fahnour实验结果为直流电场治疗组坐骨神经每日生长3.2mm，而对照组每天生长2.2mm，治疗组比对照组神经再生速度快了45%。Politis应用弱直流电场治疗受损伤的鼠坐骨神经，证明电场确能早期促进神经再生和运动功能恢复，特别是提高早期恢复率。有的学者研究证实了神经纤维在电流刺激中向负极方向生长，而在正极方向则回缩或完全被抑制吸收的特性，并认为神经生长因子（NGF）等促进神经生长物质带有较强的电荷，在电场作用下聚集到阴极处，从而产生对神经纤维生长的诱导作用，负极趋向性理论已得到广泛验证。

经皮电刺激对周围神经再生的促进作用，经许多学者多年的研究，其疗效肯定。但其机制尚未明确，还需进一步研究。

Zanakis首次在周围神经系统使用电场做了详细的剂量反应调查，证实在1～10μA范围的电流水平修复损伤的鼠神经系统是有效的，并认为电流不是生理学上有关的参数，而是电流密度，即在被治疗组织处的场强。

电场对损伤的周围神经再生有促进作用的时间问题一直有争议。Kerns认为直流电刺激可促进神经再生的早期过程。Zanakis用动物实验证明，动物治疗10日后与30日后比较，通过荧光染色轴突计数结果显示"急性"和"慢性"动物之间没有显著差异。通过实验证实，一旦神经再生开始，去除电场后对神经再生没有影响，且证实没有发现长期传送电流的不利影响。但国内学者沈宁江等通过动物实验证实，20日后电刺激对周围神经再生仍有促进作用，电刺激30日、60日时，所有电生理指标、形态学指标及神经功能指标呈明显上升趋势；并证实长期置入动物体内不会发生排斥、感染及短路，不引起瘢痕增生，神经吻合口不增粗，不发生神经瘤。

关于极性反转问题，即当神经向远端再生超过阴极点时极性反转是否会阻碍神经再生，Kern肯定了再生轴突首先是向阴极然后向阳极生长，因为实验发现它们处于固定的阴性电极的远端，但电效应对神经再生的促进作用发生在最初几天，即生长的起始阶段，一旦神经再生开始，电场对神经再生没有影响。

电刺激的种类主要有恒定弱直流电刺激、脉冲电流、电场与电磁场、驻极体及压电聚合物膜等，但Paterson认为基本电刺激方法仍为恒定直流电刺激。Osterman归纳电刺激使用方式主要有全置入式、半置入式、非置入式三种，并认为三种方法相互比较各有优缺点。

目前，除了手术、药物、康复治疗外，电刺激治疗对促进神经再生无疑是一种有效的治疗手段，宜广泛应用于周围神经损伤患者。

第三节　电刺激促进周围神经再生的机理研究

电刺激促进损伤的神经再生机制目前尚不清楚，神经系统的生长和引导是复杂的。局部微环境建立特有渠道至靶细胞是非常重要的，再生机制是多因素的，包括多种生物电化学过程，且多种因素相互作用是微妙的，国内外学者提出了很多假说，认为可能与局部电的相互作用有关，归纳起来有以下几种。

1. 血流再灌注学说　Zanakis认为周围神经和中枢神经系统的再生能力与电场带来的血流量增加有关，并认为这是电场诱导神经再生机制的最后分析结果。将大鼠右侧坐骨神经于大腿中部横断损伤，用TRAXON（电刺激器）神经套管传送1.4μA稳定的直流电（电压1.4V），放于横跨神经损伤处，阴极置于神经的远端。左侧（对照组）用相似的方法，但置入装置预先使其无电能。在置入术后5日和7日，动物用塘鹅墨（Pelicanink）灌注，切除左右两侧的坐骨神经，分析血管墨汁的程度，结果发现，最初的墨汁集中在神经束膜上；在两个时间点，墨汁清晰可见于整个神经断面。这些研究证实，电场确实对接近神经损伤处的脉管系统有明显作用。进一步说，因在5日和7日的时间轴突还未达到分析点，因此认为电场影响脉管系统促进神经再生。Borgens的实验发现电场的特性是神经的营养剂，并认为这是首要的作用，而不是第二位的作用。另有学者认为电场能引起离子运动，从而刺激感觉神经末梢，通过轴突反射和节段反射引起血管扩张，另外直流电的电解作用使微量组织蛋白分解释放血管活性肽，直接扩张小动脉，增加毛细血管渗透性引起血管扩张，使受损神经段血供改善，从而促进神经再生。

2. 细胞内分子电泳的再分配假说　Patel认为电场能改变神经膜分子的潜在不平衡状态，因此可干扰控制生长的跨膜运输过程，所以在电场下与生长有关的分子和某些受体在轴突内移动以适合细胞的重新分布，可能是观察现象的最恰当的解释。Pomeranznn推测有一种方向朝向负极的电源效应可吸引正电分子，而神经生长因子（NGF）带有较强的正电，因而在电场下向负极方向运动。

3. 电场影响钙离子水平变化　已知钙离子参与细胞形态和机动性的调控，神经生长锥中的钙离子要比细胞体和轴突中的钙离子多得多，可能控制神经的延长，在延长期生长锥丝状伪足尖端主要是由钙离子组成的离子流进入，螺旋神经元生长锥中的钙离子水平受影响神经延长的电信号和化学信号所调节。钙可能参与敏感轴突向定位的神经生长因子延伸的反应。钙在神经向电性中有一定作用。已发现钙通道阻断剂对非洲蟾蜍神经轴突的生长有毒性作用。从培养液中移去大多数钙离子，虽然余下的胞外钙离子仍可影响神经定向，但却不影响神经的向电性。改变钙在生长锥的电流平衡可以拮抗这一效应，从而表明局部钙的内流对神经生长锥的定向有作用。

4. **电场能促进神经轴突穿过类神经瘤样损伤生长的作用**　神经损伤后常见的临床问题是继发的神经瘤形成及相关功能恢复不彻底。Beveridge通过在大鼠坐骨神经上相隔4mm的两点挤压并在其间部位施以苯酚以产生类神经瘤样结构，3周后即形成一个团块状、神经轴突不能穿透的结构，这时在施以苯酚的部位以及7mm以远处，分别缝上硅胶套管。实验组连有电线通向置入皮下的TRAXON（电刺激器），远侧为阴极，而对照组无电连接。置入3周后，电刺激组阴极远侧可见大量有髓鞘轴突，而对照组中纤维数量要少4倍。用坐骨神经功能指标定量，电刺激的动物足印形状较对照组有神经瘤动物的相应指标显著提高。

5. **电刺激促使雪旺细胞增殖及髓鞘再形成**　电刺激能促进体外培养的雪旺细胞增殖。作为周围神经系统的胶质细胞，雪旺细胞在轴索再生中起着重要的支持作用。从冰冻处理的移植神经段发现，只有在雪旺细胞从近端游走，进入移植段时，轴索才能通过移植段进行再生长；假如使用细胞毒性药物阻止雪旺细胞游走则轴索不能再生。有髓纤维的发育成熟有赖于髓鞘的再生，髓鞘再生是以雪旺细胞的存在为基础，雪旺细胞增生后形成一条为轴突长入的管道。

第四节　针刺治疗周围神经病的方法

一、明确病变的神经及其损伤程度

这是针刺选穴及判定针刺临床疗效的主要依据。由于本病患者有明显的病变部位，故要明确病变神经并不难。依据患者的临床功能表现，本病的损伤程度分为三类。

1. **神经传导功能障碍（又称神经失用）**　常因轻度外伤、压迫等原因引起，临床针刺治疗效果最好，康复时间也较快。

2. 神经轴索中断　其损伤以远神经纤维及髓鞘发生逆行性病变，针刺治疗效果也较好，但康复时间较长。

3. 神经断裂　此类患者则需手术修复后再进行针刺治疗，方能取得临床治疗效果。

二、选穴

由于本类疾病有局限性，选穴均应以病变局部穴位为主，并沿损伤神经走向配穴。如桡、尺神经损伤，应取曲池、手三里、外关、后溪、合谷等穴，每日取穴应避免与前一日选穴重复。

三、针刺方法

对周围神经损伤的针刺手法应轻，切忌强刺激，手法后应加电针仪，连接导线，正极在上，负极在下，以疏密波、低电流强度刺激为主，时间以20～30分钟为宜。电针治疗选用疏波时，其血流速度不能加快，皮肤温度不升高则疗效不好，应当达到皮肤温度升高为好，一般应选用疏密波，可以引起局部温度升高，血流加速。

四、穴位注射疗法

对本病有非常重要的治疗作用。穴位注射不仅能保持长久的刺激作用，还能使药物直接作用于损伤神经或周围组织，药物疗效更高。穴位注射切忌针头太粗，针头刺入神经有麻痛感时，不宜将药物注入，应当将针后退0.5cm再缓慢注入药物，以免引起药物性神经损伤而加重病情，如注入时患者疼痛剧烈，应停止注入。穴位注入药物以维生素B_1、B_{12}等营养药物为主，隔日一次，交替取穴。

五、辅助疗法

主要有按摩疗法及功能锻炼，推拿手法以捏、拿、揉、挫四法为主。可嘱患者家属配合治疗，手法要求均匀、柔和、深透，时间宜稍长。功能锻炼则应依病情而定。

六、药物配合

药物配合治疗应以辨证为主，可选择黄芪桂枝五物汤等。

第六章
针刺治疗神经病的规律研究

第一节　针刺治疗神经病的取穴原则及治法

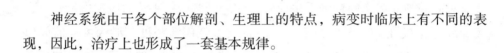

神经系统由于各个部位解剖、生理上的特点，病变时临床上有不同的表现，因此，治疗上也形成了一套基本规律。

一、常用的取穴原则

1. **近部取穴**　神经器质性疾病一般多遵循近部取穴的原则。如脑部的脑神经病变，展神经麻痹针刺外明穴，刺激展神经支配的外直肌，使其收缩，使眼球向外转动。脊神经病变如坐骨神经痛，按坐骨神经走行取穴，脊髓病变取其病变相应节段上下各一节的夹脊穴等。

2. **远部取穴**　神经功能性疾病、疼痛性疾病多采用远部取穴，或近部与远部取穴相结合的方法。如三叉神经痛取合谷、太冲穴，头痛根据部位取局部穴，配以远端合谷、足三里、太冲、侠溪等。失眠、头昏取脑部、项部穴，配以足三里、太冲、合谷等。

3. **对症取穴**　如高血压者取足三里、曲池、太冲可以降压，神昏、嗜睡者取人中、涌泉可以促醒等。

二、根据疾病性质选择针刺方法

神经系统疾病首先要区分是功能性疾病还是器质性疾病。

1. **功能性疾病**　可分为是兴奋状态，还是抑制状态，一般疏波对神经系统功能有兴奋作用，密波对神经系统功能有抑制作用。根据疾病的病因病机来判定疾病的性质，再来选择针刺方法。功能性疾病，如神经衰弱出现的失眠、头昏无力等症状，是由于大脑皮质功能弱化，大脑皮质的兴奋抑制过程转化不良，白天兴奋性不高，晚间抑制不深，因而白天头昏、无力，晚间失眠、多梦，治疗方法应使大脑皮质兴奋和抑制过程趋于平衡，并相互诱导。电项针疗法通过脑干网状结构上行激活系统使大脑皮质的兴奋性增强，这样白天大脑清醒，脑力充沛，并相互诱导，晚间易产生睡眠。治疗时间应选在上午，晚间可配服安神类中药以加深睡眠。另外，脑缺血性疾病采用电项针疗法的疏波，可以改善脑供血，增加脑血流量。疼痛类疾病一般在疼痛部位处取穴，电针使用密波，以达抑制疼痛的作用。

2. 器质性疾病　根据疾病的病变部位，分为中枢性瘫痪和周围性瘫痪。

（1）中枢性瘫痪（脑及脊髓胸段以上）时还要区分是休克期，还是痉挛期。

一般中枢性瘫痪的休克期是弛缓性瘫痪（软瘫），应尽量使用电针，选用疏波，使肌肉产生有节律的收缩以促使中枢性瘫痪的休克期解除，使肌力、肌张力尽快恢复。

中枢性瘫痪痉挛期，此时主动肌肌张力、肌力均开始恢复，肢体逐渐出现联带运动、协同运动，呈痉挛状态，是一种异常的运动模式。选用电针疗法，可增加其拮抗肌的肌力、肌张力从而增加主动肌的肌力，减轻主动肌的肌张力和改善关节的灵活性，促使正确运动模式的恢复。如上肢瘫的患者多呈前臂内旋，手呈屈曲状，此时针刺其旋后肌应使前臂逐步外旋，手呈伸展位。下肢瘫的患者多呈足内翻位，此时针刺应使足外翻以纠正足内翻。一般来说，选用电针疏波疗效好。同时选头针、项针加快恢复大脑高级中枢对皮质下中枢的控制。

根据反射学说，针刺体部腧穴可以反射性地促进脑部功能的改善，控制和调整运动信息的传出，以恢复肢体的运动功能。根据层次学说，针刺体部腧穴可以使运动由下位控制向上位控制转化，针刺头部、项部腧穴可以直接改善脑部血液循环，恢复上位水平控制随意运动的功能，抑制下位水平的运动控制所占的优势，从而减弱出现的病理性协同运动、痉挛及病理反射。所以，电针疏波针刺体部腧穴与头针、项针相结合，治疗中枢性瘫痪的各期都是最适宜的选择。根据系统学说，认为运动不是由外周感觉及中枢神经哪一方单一控制的，运动的控制与诸多系统相关联，这些系统处于相同的水平上，其相互作用共同控制着运动功能。这样，针刺头针治疗瘫痪时，除选运动区外，还应同时选感觉区、舞蹈震颤区、平衡区，其综合作用的效果更好。以未损伤的系统来代偿运动系统，这在临床上更有意义。

（2）胸髓以上损伤时引起双下肢呈痉挛性瘫痪，应选用夹脊电场疗法，使用密波，此时电流量大、电场强，可以促进脊神经的再生。颈膨大病变时，可有双上肢软瘫、双下肢硬瘫，但仍应以密波治疗为主，以促进颈髓神经的再生，使其功能恢复。颈神经病变暂不考虑，也可另行针刺颈神经，以促进其恢复。

（3）周围神经包括脑神经和脊神经。二者都含有躯体神经和内脏（自主）神经。周围神经疾病病因复杂，其早期病理改变主要为神经水肿和脱髓鞘，严重者可出现轴突变性和神经元变性。临床上由于病因、病变部位、病变程度和治疗方法不同，开始恢复的时间及预后均不同。周围性瘫痪都是弛缓性瘫痪，治疗时使用电针，选用疏波或疏密波，以使肌肉产生抽动为宜，对于恢复肌力、肌张力，防止肌肉萎缩均有益，一般疗程较长。

（4）腰髓以下病变时，双下肢呈弛缓性瘫痪，此时应选用夹脊电场疗法，以使用疏密波为宜，既可以促进其神经再生，又可以促进双下肢肌力、肌张力的恢复。其目的就是通过电流形成的电场来促进脊神经再生，减轻脊髓损伤后带来的继发性损害。大量、多次的动物实验已证明了这一作用。

第二节　针刺治疗脊柱相关性神经病的方法

脊柱相关病（颈椎病或腰椎间盘突出），均应取与其病变部位相应的三对夹脊穴，导线左右交叉连接，通以脉冲电流，选用疏波，使其跳动。颈椎病时，由于颈部肌肉的跳动而拉动颈椎椎体使颈椎各关节松动或使椎间孔拉大，从而减轻对颈神经根的压迫，或使颈椎间盘髓核逐渐自然复位，从而减轻或解除椎间盘髓核对神经根或脊髓的压迫。腰椎病时，治法相同。但胸椎病变不宜，尤其胸2~7节段更不宜，以防电流通过心脏造成心脏骤停。

第三节　不同针刺疗法对不同疾病具有特殊的治疗作用

如头针对脑源性疾病疗效较好，项针、电项针由于可以改善脑部血液循环，活化脑细胞，因而对脑项颈部疾病有良好的治疗作用。两种针法结合，标本兼治，疗效显著，如对延髓麻痹、共济失调均有显效。

夹脊电针疗法对脊柱疾病、脊柱相关病疗效好，而夹脊电场疗法则对脊髓疾病有效。电针疗法选用疏波或疏密波对弛缓性瘫痪疗效好，对痉挛性瘫痪则需选用密波。所以临床上应具体病人具体分析，灵活选用各种针刺方法。

第七章
神经病常见症状的诊断与治疗

第一节 头 痛

头痛是临床最常见的症状。一般泛指头颅上半部，即眉毛以上至后枕下部这段范围内的疼痛，面部的疼痛不在其内。中医学认为浅而近者名"头痛"，深而远者为"头风"。

头痛的发生原理 颅外的各种结构如头皮、肌肉、帽状腱膜、骨膜、血管、末梢神经等对疼痛较为敏感，其中颅外动脉、肌肉和末梢神经最为敏感，是造成头痛的主要结构。颅内对疼痛最敏感的主要结构是硬脑膜、血管和脑神经。上述的各种疼痛敏感组织发生下列变化时，就出现各种形式及不同部位的头痛。血管被牵拉、伸展或移位、扩张；脑膜受刺激；头颈部肌肉收缩；神经受刺激或损伤；五官科病变扩散或反射到头部；患者的精神因素等引起痛阈降低，以致对疼痛的感受性增高。此外，体液的生化改变，近年来受到重视，如发作时血浆中5-羟色胺含量暂时降低、去甲肾上腺素异常等。内分泌改变及某些药物也是造成疼痛的原因之一。

一、头痛的分类及诊断

（一）原发性头痛

1.偏头痛

（1）典型偏头痛：约占偏头痛的10%，多有家族史。有明显的先兆期，如眼前闪光或冒金星、暗点、黑蒙、偏盲。其他先兆是精神不振、嗜睡、肢体感觉异常、轻瘫和失语。先兆症状持续数分钟后，随之是单侧剧烈头痛，有时双侧或左右交替发作。疼痛多在前额、颞部、眼眶，可向半个头部扩散，性质为跳痛、胀痛、敲击痛。同时颞浅动脉搏动增强，压迫可使疼痛略减。患者面色苍白、恶心、出汗、畏光、畏声，常伴呕吐，吐后头痛明显减轻。发作持续数小时，长者可达 1~2 日，多在上午或日间发作，可每日发作或数周、数月甚至数年发作一次。每日均发作称为偏头痛持续状态。

（2）普通偏头痛：约占偏头痛的 2/3。先兆症状不明显，可在头痛前数小时或数日内出现一些胃肠道症状或情绪改变，头痛部位及性质与上述相似，持续时间长，可达数日。常有家族史。

（3）基底动脉型偏头痛：患者多为年轻妇女和女孩，发作与月经有明显关系。开始时出现以视觉障碍和脑干功能紊乱为主的先兆症状，如闪光、暗点、黑蒙、复视、眩晕、构音障碍、口周或舌麻木、肢体麻木、共济失调等，持续数分钟后发生晕厥，意识恢复后出现枕部或一侧头部剧烈跳痛，伴恶心、呕吐，持续数小时。常有家族史。

（4）特殊类型偏头痛：如眼肌瘫痪型偏头痛、偏瘫型偏头痛、腹型偏头痛等。

2. 丛集性头痛　又称组胺性头痛。主要见于男性，多在中年发病，常在夜间入睡后突然发作而无先兆。开始时疼痛在一侧眶周或眼球后，迅速波及同侧额、颞、耳、鼻及面部。性质为跳痛、烧灼痛，伴有同侧眼及面部发红、流泪、流涕、鼻塞。常以十分规律的方式每天发作，连续数周或数月。间隔数月或数年再复发。组胺诱发试验阳性。

3. 肌紧张性头痛　是慢性头痛最常见的类型。多见于青壮年女性，头痛如重压样、紧箍样，有时以头顶及枕部明显。情绪不佳、紧张、失眠可使头痛加重，一般无阳性体征。继发性肌紧张性头痛是在头颅、颈椎病的基础上产生的，检查可发现原发病征。

（二）继发性头痛

1. 精神性头痛　头痛部位不定，或全头痛，性质多样或含糊不清，长年累月存在，但有波动性。头痛轻重与情绪改变、疲劳、失眠及天气有关，常伴有自主神经功能紊乱症状。临床检查无器质性病变的体征。

2. 脑血管疾病的头痛　颅内动脉瘤常有恒定一侧的眼眶周围搏动性痛，或一侧头部胀痛，有时伴有该侧动眼神经不全麻痹。颅内血管畸形的头痛多在20岁前出现，常位于病灶侧，伴有癫痫发作。当动脉瘤破裂或畸形血管出血时，产生自发性蛛网膜下腔出血，头痛多急骤发生，如爆裂样，数分钟达高峰，常伴有呕吐及脑膜刺激征。高血压性脑出血在出血前数日或数小时多伴有头痛、头晕，出血开始即有剧烈头痛、呕吐及意识障碍。脑梗死与脑栓塞的部分病人有轻度头痛。颞动脉炎表现为单侧或双侧颞部或眼部的浅在性烧灼痛。高血压头痛一般是枕部及额部头痛。

3. 五官疾病引起的头痛　常因五官疾病导致，或放射至相应部位引起疼痛。如眼部疾病引起头痛，位于眼眶及额部。鼻及鼻旁窦疾患引起额及鼻根部疼痛。牙病引起颞部疼痛。

4. 颅内感染性头痛　如各种病原体所致的脑炎、脑膜炎均有头痛。脑脓肿、脑寄生虫也有程度不等的头痛。

5. 全身性疾病引起的头痛　急性感染性疾病由于发热引起剧烈的血管扩张性头痛，内分泌、代谢性、中毒性疾病也常见头痛。饮酒后常因血管扩张而头痛。

6. 其他疾病引起的头痛　如脑肿瘤、腰穿后、颅内压增高、颅内低压症、头部外伤后、癫痫性头痛等。

二、治疗

1. 毫针疗法

治法1：上下配穴法，泻法。

处方：太阳、头维、合谷、足三里、太冲。

方解：太阳、头维穴为近部取穴，内有颞动脉，针刺可调整颞动脉的舒缩功能而止痛；合谷、足三里、太冲为远部取穴，可协同止痛。本法适用于各种原因引起的血管性头痛。

操作：合谷、足三里、太冲穴的针感应向下传，以引邪下行。每日1次，或痛时针刺，每次留针30分钟，其间行针2次，6次后休息1天。

治法2：夹脊配穴法，泻法。

处方：颈2、4、6夹脊。

方解：上述三穴的脊神经后支支配头项部肌肉，产生紧箍感，针刺后肌肉紧张缓解而止痛。本法适用于肌紧张性头痛。

操作：每日1次，每次30分钟，其间行针2次，每次1～2分钟，6次后休息1日。

治法3：近部取穴法，泻法。

处方：以下关穴为主。鼻源性头痛加攒竹、印堂、迎香；眼源性头痛加太阳、阳白、鱼腰；牙病性头痛加颧髎、夹承浆、太阳。

方解：下关穴内有三叉神经节，支配头面部的感觉功能，其余各穴均为局部取穴，治疗穴位所在部位的疾病。本法适用于五官疾病引起的头痛。

操作：每日1次，每次30分钟，6次后休息1日。

治法4：近部取穴法，泻法。

处方：风池、供血、下关。

方解：风池可以改善颅内的血液循环，又治后头痛，供血可以调整脑脊液循环，下关治前部头痛。本法适用于颅内压变化及颅内感染引起的头痛。

操作：每日1次，每次30分钟，6次后休息1日。

2. 电项针疗法

处方：风池、供血、太阳、百会。

方解：本方可调整中枢神经系统的功能而止痛。本法适用于精神性头痛。

操作：用两组导线将同侧风池、供血上下连接，正极在上，负极在下，选用疏波，通电30分钟，每日1次，6次后休息1日。

3. 水针疗法

处方1：风池、太阳、阿是穴、合谷。

配穴：攒竹、印堂、翳风。

操作：取天麻注射液2ml，注入2～3个穴位，每日或隔日1次，一般治疗10次。适用于各种原因引起的头痛。

处方2：疼痛部位的近部穴或阿是穴。

操作：用1%盐酸普鲁卡因注入1～3个穴，每穴0.5ml，每日1次。适用于久治不愈，痛不可忍者。

三、按语

1. 针刺治疗头痛有立竿见影之效，中药治疗则有治本之功，尤其是慢性头痛更应以针刺、中药相结合进行治疗。

2. 针刺治疗先用毫针疗法，严重者、久治不愈者用水针。

3. 治疗效果不显著者，应进一步明确诊断，以防误诊。

4. 伴有发热的急性头痛、伴有意识障碍的头痛均应按急症进行全面检查，综合治疗。

5. 针刺治疗偏头痛的生化因素近年来受到了重视。偏头痛发作时血浆5-羟色胺含量降低，头痛缓解时5-羟色胺水平也恢复正常。5-羟色胺使大血管收缩而使小血管扩张，头皮动脉也扩张。针刺对5-羟色胺有调整作用。针刺可促使脑内吗啡样物质释放并作用于阿片受体而产生镇痛作用。在镇痛过程中，乙酰胆碱加强了镇痛作用，而针刺可以引起乙酰胆碱的释放。

6. 最新造影研究显示，偏头痛发作时，大脑会出现一些异常兴奋的神经细胞，间歇性地向大脑后侧发射微弱的电脉冲，并向大脑的疼痛感知中心反射，与此同时，电脉冲经过的地方血流会明显地加速流动。导致偏头痛的因素包括紧张、疲劳、耀眼的光线、一些食物及激素分泌波动等。

7. 新近研究证明偏头痛为基因遗传病，因此，该病有遗传性、家族性。

第二节 晕 厥

晕厥（昏厥）是由于短暂的普遍性脑缺血缺氧，引起保持身体姿势的肌张力低下而晕倒，严重者意识丧失，历时数秒或数分钟而恢复。中医学属"厥证"。

脑血流量正常为每分钟45～50ml/100g脑组织。当脑血流量骤减至每分钟30ml/100g脑组织，则发生晕厥。脑血流量骤减的原因是：①血压急剧下降；②心排血量突然减少；③脑部急性缺血。

一、晕厥的分类及诊断

前驱症状：急性起病，躯体不适、面色苍白、出冷汗、视物不清、肢端厥冷、四肢无力。发作时，随即发生意识丧失，跌在地上。有时有呼吸暂停、心率减慢，甚至心脏停搏，此时难以触到桡动脉搏动，往往伴有尿失禁。发作后，有疲劳、嗜睡感。

发作时神经系统检查：可以发现瞳孔散大，对光反射消失，腱反射减低或消失，可以出现病理反射，一般持续1～2分钟。

按晕厥的病因可分为四类。

（一）反射性晕厥

由于体内调节血压与心率的反射弧受损所引起。反射弧包括颈动脉窦和主动脉弓的传入刺激，延髓内血管舒缩中枢的调节，交感神经及副交感神经对心血管的传出冲动。大脑皮质的精神活动可经丘脑下部影响血管运动中枢，躯体性和内脏性疼痛也可成为传入刺激，故疼痛和情绪不稳可诱发晕厥。常见的有血管减压性晕厥、直立性低血压性晕厥、颈动脉窦性晕厥、排尿性晕厥、咳嗽性晕厥、吞咽性晕厥、疼痛性晕厥等。

（二）脑源性晕厥

由于颈内动脉系统、椎－基底动脉系统、主动脉弓及其分支等动脉的病变，导致管腔狭窄、痉挛、阻塞而缺血引起。或由于颈部疾病或人为的压迫血管所引起。常见的有短暂性脑缺血发作、主动脉弓综合征、高血压脑病、基底动脉型偏头痛等。

（三）心源性晕厥

由于心脏病而输出量减少或心脏停搏，导致脑组织缺血而发生。常见的疾病有严重心律失常、Q-T间期延长综合征、主动脉瓣狭窄、某些先天性心脏病。

（四）其他晕厥

包括血液成分异常，见于低血糖、重症贫血、换气过度综合征、哭泣等。

二、治疗

1. 毫针疗法

治法1：上下配穴法，补法。

处方：人中、涌泉、合谷。

方解：针刺人中针感可以经三叉神经传入脑干呼吸心跳中枢，使之兴奋而醒神，涌泉、合谷穴位在大脑投影区所占比例大，可以醒神，提升血压，增加血流量，改善脑部血液循环。本法适用于晕厥发作时。

操作：持续捻转至脉搏恢复、四肢温暖、面色正常。

治法2：近部取穴法，补法。

处方：风池、供血、太阳、翳明、人迎。

方解：风池、供血可以改善椎－基底动脉血液循环，翳明、人迎可以改善颈内动脉血液循环，针刺太阳穴针感可以通过三叉神经入脑而醒神。适用于脑源性晕厥。

操作：人迎穴用指针点穴法，余穴用毫针法，每次留针30分钟，每日1次，6次后休息1日。

治法3：前后配穴法，补法。

处方：内关、膻中、心俞、膈俞。

操作：每日1次，留针30分钟，6次后休息1日，适用于心源性晕厥。

2.电项针疗法

处方：风池、供血。

操作：用两组导线将同侧风池、供血上下连接，正极在上，负极在下，选用疏波，通电30分钟，每日1次，6次后休息1日。本法适用于反射性、脑源性晕厥。

三、按语

1.患有反射性晕厥的人平时多有自主神经功能紊乱，服用中药补中益气丸可以减少或避免本病的发生。补中益气丸可增强心肌、平滑肌、骨骼肌的兴奋性，抑制副交感神经功能的偏亢，增强心血输出量，使全身小动脉收缩，恢复脑血流量。此即补中益气、升阳举陷法的药理作用。

2.针灸治疗急性晕厥发作疗效较好，缓解后要应用中药治疗原发病。

3.发作时应首选毫针，或以指针代替毫针。

4.本病发生的原因是脑部缺血，针刺、中药均可以调整自主神经功能，恢复血管的舒缩功能而改善脑部血液循环。本病发作时肾上腺素能交感神经张力降低，使全身小动脉和静脉扩张，血压下降。针刺可以使血浆内儿茶酚胺增多，心率加快，心肌收缩力增强，心输出量增加，恢复脑灌注。但临床观察针刺时间稍长又会引起晕针，这可能是针刺导致去甲肾上腺素（儿茶酚胺的一种）分泌减少的反应。

5.本病常被误诊为眩晕，临床上应与之鉴别。

第三节　眩　晕

眩晕是患者对空间定向感觉障碍或平衡感觉障碍，是一种运动错觉。眩晕依照其发生的机理和性质可分为假性眩晕（或称为脑性眩晕）和真性眩晕。后者以自身或外物旋转，或自身不稳感为主要的临床表现，是前庭系统病变所致。假性眩晕为头脑昏昏沉沉，多由于平衡三联（视觉系统、本体觉感受系统和前庭系统）的大脑皮质中枢或全身性疾病影响这些皮质中枢所造成。但由于视觉及本体觉感受系统对于位向感受仅有辅助作用，在前庭系统完好的情况下，这两种眩晕不明显。前庭系统眩晕以内耳门为界，分为前庭周围性或中枢性眩晕。中医学亦称为"眩晕"。

一、眩晕的分类及诊断

（一）假性眩晕

患者常主诉有头昏、头胀、头重脚轻、眼花等，无外界环境或自身旋转的运动觉。常由于神经精神性疾患、高血压、低血压、脑动脉硬化、发热、贫血、尿毒症、眼病、药物中毒等疾病影响大脑皮质颞叶的功能所致。

（二）真性眩晕

1. 前庭性眩晕（亦称周围性眩晕） 包括前庭器官和前庭神经的病变。眩晕常呈发作性，起病急，程度重，每次发作持续时间自数分钟、数小时乃至数天。患者自觉周围物体旋转，或自身向上、下、左、右摇晃，出现一种运动错觉，有时可突然倾倒。发作过程中，意识清楚，常伴有恶心、呕吐、面色苍白、血压下降、心动过缓等自主神经功能失调的症状。常伴有耳鸣或耳聋。神经系统检查可有水平性或旋转性眼震，而且与眩晕的程度一致。前庭功能试验无反应或反应减弱。昂白征阳性，且倾倒方向与眼震慢相及指鼻试验偏移方向一致。常见疾病有美尼尔综合征、药物中毒、迷路炎、前庭神经炎、位置性眩晕等。

2. 中枢性眩晕 包括前庭神经核及其传导路、前庭神经皮质代表区的病变。眩晕感轻，常可忍受。发作时间可达数周、数月，甚至与原发病同始终。患者意识状态视病变部位及疾病发展而定。自主神经功能紊乱的症状很少出现。也可伴有耳蜗症状及脑干中其他神经受累的表现。神经系统检查可见眼震，眼震与眩晕程度不一致。眼震慢相方向与身体倾倒方向、指向试验偏移方向不一致。前庭功能试验多为正常反应，常有脑干损害的体征。常见病因有颈性眩晕，椎-基底动脉缺血发作，颞叶缺血、肿瘤，听神经瘤，脑干炎症，多发性硬化等（图7-1）。

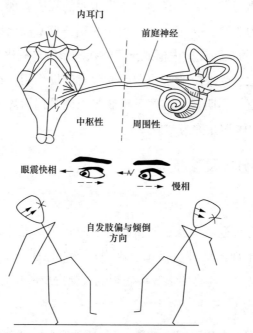

图7-1　前庭周围性损害与中枢性损害的症候鉴别

二、引起眩晕的常见疾病

（一）神经性眩晕

病人常主诉头昏、脑胀等假性眩晕症状。还常伴有头痛、焦虑、紧张、记忆力减退、注意力不集中。神经系统检查无器质性改变，前庭及耳蜗功能正常。属神经症的一种临床表现。

（二）各种心脑血管疾病

高血压、低血压、心律失常、血管舒缩功能失调、脑缺血发作等，常有头晕、头昏等症状，疲劳、紧张后更易发生，属假性眩晕。前庭及耳蜗功能均在正常范围，内科检查可发现原发病变。

（三）内耳性眩晕

亦称梅尼埃病。临床表现为发作性眩晕，多先有耳鸣、耳聋、耳内饱胀感。发作时常伴有恶心、呕吐、出汗、面色苍白、眼球震颤。眩晕发作时病人往往闭目卧床，不敢翻身、转头。每次发作历时数小时至数天，多数于

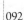

1～2日内减轻，眩晕发作随耳聋加重而减少。发作间期，前庭功能检查轻度障碍，单侧神经性耳聋。如因前庭炎症、外伤、出血、脑膜炎、脑桥小脑角肿瘤等疾病引起眩晕者叫内耳性眩晕症候群。

（四）前庭神经元炎

起病先有病毒性上呼吸道感染，或慢性感染病灶。有突发性眩晕，伴恶心、呕吐，但无耳鸣、耳聋。于青年、成年人多见。发作时有自发性水平性眼震。变温试验显示病侧前庭功能减退或消失。眩晕发作逐渐减轻，一般1个月内可缓解而不复发。

（五）药物中毒性眩晕

链霉素、新霉素、卡那霉素、苯妥英钠、水杨酸钠等均可损害第Ⅷ对脑神经而引起眩晕。其临床表现为自发性眩晕，大多有周围环境颠簸不定的感觉。患者感到头晕、恶心、行走不稳、步态蹒跚，静卧时好转。前庭功能试验反应显著减退，甚至无反应，往往是两侧性的。闭目难立征阳性，如伴耳蜗损害则有神经性耳聋。

（六）良性发作性位置性眩晕

为内耳耳石病变，可能与头部外伤、耳病、老年人、噪音性损害、链霉素中毒等使内耳耳石变性或前庭器官发生萎缩有关。临床表现为病人于某种头位时出现短暂眩晕，持续数秒至数十秒，重复该种体位时眩晕症状可重复出现。仰头位位置试验时可见在引起眩晕的同时有短暂的水平兼旋转性眼球震颤，持续10～20分钟，于短期内连续多次重复检查可逐步适应而不出现眩晕与眼震。无听力及其他神经系统障碍。前庭功能试验正常。

（七）头部外伤后眩晕

外伤急性期，眩晕的产生可能与迷路或前庭神经核供血障碍或出血有关，表现为真性眩晕发作。伤后大多以头晕眼花为多见，伴情绪不稳及注意力不能集中等，为脑外伤后神经症状反应。

（八）颈性眩晕

参阅第二十章第三节颈椎病。

（九）脑缺血发作

参阅第十一章第二节。

三、治疗

1. 毫针疗法

治法1：远近配穴法，平补平泻法。

处方：四神聪、足三里、太阳、合谷、太冲。

方解：本法可以调整中枢神经系统的功能，适用于假性眩晕、中枢性眩晕。

操作：留针30分钟，每日1次，6次为1疗程，休息1日。

治法2：近部取穴法，平补平泻法。

处方：风池、供血、翳风、听宫、耳门、四神聪、合谷。

方解：风池、供血穴内有椎动脉，翳风、耳门、听宫内有迷路动脉分支，针刺后可以改善迷路动脉血液循环，增加血流，消除迷路水肿及炎性改变。本法适用于周围性眩晕。

操作：每日1次，留针30分钟，其间行针2次，每次1～2分钟。6次为1疗程，休息1日。

2. 电项针疗法

处方：风池、供血、翳风、听宫、耳门、四神聪。

方解：风池、供血内有椎动脉，疏波可以使血流加速而改善椎-基底动脉系统迷路动脉的血流量，同时又可以兴奋网状结构上行激活系统而调整大脑的功能，实为治本之法。本法适用于假性眩晕、周围性眩晕、中枢性眩晕、神经性眩晕、外伤后眩晕。

操作：将两组导线连接同侧风池、供血，正极在上、负极在下，选疏波，电流量以患者头部轻度抖动为度，每次20分钟，6次后休息1日。

四、按语

1. 中医有"无痰不作眩"之说，这是对眩晕时呕吐痰涎在认识上的一个错误。实际上是眩晕发作时，由于迷走神经兴奋、胃分泌液增多而呕吐痰涎。这是眩晕发作时的一个症状，而非病因。中医还有"无虚不作眩"之说，此即说明了低血压、低血糖、脑短暂性缺血发作，是眩晕发作的常见原因。

2. 眩晕发作时以针灸治疗为主，平时根据病因，辨病治疗引起眩晕的原发病。

3. 针灸治疗时首选电项针疗法，体质虚弱者可取仰卧位。

4. 针灸治疗本症疗效显著。尤其是对脑缺血发作引起的眩晕更佳，往往一次即显效。

5. 临床上真正以眩晕来求治者多为周围性眩晕，即使是中枢性眩晕也是中枢及其传导路病变影响了前庭神经功能，所以，要以风池、供血、翳风、听宫为主穴，对改善迷路（内听）动脉血液循环很好。

6. 前庭神经元炎在临床上与内耳性眩晕极易混淆，最主要的鉴别点是内耳性眩晕有明显的耳鸣及一侧的听力下降，而前庭神经元炎没有听力下降，配合中药疗效佳。

第四节　震　颤

震颤是人体某一部位循一定方向，呈一定节律的来往摆动性不自主运动。其幅度大小不一，频率快慢不等。部位以头部、手指、腕部、眼睑、口角、舌肌最为常见，下肢较为少见。眼球震颤不在此讨论。

人体某部静止时发生的震颤称为静止性震颤；动作时发生的震颤又分为姿位性震颤与运动性震颤两种。姿位性震颤是指人体局部维持一定姿位时所呈现的震颤，如双肢向前平伸时所见的手部震颤即属姿位性震颤。运动性震颤又称意向性震颤，是指肢体运动过程中呈现的震颤。中医学属"颤证""肝风"。

一、震颤的分类及诊断

（一）生理性震颤

呈姿位性震颤。多见于老年人，肢体远端，震颤幅度较小，肉眼难以觉察，若以纸片放在向前平伸的指背上，则颤抖显见。除手部外，尚可见于眼睑、舌肌、躯干与下肢等部位。

（二）功能性震颤

1. **生理性震颤的加强**　起因与β肾上腺素能性受体调节反应增强有关。可见于正常人惊恐、怯场、焦虑或疲劳时。周围神经病变时，肢体远端肌力轻度减退，使生理性震颤增强。生理性震颤加强也见于低血糖、甲状腺功能亢进、可卡因与酒精中毒、某些药物副反应。戒酒或停用β受体阻滞剂可能诱发。运动也可以使生理性震颤加强。

2. 癔病性震颤　大多为动作性震颤，也有呈静止性震颤者。震颤多限于一肢，或波及全身。幅度大小不一，常无一定规律，多数较为粗大。有时呈摇动状。分散病人注意力，震颤往往缓解；集中注意于震颤部位时，症状多见加重。常有心因性诱因，或伴其他癔病征象。

3. 其他功能性震颤　其发生多与情绪紧张有关。过度疲劳与失眠后的眼睑震颤，常在轻度闭眼时明显，按之消失。

（三）病理性震颤

1. 静止性震颤为主者

（1）震颤麻痹：震颤多为静止性，可合并动作性震颤。

（2）老年性震颤：多为静止性震颤，常见于下颌与唇部，呈点头状或头部左右侧向震颤。没有肌张力增加等神经系统其他征象。可有姿位性或意向性震颤，以慢动作时较为明显，如见于举杯喝水时。病因不详，很可能为迟发型原发性震颤。

（3）其他：如少数多发性硬化症的病人，可有头部静止性震颤。

2. 动作性震颤

（1）以姿位性震颤为主的疾病：①原发性震颤：表现为头部、面部、下颌、舌头及上下肢的震颤。发病时间多在成年期，系慢性进行性疾病。属显性遗传病。②小脑弥散性病变。③书写震颤：是由旋前圆肌活动时引起的。④某些中毒：酒精中毒性姿位性震颤，常与周围神经损伤、共济失调伴存。

（2）以运动性震颤为主的疾病：①小脑病变。②原发性震颤：偶见原发性震颤含意向性震颤成分，没有其他小脑征象。

3. 颈性震颤　参阅第二十章第十节颈性震颤。

二、治疗

1. 电项针疗法

处方：风池、供血、四神聪。

方解：电流通过风池、供血穴进入脑干网状结构上行激活系统，而使大脑皮质高级中枢兴奋，可以调整皮质下自主神经功能紊乱，同时椎-基底动脉系统血流量增多，基底节区血流增加，而多巴胺释放也增多。本法对功能性震颤疗效显著，对病理性的静止性震颤亦有效。

操作：将两组导线分别连接两侧风池、供血穴，正极在上，负极在下，选疏波，使患者头部轻度摆动，每次30分钟，6次后休息1天。

2. 头、项针疗法 平补平泻法。

处方：运动区、舞蹈震颤区、平衡区、风池、供血。

操作：用毫针分别刺入各区，留针30分钟，其间捻针2次，6次后休息1日。本法对小脑病变有效。

三、按语

1. 功能性震颤与大脑皮质功能失调，β肾上腺素能受体调节反应增强有关。脉冲电流可以调节大脑皮质的功能，有抑制β肾上腺素能受体调节反应增强的作用。

2. 功能性震颤采用上午电项针疗法，晚间服用中药治疗，疗效佳。

第五节　语言障碍

语言是复杂的神经感觉-运动功能，与思维活动紧密联系。

口语（说话）是用耳听口说，文字是用眼看手写，这是语言的声音及符号经听觉及视觉器官感受后，由口部及手部运动来表达，称为外部语言。此外，语言还有大脑的思维活动，包括语言信号的认识、储存、再现或回忆等，称为内部语言。这两个方面的语言功能，单独或混合地发生障碍，表现为各种类型的语言障碍，通常分为构音障碍、失语症。本症属中医学"中风不语""舌强语謇""喑痱"的范畴。

一、构音障碍

喉部发出的声音为基音，受咽、口、鼻、鼻窦、气管和肺等器官的共鸣作用而增强和使之发生变化叫作构音，成为所听到的声音。

构音系统由口腔、舌、唇、齿、腭及鼻等器官组成，属于声道的可变部分。人发出清晰和有意义的言语声音依赖于它们之间灵活及协调的运动。构音系统中的任一环节出现问题，均可导致构音障碍。表现为发音困难，构音不清，音调及语速、节律等异常和鼻音过重等言语听觉特征的改变。与言语形成有关的肌肉麻痹或运动不协调都可导致构音障碍。

1. 痉挛性构音障碍　由上运动神经元损害后发音肌肉的肌张力增加及肌力减弱所致，是假性延髓麻痹的症状之一。其特点是说话缓慢费力、字音不清、声轻调低、鼻音较重。常伴有吞咽困难及强哭强笑。

2. 弛缓性构音障碍　由下运动神经元损害后发音肌弛缓无力所致，是真性延髓麻痹的一种表现。其特点是说话时鼻音特重，呼气发音时因鼻腔漏气而语句短促，字音含糊不清，伴有舌肌萎缩与颤动，舌肌及口唇动作缓慢，软腭上升不全，吞咽困难，进食易呛咳，食物常从鼻孔流出。

3. 运动障碍性构音障碍　在基底节或锥体外系疾病中出现，由发音肌的不自主运动和肌张力改变所致。例如，震颤麻痹综合征病人说话缓慢，发音低平单调，可有颤音及第一字音的重复，主要由发音肌强直所致，又称运动减少性发音困难。小舞蹈病病人说话发音高低长短、快慢不一，可突然开始或中断，是因发音肌不自主运动所致，又称运动过多性发音困难。

4. 运动失调性构音障碍　是小脑或其脑干内传导束病变的结果。其特点是说话含糊不清，字音常突然发出（爆发性言语），声调高低不一，间隔停顿不当（吟诗状或分节性语言）。由发音肌的协调动作障碍所产生。

5. 肌肉病变所致的构音障碍　重症肌无力的发音困难属于弛缓发音困难，病情有波动性，疲劳时加重，休息后好转。肌强直症的发音困难是运动减少性发音困难。

二、失语症

失语症是语言功能获得后又出现的语言信号的认知（听、视觉）和表达（说、写）障碍，是在意识清楚，发声和构音没有障碍的情况下，由优势半球大脑皮质语言代表区及其纤维病变所引起的语言表达能力障碍。可在多种原因的大脑疾病中发生。

（一）口语障碍

主要是口语的表达障碍。

1. 运动性失语　是优势侧半球额下回后部，运动性语言中枢或其纤维病变所致。完全性运动性失语症患者，连个别字、词或音节都不能发出，而只能发声。不完全性运动性失语症患者，尚能发出个别字的语音，但不能把语音构成词句，因而发出的个别语音也杂乱无章，不能令人理解。

2. **命名性失语**　多见于左半球颞中回后部或颞枕交界区受损，是视觉和听觉初级中枢传来的信号不能综合分析，联系完全断绝，以致不能将物体的现象（第一信号系统）和物体的言语信号（第二信号系统）结合起来。患者说不出物体的名称，但可说出其用途。如说不出"钢笔""茶杯"，但可说出是写字用，喝水用。

（二）听语障碍

主要是听语的理解障碍。感觉性失语是优势侧半球颞上回后部病变所致。轻症能听懂语句，但提问太快或内容复杂则理解困难。病重时对于简单语句也不能理解。要病人取某一物体，可能取错，严重者说话多，快而流利，但答非所问。

（三）阅读障碍

主要是看到文字符号的形象，读不出字音，不解其意义。有失读症、视感觉性失语等名称。病变位于优势侧角回和视区皮质。多伴有失写、失算、体象障碍、空间方位失认及右侧偏盲等症状。

（四）书写障碍

主要是不能用文字的书写来表达，称为失写症或书写不能。常伴有失读、口语及听语障碍，但程度较轻。病变位于额中回后部或优势侧半球缘上回的运用中枢。笔语和口语的皮质中枢非常相近，但发展程度因人而异，有人善于辞令，有人善于文笔。因而病症不仅和部位有关，也和训练有关。

三、治疗

（一）构音障碍

参阅第二十三章延髓麻痹。

（二）失语症

头针疗法

处方：运动性失语取运动区下2/5部位即言语一区，命名性失语以语言二区为主，感觉性失语以语言三区为主。无论哪种失语症，皆可三区配合使用，提高疗效。

方解：针刺捻转后产生电磁场可以穿透颅骨作用于言语中枢，而使脑细胞活化，功能恢复。

操作：一般取优势侧半球（多数为右利手，左侧半球为主侧）相应部位。用40mm长毫针刺入皮下，快速捻转，每分钟200次左右，留针30分钟，其间捻针2次，每次2分钟左右。6次后休息1日，休息时令患者练习言语功能。

四、按语

1. 运动性失语有2种，即Broca失语和Broca区失语。Broca区失语是指Broca区病损时的单纯失语表现。Broca失语的病损范围除Broca区，还累及其周围额区和其下部的白质和基底节。Broca失语患者有一定程度的右上肢无力和右侧面肌轻瘫。一般Broca失语的疗效比Broca区失语差。

2. 关于针刺治疗的时机，有学者认为，倘若等待脑水肿或血肿吸收后再进行针刺治疗，有可能使语言中枢功能低下的细胞丧失活力，神经功能代偿受到限制，从而丧失头针的最佳治疗时机。所以，根据病情脑梗死1～3天后即可开始治疗，脑出血1～3周后开始治疗。

3. 恢复时间：一般失语的恢复主要在中风后的第1~3个月内，失语恢复最明显的时间为病后2周内。在病后3~6个月，还可观察到某些改善，而发病后6~12个月则少有改善。1年后语言功能的自然改善已近消失，甚至语言的熟练程度还会下降。大约40%的急性失语患者可在12个月内完全恢复或基本恢复。轻度失语在2周内，中度失语在6周内，重度失语在10周内分别达到语言恢复的稳定状态。

4. 晏氏等的研究表明，关于失语症的恢复，运动性失语疗效优于感觉性和混合性失语。

5. 有的患者言语不利是舌体胖大所致，属构音障碍，应用三棱针对舌体放血，疗效甚佳。

6. 治疗中应主动配合言语训练，疗效多显著。针刺时要求患者数数或说话，可以明显提高运动性失语症的疗效。

7. 影响疗效的相关因素：中风失语的针刺治疗，除了因疗法不同而疗效不同之外，尚与病灶大小、病变种类、治疗时机、疗程、年龄等因素有关。张氏观察发现，无论是出血还是梗死，病灶愈小疗效愈好，病灶愈大疗效愈差，疗效与病灶的大小成反比。头针治疗对血肿体积小于40ml、梗死面积最大直径小于3cm者效果较为满意。青年人和中年人卒中后失语者的语言恢复好于老年人，分析其原因可能是老年人脑的可塑性下降和存在亚临床痴呆，以及学习能力降低等。情绪障碍和焦虑是失语恢复的负性因素，抑郁会影响失语的恢复。反过来失语也可影响抑郁的严重程度和持续时间。

8. 针刺对失语症患者神经中枢功能的直接作用机制，目前仍为推测，可能包括三个方面。

（1）通过"皮质-丘脑-皮质"的调节，使特异性传导系统和非特异性传导系统相互达到平衡，重建语言活动的神经环路。

（2）迅速建立脑血管侧支循环，增加损害部位的血流量，改善脑循环。

（3）激活语言中枢功能低下的神经细胞和神经纤维的数量，促进和加强脑功能的代偿作用。

9. 只要造成失语症的原发疾病不是进行性的，失语症就有恢复的可能。脑血管障碍时，一般发病后1～3周急性期的改善与再通畅或病变周围水肿消退等有关。关于从2～3个月至1年左右的长期改善的机制尚无定论，但有其他领域功能代偿或向次低级功能再组合的学说。有关慢性期言语症状的改善，有人认为是右大脑半球的代偿作用。

10. 赵氏对针刺治疗中风言语障碍目前存在的问题做了评述。

（1）诊断不准确，病名不统一。最多见的是在以失语为研究对象的文章中，具体观察的病人多表现为构音障碍，这混淆了失语症和构音障碍两类不同言语障碍。

（2）诊断及疗效判定标准不统一。诊断不明确是导致报道中治愈率过高的原因之一。较重度的失语症，是中风后遗症较难恢复的疑难症，完全恢复实非易事。

（3）针灸的治疗规律尚待深入探讨。从报道的治疗方法来看，有的重视舌局部穴位，有的强调头部取穴，有的重视颈项部穴，有的则强调肢体穴位，但对于何处穴位治疗何种言语障碍，并未分别予以观察。临床发现无效病例多为感觉性失语。笔者临床体会，构音障碍以舌部及颈项部的穴位疗效较好，而失语症则以头部、舌局部的穴位配合治疗效果较好。

（4）治疗方法单一。语言是通过学习而获得的高级神经心理功能，中风言语障碍为后天获得性障碍，对于此病除了及时恰当的治疗外，仍需鼓励患者采用言语康复训练。但目前尚未见此途径重要性的报道。

11. 目前尚无针对失语症或构音障碍有直接治疗作用的中药及方剂，只有对整个疾病进行治疗，疾病好转，该病症才能好转，而针刺治疗确有针对性，也确有立竿见影之功效。

第六节　共济失调

在肌力正常的情况下，肢体运动不平衡与不协调，称为共济失调。神经系统中脊髓后索、小脑与前庭系统参与平衡与协调，它们互有联系并与大脑关联，其中任何一环发生故障，即可引起平衡与协调障碍。本症属中医学的"骨摇"范畴。

一、共济失调的分类与诊断

1. 前庭性共济失调　躯干方面病变特点是当站立或步行时躯体向病侧倾斜，摇晃不稳，沿直线行走时更明显，常伴有眩晕和眼震，头位改变时对其有一定影响，四肢共济运动大多正常。视觉可以纠正，因而睁眼时症状减轻。病变越接近内耳迷路，症状越重。前庭功能试验，如内耳变温试验或旋转试验反应减退或消失。常伴听力障碍。常见于内耳迷路、前庭神经和脑干病变。

2. 小脑性共济失调　小脑蚓部病变者表现为躯干性共济失调，小脑半球病变者表现为病变同侧肢体性共济失调。躯干性共济失调下肢障碍重，坐位、站立时摇摆不定，双脚分开距离较大，上下身动作不协调，方向不定，向前后、左右倾倒，犹如醉汉步态，语言呈吟诗样。肢体性共济失调又称运动性共济失调。坐位时不发生明显的摇晃，站立时双脚分开，步行时呈醉汉步态。一侧小脑半球病变时，病侧出现指鼻试验、跟膝胫试验阳性，肌张力低下，腱反射减弱或消失，轮替动作失常，意向性震颤，书写障碍，反击征阳性，以及爆发式语言，吞咽障碍等。病变影响前庭神经核及其纤维时可有眼震。闭目难立征睁眼、闭眼皆为阳性。

3. 大脑性共济失调　主要发生在额叶、颞叶、顶叶、枕叶、胼胝体等部位病变时。额叶性共济失调临床表现如同小脑性共济失调，但比较轻，在站立或步行时出现，少见闭目难立征、辨距不良、运动迟缓、眼球震颤等，强直性跖反射明显，常伴有腱反射亢进，肌张力增高，以及病理反射、强握反射及精神症状。

颞叶性共济失调出现对侧患肢不同程度的共济失调，闭眼时症状明显，深感觉障碍多不重或呈一过性。皮质综合感觉障碍明显。

4. 深感觉性共济失调　由于周围神经疾病、脊髓后索病变、丘脑病变及顶叶病变所致。患者有深感觉障碍，如关节运动觉、振动觉减低或丧失。共济失调征，如指鼻试验、跟膝胫试验有明显障碍，闭目难立征阳性。步行时，足向前抛，足跟用力着地，常以目视地面，患者每向前迈一步都出现摇晃，失去平衡，不能自行控制，肌张力、腱反射均减弱。由于病变不同，还有相应的体征。

上述各个类型的共济失调可以单独出现，也可以混合出现。如脑干病变侵及内侧丘系、小脑脚和前庭神经核时，可有感觉性、小脑性和前庭性共济失调。

二、治疗

1. 毫针疗法

治法1：近部取穴法，平补平泻法。

处方：脑空、曲差、风池、供血、玉枕、五处。

方解：风池、供血可以改善脑血液循环，脑空、玉枕可改善小脑功能，曲差、五处可以改善额桥小脑束功能，而改善共济运动。本法适用于小脑性共济失调、大脑性共济失调、深感觉性共济失调。

操作：每日1次，留针30分钟，10分钟行针1次。6次后休息1日。

治法2：近部取穴法，平补平泻法。

处方：风池、供血、翳风、耳门、率谷。

方解：风池、供血可以改善椎基底动脉的血液循环，翳风、耳门可以改善内听动脉血液循环，率谷为晕听中枢。本法适于前庭性共济失调。

操作：每日1次，留针30分钟，10分钟行针1次。6日后休息1日。

2. 电项针疗法、头针疗法

处方：风池、供血、平衡区、晕听区、运动区。

方解：电流通过风池、供血穴进入脑干网状结构上行激活系统，而使大脑皮质高级中枢兴奋，可以调整皮质下自主神经功能紊乱，同时使椎-基底动脉系统血流量增多。本法适用于各种原因的共济失调。

操作：将两组导线分别连接两侧风池、供血穴，正极在上，负极在下，选疏波，使患者头部轻度摆动，每次30分钟，6次后休息1天。

三、按语

1. 本病针刺治疗效果非常显著，而深感觉性共济失调效果较差。

2. 针刺治疗同时，应配合行走练习。

3. 临床配穴时，应当以玉枕、脑空穴或平衡区为主，并应根据病变部位灵活选穴，如额桥小脑束损伤者，应以项部穴改善脑供血，再加五处、曲差来调整额桥小脑束的功能，则可一次显效。必须诊断准确、明白原理，才能运用自如。

4. 对于遗传性、变性病者，疗效差，只能暂时缓解。

第七节　肌萎缩

骨骼肌由于肌肉营养不良发生肌肉体积的缩小，肌纤维的减少或消失，称为肌萎缩。肌萎缩应与消瘦鉴别，前者多为局部现象，伴肌力减退，后者为全身普遍现象，肌力一般正常。

肌肉的正常功能与营养状态的维持、肌肉的正常代谢、充分的氧供应，以及肌肉的生理活动和锻炼等有密切关系。在运动神经元乃至周围神经损害时，由于肌营养维持因子的障碍，不能维持肌纤维的正常体积、形状和功能，且由于兴奋因子（已知为乙酰胆碱的作用）的障碍而不能使肌肉收缩，终致肌肉萎缩。运动终板的神经末梢变性时，由于神经肌肉传递的缺失也可致肌萎缩。本症属中医学"痿证"中的"肉痿"。

一、肌萎缩的分类与诊断

（一）周围神经性肌萎缩

下运动神经元及其纤维损害时可发生肌萎缩。前角细胞及脑干运动神经核损害时的肌萎缩呈节段性分布，以肢体远端多见，对称或不对称，不伴感觉障碍，常出现肌束颤动，肌力及腱反射减弱与其损害程度有关。常见的疾病有急性脊髓灰质炎、进行性脊髓性肌萎缩、进行性延髓麻痹、脊髓空洞症等。周围神经病变的肌萎缩，常有按神经分布的感觉、运动和腱反射障碍。常见疾病有神经根病变、神经干病变、多发性末梢神经病、腓骨肌萎缩症、周围神经外伤等。

（二）肌源性肌萎缩

是指由于肌肉疾病所致的萎缩。肌萎缩不按神经分布，常为近端型骨盆带及肩胛带对称性肌萎缩，无感觉障碍，无肌纤维震颤。常见疾病有进行性肌营养不良、多发性肌炎等。

（三）中枢性肌萎缩

是指伴有腱反射亢进或病理反射，常由大脑半球运动区深部、顶叶病变引起的对侧肢体的肌萎缩。常见疾病有大脑半球顶叶病变，大脑皮质萎缩，大脑半球深部（丘脑）占位性病变、炎症等，中枢神经弥漫性病变、家族性遗传性共济失调等。

（四）废用性肌萎缩

长期卧床、关节病变、石膏固定、癔病性肌萎缩等均属此类。去除病因，全身情况改善，参加适当锻炼后可恢复。

（五）缺血性肌萎缩

由于供应肌肉的血管病变（炎症、梗死、损伤）可产生肌肉缺血和无菌性坏死而致肌萎缩。常见于各种动脉炎、血栓形成、栓塞等。

血清酶学检查、肌电图、肌肉活检有助于确立诊断。

二、治疗

1. 毫针疗法

治法1：夹脊配穴法，补法。

处方：取相应节段的夹脊穴，上肢常用颈4～8、胸1；下肢常用腰1～5、骶1～2夹脊。

方解：夹脊穴接近神经根，针刺治疗有利于周围神经再生。本法适用于周围神经性肌萎缩、肌源性肌萎缩。

操作：每日1次，每次留针30分钟，其间行针2次，6次后休息1日。

治法2：近部取穴法，补法。

处方：肩髃、臂臑、曲池、尺泽、手三里、外关、合谷、鱼际、后溪、环跳、髀关、风市、血海、伏兔、足三里、阳陵泉、三阴交、昆仑。

方解：针刺可以改善局部血液循环，有利于神经再生。本法适用于周围神经性肌萎缩、肌源性肌萎缩、废用性肌萎缩、缺血性肌萎缩、中枢性肌萎缩。

操作：每日1次，每次30分钟，其间行针2次，6次后休息1日。

2.水针疗法

处方：同毫针疗法1或2。

操作：用当归注射液或丹参注射液4ml或维生素 B_1 100mg、维生素 B_{12} 500μg交替，每日1次，每穴0.5ml，6次为1疗程，休息1日。

3.电针疗法

处方：同毫针疗法1或2。

操作：针刺得气后，将针柄连在针夹上。正极连近脑端，负极连远脑端。选用疏密波，低电流量达到病变部位有热感。每日1次，每次30分钟，6次为1疗程，休息1日。

三、按语

1. 针刺治疗肌萎缩，由于病因不同而疗效差异很大。一般遗传性、变性病疗效差。其他疾病疗程也较长。

2. 临床上电针疗法效果好，应首选。

3. 周围神经损伤、缺血性者，疗效佳。实验研究证明，脉冲电针选用疏密波，电流量能达到病变部位产生温热感时疗效佳。一般先是肌力好转，渐渐肌萎缩也好转。机理研究证明，电流通过时有利于神经纤维再生，改善血液循环，而神经纤维的再生与电流量大小成正比。

第八节　抽　搐

抽搐一词含义较广，本节系指各种骨骼肌不随意收缩的症状。抽搐可能属于强直性，即持续的肌收缩，或阵挛性，即断续的收缩。既可以是全身性，也可以是局限性。中医学称"痉证""抽风"等。

最常见的病因有两类。一是大脑功能的短暂性障碍。如果障碍范围广泛，常伴有意识障碍和不同程度的自主神经症状，例如瞳孔散大、分泌增加、尿失禁等。二是非大脑功能障碍的抽搐，如作用于周围神经的手足搐搦症，作用于下运动神经元的破伤风、马钱子中毒，作用于脑干的去大脑强直，以及精神疾患等，都能产生抽搐。两者的区别在于，前者抽搐呈阵挛-强直性，常伴有意识障碍、瞳孔散大、大小便失禁、面色青紫等症；而后者大都意识清醒。

一、抽搐的分类及诊断

（一）大脑功能障碍性抽搐

1. **痫性发作** 是指由于大脑皮质神经元异常放电而导致的短暂性脑功能障碍。

2. **晕厥性抽搐** 凡严重的脑缺血或缺氧性晕厥，都可能伴有抽搐、昏迷、瞳孔散大、分泌增加，偶然发生的大、小便失禁和事后的嗜睡、呕吐等。类似痫性发作，但抽搐的时间较短，一般仅数秒，最多数十秒。

3. **发热惊厥** 发热惊厥是幼儿中最常见的抽搐原因。其发病率占儿童的2%～7%，发病多在6个月至5岁间，以1～2岁间较为多见。

4. **急性脑部疾病的抽搐** 各种病毒性脑炎和脑膜脑炎，或急性细菌性、霉菌性或寄生虫性感染，以及急性播散性脑脊髓炎，均以儿童病例较为多见。其他系统的感染，也可伴发脑病而发生抽搐。脑梗死仅偶然在发病时有局限性（偏瘫侧）抽搐。脑出血和蛛网膜下腔出血在急性期发生全身抽搐者并不少见。高血压脑病时常有抽搐发作，各种类型的脑栓塞时常导致局限性或全面性抽搐。继以不同程度的神经体征，但有些空气栓子可能不产生体征。颅脑损伤（包括急性电击伤），脑部的血管神经性水肿，中暑伴发的脑水肿均能产生抽搐。

5. **中毒性抽搐** 某些化学物品，主要是药物，能直接增高神经元的兴奋性，药量过多时，将产生抽搐。长期大量服用苯巴比妥类药物（水合氯醛、安定）突然停药、食物中毒、蕈中毒亦可产生抽搐。

6. **代谢性抽搐** 严重的脑缺氧中，抽搐常伴随昏迷出现。高压氧亦可以导致痫性大发作。由于急性水代谢障碍而引起的抽搐，一般仅见于婴儿。在成人中，低血糖、尿毒症、肝昏迷等均可引起抽搐。

（二）非大脑功能障碍性抽搐

1. **癔病性抽搐** 发作前大多有情感因素。发作时突然倒地，头部后仰，全身僵直，牙关紧闭，双手握拳。强直痉挛过后，继有不规则的手足舞动，常杂以捶胸顿足、哭笑叫骂等情感反应。发作持续数分钟至数小时，可能频繁重复而进入所谓"癔病持续状态"。检查时发现意识并不丧失，拨开眼睑时会遇到阻力，瞳孔反射正常。肌张力变化不定，也无病理反射。病人可因过度换气而发生手足搐搦症。暗示或强刺激往往可中断其发作。

2. 手足搐搦症　由于低血钙或碱中毒而引起，多见于婴儿和儿童、哺乳期妇女。表现为间歇发生的双侧强直性痉挛。上肢较为显著，呈典型的"助产手"。牵涉下肢时，有足趾和踝部的跖曲和膝部的直伸。严重时并可有口、眼轮匝肌的痉挛。发作时意识清楚，仅个别病例有轻度谵妄。面神经叩击试验阳性，束臂试验阳性。但低钙血症可能同时产生手足搐搦和痫性发作，在婴儿期并不少见。

3. 马钱子中毒　频繁的抽搐在意识清醒时发生。抽搐开始是阵挛性的，以后渐成强直性，造成短暂的角弓反张。在抽搐间歇，没有持续的肌痉挛。

二、治疗

毫针疗法

治法：上下配穴法，泻法。

处方：人中、合谷、涌泉、太冲。

方解：针刺四个穴，可以使大脑皮质产生新的兴奋点而抑制病理性异常兴奋点。

操作：本法适用于发作期，直至抽搐停止。

三、按语

1. 针刺治疗本病发作期有效。

2. 抽搐是一个疾病的症状，所以平时要积极治疗原发病。

第九节　认知障碍与痴呆

认知是指人大脑接受外界信息后，经过加工处理转换成内在的心理活动，从而获取或应用知识的过程。它包括认识和理解判断、计算、记忆、语言、视空间、应用等方面能力。认知障碍是指上述几项认知功能中的一项或多项受损，当受损有两项以上，并影响个体的日常或社会能力时即为痴呆。

痴呆是指由大脑病变所致的智力衰退，其意识的觉醒度是正常的，意识内容狭小。中医学亦称"痴呆"或"呆证""善忘"。

一、痴呆的分类与诊断

（一）病因分类

1. 以痴呆为主要表现的疾病　如阿尔茨海默病、皮克病。

2. 脑部疾病所致的痴呆　包括血管性痴呆、皮质下白质脑病、脑瘤、脑外伤、硬脑膜外血肿、感染中毒性脑病、急性脑缺氧综合征、正常压力性脑积水、多发性硬化等。

3. 内科疾病所致的痴呆　包括甲状腺、肾上腺皮质功能减退，营养缺乏病如糙皮病、亚急性联合变性、维生素B_1缺乏，以及慢性药物中毒如巴比妥类、溴化物中毒所致的痴呆。

（二）痴呆的诊断

主要依靠临床检查，辅以智能测验和其他神经心理检查。临床检查分直接检查和间接检查。间接检查是指向那些同病人有密切接触的人询问病史和病症表现。直接检查时，应取得病人的合作。

认知障碍检查的内容：①对自己病情的了解。②记忆力指对远事、近事、即刻和受干扰回忆能力的检查。③计算力，即一般心算，由易到难。④判断力，对一些相近似的具体概念和抽象概念加以区别。⑤理解和联想采用解释通俗成语的意义来检查。还可以伴有精神情感、行为的异常。

全面的体格检查、实验室检查、脑电图检查以及头颅X线、CT、MRI检查对诊断有重大意义。

痴呆的分期：

1. 遗忘期　自知力存在，近事遗忘，远事记忆尚好，计算力简单尚可，工作和学习效率低，易出差，性情忧郁，言语礼仪尚好，兴趣和活动范围小。

2. 痴呆前期　自知力差，近事遗忘重，远事记忆差，计算力、理解力、判断力差。性格与原来相反，欣快或易怒，有冲动行为。

3. 痴呆期　自知力丧失，近事、远事皆遗忘，计算、理解、判断能力丧失，有行为异常（和电视中人物对话，见电视中有火就跑）。可有失认、失语、失用、体象障碍等。神经系统检查可见锥体束征、病理反射等。

痴呆的诊断必须采取三个步骤：

第一步　首先在临床上确定病人是否有痴呆。可用修订的长谷川智力量表来测定智力，进行筛选（表7-1）。

表7-1　修订的长谷川智力量表

内　　容	分　　数
1. 今天是几月几日？是星期几？	0，3
2. 这是什么地方？	0，2.5
3. 你多大年龄（相差3～4岁为正确）？	0，2.5
4. 从最近发生的事情中（根据不同病例，预先从周围人中了解）选1个，然后问此事发生于何年何月（已几个月了）或发生于什么时候。	0，2.5
5. 你出生于何地？	0，2.5
6. 抗日战争或"文化大革命"是从什么时候开始的（相差3～4年算正确）？	0，3.5
7. 1年有多少天（或1小时有多少分钟）？	0，2.5
8. 现在我国的总理是谁？	0，3
9. 100连续减7，100-7=？ 93-7=？	0，2.4
10. 倒背以下数字：6-8-2，3-5-2-9。	0，2.4
11. 5个物品试验，例如香烟、火柴、钥匙、钟表、钢笔分别命出名来，再藏起来问是什么东西。	0.05，1.5，2.5，3.5

回答正确给予相应的分数，回答错误则不得分。31分以上为正常，22～30.5分为轻度异常，10.5～21.5为痴呆前期，10分以下为痴呆期。

第二步　要确定痴呆的脑部病变。需进行一系列的检查，如脑电图、脑电地形图、单光子发射计算机断层成像（PECT）、CT、MRI和正电子发射断层成像（PET）等。

第三步　痴呆的鉴别诊断。阿尔茨海默病必须与血管性痴呆进行鉴别。常用的是Hachinki缺血性量表。

二、治疗

1. 电项针疗法

处方：风池，供血，语言1、2、3区，运动区，情感区，晕听区。

操作：用两组导线分别连接同侧的风池、供血穴，正极在上，负极在下，选用疏波，每日1次，每次30分钟，6次后休息1日。

方解：风池、供血可以通过改善椎-基底动脉系统而改善脑部血流量，增加神经递质的释放，针刺运动区、情感区、晕听区可以活化大脑皮质细胞，改善脑功能。

2. **头针、项针疗法** 补法。

处方：情感区、晕听区、风池、翳明、供血、风府。

操作：每日1次，留针30分钟，其间行针3次，6次后休息1日。

三、按语

1. 临床上可治性痴呆属于起病原因较清楚的脑部疾病，多不属于神经系统退行性疾病，如全身内科疾病引起的代谢障碍、中毒和脑外伤等。

2. 中医学认为本病由"痰蒙心窍"所致。痰的概念很广，基本上可分为有形痰、无形痰两种。有形痰者，肺和支气管的痰液、胃肠呕吐出的消化液，及人神志不清时口中流出的为有形痰，例如，中风、癫痫发作时，口吐痰涎。人智力低下时为痰蒙清窍，此为无形痰。脑炎、精神病人，口中无痰，其发病病因为无形痰。治疗无形痰的中药大多有镇惊安神的功能及化痰作用。化痰即抑制肺胃的分泌或稀释痰涎，使痰易咯出。

中医有"痰生百病，痰生怪病""怪病多痰"之说，这就是指神经科、精神科的一些疾病，皆由无形痰所致。而治疗药物多有安神镇惊及化痰作用，如礞石、南星，但临床观察疗效不显著。

3. 有人认为可造成脑部疾病的病毒、胆固醇、甘油三酯、脂褐素、自由基即可理解为无形痰。

4. 人体衰老的表现是多方面的，以肾虚与脾虚为主。肾虚与遗传因素和老年人内分泌功能降低有关；脾虚与老年人免疫功能、代谢功能和消化功能降低有关；血瘀也是一个因素，瘀滞常引发心脑梗死、脑软化灶形成。但由于老年人血管硬脆，长期大剂量服用活血药有可能引发出血，故抗衰老当以补肾健脾为主，活血化瘀为辅。

5. 对本症治疗，针灸具有两方面的作用，一是改善脑部血液循环，改善脑的代谢，间接抑制痴呆的发展，维持残存的脑功能；二是活化脑细胞，减轻因痴呆而产生的各种症状。资料表明，针灸治疗老年性痴呆取得疗效时，脑电图脑波频率趋于增快，波幅增加，α波指数增多，β波指数增大，θ波指数减少。利用听觉刺激引起的条件相关脑诱发电位P300潜伏期显著缩短。表明针刺后老年性痴呆患者大脑皮质兴奋性有所提高。针刺改善脑缺血患者脑血液循环，增加脑供血、供氧量，促进衰退神经元的能量代谢，可能亦为针刺治疗血管性痴呆机制之一。实验研究还发现，针刺大鼠"足三里"后大脑皮质、海马、纹状体及脊髓中胆碱能 M 受体及 5-HT 受体结合容量显著下降，同时大脑皮质 cAMP 趋于降低，cAMP/cGMP 比值显著变化，表明针刺提高学习记忆力可能与针刺改变脑内 M 受体结合容量，调理 cAMP/cGMP 比值，改善脑组织能量代谢，促进脑组织的损伤修复与再生有关。

6. 针灸治疗老年性痴呆具有肯定的作用，但目前仍以治疗血管性痴呆为主，而对阿尔茨海默病的治疗却未见报道。

7. 电项针疗法对本病疗效显著，行针时患者有头清目明、精力充沛之感。其机制是脉冲电流通过上行网状激活系统使大脑细胞得到活化，皮质的兴奋性增高，同时，椎-基底动脉供血增多，使脑血流量增多，因而思维活跃，尤其对早期患者有明显疗效。

第十节　神经源性排尿障碍

由于控制膀胱的中枢或周围神经病变引起的排尿功能障碍，称为神经源性排尿障碍，又称神经源性膀胱。属中医学的"癃闭""小便失禁"。

凡在脊髓排尿反射中枢以上的病变叫排尿的上运动神经元病变；脊髓排尿中枢本身或其组成的反射弧的任何部位发生病变称排尿的下运动神经元病变。

一般认为，排尿是膀胱壁的一种"牵张反射"。当膀胱内尿量达 100～150ml 时可有尿意感觉，达 300～400ml 时有排尿感觉。支配膀胱运动的周围神经有交感神经支配膀胱三角肌、内括约肌，使尿液贮存于膀胱，副交感神经支配膀胱逼尿肌和尿道内括约肌，兴奋时使逼尿肌收缩，括约肌开放，引起排尿。阴部神经属躯体运动神经，可控制尿道外括约肌的舒缩。支配膀胱感觉的神经是痛觉由交感神经传入，膀胱的尿意和膨胀感由副交感神经来传导。膀胱的排尿活动受到大脑皮质高级中枢的控制。当病变涉及这些周围或中枢神经结构时则引起神经源性膀胱。

常见的原因有脊柱骨折压迫脊髓、撕裂神经根，手术时损伤，急性脊髓炎、脊柱结核、脊髓蛛网膜炎、多发性硬化、脑干脑炎、肿瘤压迫、糖尿病性神经病、运动神经元病、脑萎缩、隐性脊柱裂、脊膜膨出、脑及脊髓血管病等（图 7-2）。

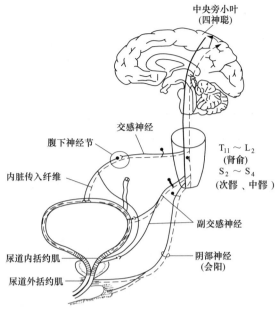

图7-2 排尿、男性功能的神经支配

一、神经源性排尿障碍的分类与诊断

（一）无抑制性神经源性膀胱

是大脑、脑干的排尿中枢及其下行纤维的不完全性双侧性损害，对膀胱的反射抑制作用减弱所致。属最轻的排尿障碍，表现为尿急、尿频、尿淋沥或急迫性尿失禁，但无残余尿。

（二）反射性神经源性膀胱

是骶髓中枢以上的完全性运动神经元损害使骶髓的排尿中枢与高级中枢失去联系，而膀胱的活动完全由骶髓中枢的反射活动所控制。属较重的排尿障碍。表现为膀胱感觉消失，无明显的排尿要求，膀胱充满时，只能间歇地不自主排尿（称为间歇性尿失禁）。排尿分几段排完，有一定量的残余尿。

（三）自主性神经源性膀胱

是骶髓排尿中枢损害的一种表现。病变主要位于骶2～4节段或圆锥马尾部。表现主要为排尿困难，常需双手压迫腹壁去排尿，易发生尿路感染。尿充满后形成充盈性尿失禁，排尿后仍有较多的残余尿。属较重的排尿障碍。

（四）无张力性神经源性膀胱

1. 感觉障碍性膀胱 由反射弧的传入神经病变引起。表现为排尿困难，严重者有尿潴留，尿液充盈一定程度出现充盈性尿失禁，有大量的残余尿。见于骶神经后根病变。

2. 运动障碍性膀胱 由反射弧的传出神经病变引起。表现为膀胱感觉正常，膨胀严重者引起疼痛感。但逼尿肌无力，不能排尿而出现尿潴留和充盈性尿失禁。见于多发性神经炎，盆腔、子宫、直肠的手术损伤等（图7-3）。

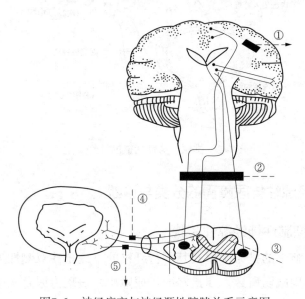

图7-3　神经病变与神经源性膀胱关系示意图

①大脑皮质病变的无抑制性神经源性膀胱；②骶髓以上横贯性病变的反射性神经源性膀胱；③骶髓病变的自主神经源性膀胱；④膀胱传入纤维损害的感觉麻痹性无张力性神经源性膀胱；⑤膀胱传出纤维损害的运动麻痹性膀胱

二、治疗

上述几种类型在临床上根据膀胱逼尿肌和尿道内外括约肌张力的变化情况可分为低张力性膀胱（尿潴留）和高张力性膀胱（尿失禁），治疗方法完全不同。

电针疗法

处方1：四神聪、肾俞、会阳。

方解：四神聪穴的颅内为中央旁小叶，是高级排尿中枢，可以调节排尿功能。针刺肾俞兴奋交感神经，抑制膀胱逼尿肌收缩，同时使尿道内括约肌收缩。会阳穴有阴部神经，可以使尿道外括约肌收缩而抑制排尿。本法适用于各种原因所致的尿频、尿失禁。

操作：用电针治疗仪，正极接肾俞，负极接同侧会阳，选疏波，留针30分钟，每日1次，6次后休息1日。

处方2：中极、曲骨、归来（双）、气冲（双）。

方解：以上六穴均在膀胱上部，脉冲电流可以兴奋膀胱的逼尿肌收缩，产生收缩引致排尿。本法适用于各种原因的排尿困难、尿潴留，尤其不适合在腰部针刺通电治疗者更佳。

操作：针均平刺向耻骨联合方向，针下得气后，接脉冲电针机，同一组导线上下连接，用疏波，电流量由小到大，以针感传至外阴部位为佳，每日1次，6次后休息1日。

处方3：中髎、次髎。

方解：中髎、次髎穴发出副交感神经，支配膀胱逼尿肌，使尿排出。本法适用于各种原因的排尿困难、尿潴留。

操作：针下得气后，接脉冲电针机，同一组导线左右连接对侧次髎、中髎，用疏波，电流量由小到大，以针感传至外阴部位为佳，每日1次，6次后休息1日。

处方4：中髎、次髎、会阳。

方解：中髎、次髎穴发出副交感神经，支配膀胱逼尿肌，使尿排出。会阳既可以使尿道外括约肌收缩止尿又可以使前列腺血流加快，减轻增生而利尿。本法适用于排尿困难、尿潴留又有尿失禁者，特别是男性前列腺增生患者中既有尿频、尿淋沥，又有排尿困难者。

操作：针下得气后，接脉冲电针机，同一组导线左右连接对侧次髎、中髎、会阳，用疏波，电流量由小到大，以针感传至外阴部位为佳，每日1次，6次后休息1日。

三、按语

1. 针刺对1、4型排尿障碍疗效佳，2、3型排尿障碍与脊髓病变大多数是同步好转。

2. 尿潴留时导线横连有利于膀胱逼尿肌收缩而排尿。尿失禁时同侧上下连接有利于尿道内外括约肌收缩而止尿。

3. 针刺四神聪（该处颅内为旁中央小叶，是高级排尿中枢）对治疗急迫性尿失禁疗效显著，该穴可以兴奋大脑高级排尿中枢的功能，恢复对皮质下排尿中枢的调节，疗效甚佳。针刺肾俞、会阳不仅可激活下位排尿中枢，同时也将神经冲动传向上位排尿中枢，引起效应器官膀胱和尿道的功能改变。

4. 电针腹部腧穴或骶尾部腧穴，采用疏波，可以刺激膀胱逼尿肌使之收缩，尿道内外括约肌开放，引致排尿。有文献报道电刺激膀胱后测压结果中髎支配率为70%，次髎次之，下髎最差，上髎无反应。

5. 尿潴留时针刺不一定刺入骶后孔的穴内，如次髎，而只是刺入穴位所在的骶骨部，这时刺激骨膜较刺激皮肤肌肉对神经元发射的频率高，使膀胱的节律性自主收缩明显增多，而加速排尿。

6. 本法对前列腺增生、神经源性大便失禁、小儿遗尿亦有显效，对炎症所致的疗效差。

7. 腰椎间盘突出症患者有时也可以压迫马尾神经而导致尿失禁或排尿困难。应同时治疗腰椎间盘突出症。

8. 脊髓病变引起的尿失禁或排尿困难应同时治疗脊髓病变。

9. 会阳穴的阴部神经支配肛门括约肌、尿道外括约肌、前列腺、睾丸，因而可以治疗上述器官的疾病（图7-4）。

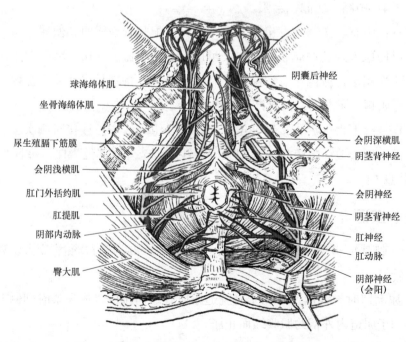

图7-4　阴部神经（会阳穴）支配区

第十一节　呃　逆

呃逆系由膈肌的传入或传出神经或其延髓中枢受刺激所引起。呃逆反射弧的传入神经为迷走神经和膈神经的向心神经纤维，神经中枢为颈髓3~5前角细胞、脑干呼吸中枢和延髓网状结构，传出神经为至膈肌、声门和其他呼吸肌的膈神经和迷走神经的离心纤维。反射弧上任何一处的刺激病灶均可引起呃逆。

膈神经是颈丛最重要的分支（C_3 ~ C_5）。先在前斜角肌上端的外侧，继沿该肌前面下降至其内侧，在锁骨下动、静脉之间经胸廓上口进入胸腔，经过肺根前方，在纵隔胸膜与心包之间下行达膈肌。膈神经的运动纤维支配膈肌，感觉纤维分布于胸腹心包。膈神经还发出分支至膈下面的部分腹膜。一般认为，右膈神经的感觉纤维尚分布到肝、胆囊和肝外胆道等。膈神经损伤的主要表现是同侧的膈肌瘫痪，腹式呼吸减弱或消失，严重者可有窒息感。膈神经受刺激时可发生膈肌痉挛，又称呃逆（图7-5）。

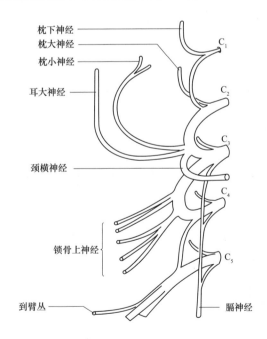

图7-5　膈神经发自C_3、C_4、C_5

呃逆是因膈肌反复的不自主收缩或阵发性痉挛，继之以声门的突然关闭，使吸入气流突然阻断，而发出短促而特殊声音的一种临床症状，俗称打嗝。顽固性呃逆常见于神经内科重症病人。

一、诊断

根据病因分为中枢性呃逆和周围性呃逆。中枢性呃逆常由脑血管病，脑或颈髓的感染、中毒以及肿瘤等局部病变引起，亦可见于糖尿病、尿毒症、酸中毒等全身性疾病。周围性呃逆多由膈肌、膈神经受冷或附近的病灶（胸腔积液、胸膜炎等）以及鼻饲管、胸腔引流管的刺激所引起。

二、治疗

1. 电项针疗法

处方：双侧颈3、4、5夹脊穴。

方解：针刺颈3、4、5夹脊穴，通以脉冲电流，可以抑制颈髓3～5前角细胞及前根传出的膈神经的异常兴奋而止呃。

操作：将导线分别连接左右三对夹脊穴位，选用疏波，电流量以患者能耐受为度，每日1～2次，每次30分钟。

2. 毫针疗法

处方：内关，足三里，太冲，颈3、4、5夹脊。

操作：常规消毒后将毫针刺入穴内，捻转泻法，每日2次，每次30分钟，其间捻针3次。

第十二节　神经病常见综合征

神经病由于病因及病变部位的特殊性，临床上形成了以某些症状为主的综合征。现将疗效较好的常见综合征介绍如下。

一、柯萨可夫综合征

（一）诊断

本病多由长期饮酒及各种原因的长期营养不良，造成维生素B_1缺乏而引起，病变部位在额极。临床上其主要表现是以健忘为主要特征。多见于40岁以上男性，有长期多量饮酒史，记忆力逐渐明显减退，尤其近记忆力减退明显，远记忆力尚能较好地保存，定向力欠佳，常伴有虚构，思维能力减退，严重者生活不能自理，呈现酒精中毒性痴呆。

（二）治疗

电项针疗法

处方：风池、供血、神庭、曲差、本神。

方解：病变部位在额叶，在风池、供血穴的治疗基础上，选神庭、曲差、本神以活化额叶脑细胞的功能。

操作：用一组导线将同侧风池、供血穴上下连接，正极在上，负极在下，选用疏波，通电30分钟，其余各穴用捻转补法，每日1～2次，6次后休息1日。

（三）按语

本病应戒酒，并服用多种维生素B_1、B_6、B_{12}。

二、格司曼综合征

（一）诊断

本病主要是顶叶的主侧半球角回以及顶叶向枕叶移行部损害，主要出现手指失认、左右失认、失写及失计算力。

（二）治疗

电项针疗法

处方：风池，供血，语言一、二、三区，情感区。

操作：用一组导线将同侧风池、供血穴上下连接，正极在上，负极在下，选用疏波，通电30分钟，其余各穴用捻转补法，每日1～2次，6次后休息1日。

（三）按语

针刺治疗本病疗效显著。

三、体象障碍

（一）诊断

本病主要是右侧顶叶急性病变时，出现对自体结构的认识障碍，称为体象障碍。

包括：①偏瘫失认症，对偏瘫失去关注。②偏瘫无知症，否认自己肢体偏瘫。③失肢症，感觉自己丢失了手脚。④多肢症，认为自己有三条腿或三只手。

（二）治疗

电项针疗法

处方：风池、供血、翳明、通天、正营、承灵、络却。

方解：病变部位在顶叶，选通天、络却、正营、承灵穴，以活化顶叶脑细胞的功能。

操作：用一组导线将同侧风池、供血穴上下连接，正极在上，负极在下，选用疏波，通电30分钟，其余各穴用捻转补法，每日1～2次，6次后休息1日。

（三）按语

1. 本病部位在右侧顶叶，故针刺必须在右侧头部选穴。

2. 本病症在急性期明显，慢性期可消失。

四、瓦伦贝格综合征

（一）诊断

本病又称小脑后下动脉梗死，或延髓背外侧综合征。多突然出现眩晕、恶心、呕吐及眼球震颤，多为水平性，吞咽困难、声音嘶哑或失音，病灶侧软腭低下及咽反射减弱或消失，同侧面部及对侧肢体痛温觉障碍，同侧肢体出现小脑性共济失调，同侧霍纳征阳性，可有呃逆。

（二）治疗

电项针疗法

处方：风池、供血、翳明、小脑平衡区、足运感区。

方解：风池、供血、翳明可以改善椎–基底动脉的血流而使小脑后下动脉血流增加，玉枕、脑空可以改善小脑功能，四神聪可以使足行走平衡。

操作：用一组导线将同侧风池、供血穴上下连接，正极在上，负极在下，选用疏波，通电30分钟，其余各穴用捻转补法，每日1～2次，6次后休息1日。

高维滨针刺十绝

（三）按语

本病常有真性延髓麻痹的吞咽障碍，治疗原则及方法请参阅第二十三章。

五、丘脑综合征

（一）诊断

丘脑综合征是由丘脑损伤时产生的一组病证。主要表现为病灶对侧半身感觉减退或消失，深部感觉障碍重于浅部感觉，可同时出现感觉性共济失调，病灶对侧半身疼痛，其特点是一种难以忍受、性质难以形容、定位不确切的灼热或疼痛，检查时可有感觉过度、感觉过敏、感觉倒错，还可出现肢体的水肿及不随意运动等。

（二）治疗

电针疗法

处方：肩髃、曲池、外关、合谷、后溪、环跳、阳陵泉、侠溪、太冲。

方解：上述腧穴通以密波电流可以抑制丘脑产生的各种感觉，又可以改善脑病变部位的血液循环恢复感觉功能。

操作：两组导线分别连接上下肢，每组导线正极在近脑端穴，负极在远脑端穴，选用密波，电流量以患者能耐受为度，每次30分钟，每日1～2次，6天后休息1日。

（三）按语

本病针刺治疗有较好疗效。

第八章
脑神经疾病

第一节　偏　盲

　　视觉径路受损所产生的不同类型的视野缺损称作偏盲。一般在视交叉前方病变可以引起单侧或双侧视神经受累，视交叉受损引起双颞侧偏盲，视束病变多引起同向性偏盲。本节主要论述后者，病因主要见于枕叶或视辐射处的脑血管疾病、炎症或占位病变。

一、诊断

　　患者自述一侧视物不清或不能视物，经常向一侧撞墙或撞人。可能同时伴有轻偏瘫，或轻度偏身感觉障碍，检查时可有一侧的同向性偏盲，或一侧的同向性象限盲。

二、治疗

电项针疗法

　　处方：风池、翳明、供血、头针视区。

　　方解：在风池、翳明、供血改善椎基底动脉的基础上，针刺视区可以活化视区脑细胞的功能。

　　操作：每组导线上下相连，选用疏波，以颈部肌肉轻轻收缩为度，每次30分钟，其间捻针2次，6次为1疗程，两疗程之间休息1日。

三、按语

1. 由于脑梗死引起的偏盲疗效较佳，脑出血所致者疗效差。

2. 伴偏瘫、偏身感觉障碍者可同时配用运动区、感觉区。

第二节　眼外肌麻痹

　　眼肌包括由动眼、滑车及展神经支配的眼内肌及眼外肌。眼外肌为横纹肌，在眼球外。眼内肌为平滑肌，在眼球内。脑及周围神经病变导致眼外肌力量不协调，两眼不能同时注视同一目标，谓之斜视，同时患者主观上产生两个影像谓之复视。其机理是视轴呈分离状态，被注视的物体不能同时在双眼的视网膜黄斑中心凹上成像而出现一眼注视目标，另一眼偏离注视目标。

　　正位是一种理想的两眼平衡状态，是一种很少能见到的眼位，大多数人都有小度数的隐斜。临床上将斜视分为共同性斜视与麻痹性斜视两大类。共同性斜视是指双眼视轴分离，各个注视方向的偏斜角基本相等，眼球运动未受限制，多在5岁前发病。麻痹性斜视则可发生在任何年龄，是眼球运动有障碍，即眼外肌麻痹。根据临床表现，中医学称之为"睑废""视歧""视一为二""上胞下垂"等。下面将讨论眼外肌麻痹。

一、眼球解剖（图8-1）

　　1. 眼球壁　从外至内，由眼球纤维膜（由坚硬的致密结缔组织构成，分为角膜和巩膜两部分）、眼球血管膜（分虹膜、睫状体和脉络膜三部分）、眼球视网膜三层构成。

　　2. 眼球的内容物　包括房水、晶状体和玻璃体。这些结构和角膜一样透明、无血管，具有屈光作用，使物体在视网膜上映出清晰的物像。

　　3. 眼球的副器　包括眼睑即眼皮、结膜（睑结膜和球结膜）、泪器和眼外肌，对眼球有支持和运动、保护功能。

　　4. 眼的血管　包括眼动脉和眼静脉。

二、眼肌的生理作用（图8-2、图8-3）

　　1. 动眼神经　支配上直肌、下直肌、内直肌、下斜肌和提上睑肌，副交感支分布于瞳孔括约肌。上直肌使眼球转向上内方，下直肌使眼球转向下内方，内直肌使眼球内转，下斜肌使眼球转向上外方，提上睑肌使眼睑上提，瞳孔括约肌使瞳孔收缩。

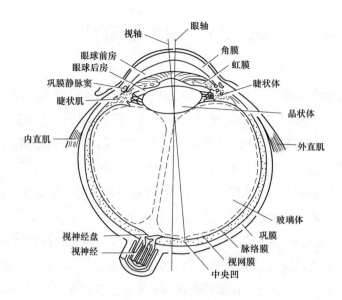

图8-1　眼球的构造

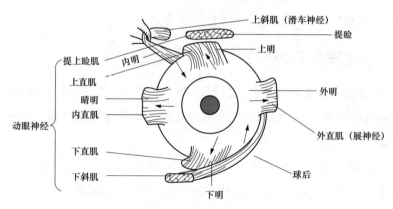

图8-2　眼球运动神经

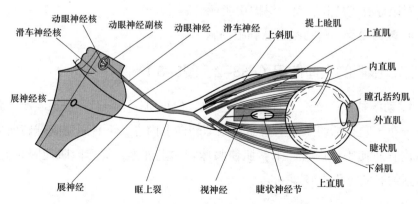

图8-3　动眼神经、滑车神经和展神经的分布及与脑干神经核的关系

2. **滑车神经** 支配上斜肌，上斜肌使眼球转向下外方。

3. **展神经** 在颅底经较长的行程后，经眶上裂出颅，支配外直肌，外直肌使眼球外转。

4. **眼外肌** 其拮抗与协同作用如下。

（1）假如某一眼外肌麻痹，眼球除不能向麻痹肌的作用方向转动外，还由于其拮抗肌的作用，使眼球向麻痹肌作用的反方向斜视。如外直肌麻痹时眼球向内侧斜视，上斜肌麻痹时眼球不能向外下方转动，而向内上方斜视。

（2）眼球运动时不是单一眼外肌的作用，而是2~3块眼外肌（协同肌）同时收缩的结果。如眼球向上仰视时，是上直肌和下斜肌同时收缩的结果。向下俯视时是由下直肌和上斜肌共同完成。眼球外展为外直肌和上、下斜肌完成，眼球内转为内直肌和上、下直肌完成。

眼外肌的起点和作用见表8-1。

表8-1 眼外肌的起点和作用

肌名	起点	止点	作用	协同肌	拮抗肌	神经支配
提上睑肌		上睑	提上睑向上			Ⅲ
上直肌	视神经孔周缘	巩膜前上部（斜向鼻侧）	眼球转向上内方	下斜肌、内直肌	下直肌、上斜肌	
下直肌		巩膜前下部（斜向鼻侧）	眼球转向下内方	上斜肌、内直肌	上直肌、下斜肌	
内直肌		巩膜前内侧部	眼球转向内侧	上直肌、下直肌	外直肌和上、下斜肌	
外直肌		巩膜前外侧部	眼球转向外侧	上斜肌、下斜肌	内直肌和上、下直肌	Ⅵ
上斜肌		经滑车向后外下方，止于巩膜后外侧部	眼球转向下外方	下直肌、外直肌	下斜肌、上直肌	Ⅳ
下斜肌	眶下壁前内侧部	巩膜后外侧部	眼球转向上外方	上直肌、外直肌	上斜肌、下直肌	Ⅲ

三、病因

常见于脑底动脉环或颅内动脉的动脉瘤压迫动眼神经或展神经，头颅外伤损及动眼、滑车及展神经，眶内和眶后的炎症，重症肌无力，颅内肿瘤压迫，高血压及动脉硬化造成供应神经干或核的血管栓塞，扩张的血管压迫，或出血压迫，糖尿病性神经炎，眼肌瘫痪性偏头痛等。

四、检查

1. 问诊　包括发病年龄、时间、诱因、斜视的发展变化，治疗史，眼球偏斜的方向及有无代偿头位。

2. 临床表现　眼外肌麻痹可以是单条或多条眼外肌完全性或部分性麻痹，完全性麻痹立即出现斜视，部分性麻痹初期可以不出现斜视。

后天性麻痹多为急性，往往立即出现复视、视物模糊不清，严重的复视会出现眩晕和恶心呕吐，必须闭上一眼或遮盖一眼才能使症状消失。由于突然的眼位偏斜，视觉定位功能被破坏，患者走路时步态不稳，常向某一方向偏斜，触拿物体有异常透射现象。

先天性或幼年早期发生的部分麻痹，由于有代偿头位和健全的融合功能，一般多无自觉症状，偶有因某些原因发生复视而来就诊者。

3. 眼球运动检查　检查六个方向眼球运动情况，以观察、确诊是哪条眼外肌有异常。

4. 斜视的检查

（1）角膜映光法：是眼球运动度测定，为测定斜视角最简单常用的方法（图8-4）。

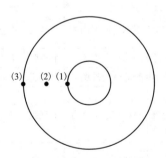

图8-4　角膜映光位置与斜视度
（1）10°~15°（1.5mm）；（2）25°~30°（3mm）；（3）45°（6mm）

让患者注视33cm处的手电灯光，检查者对面而坐，观察角膜上反光点的位置，判断有无斜视。放光点位于瞳孔缘者，为10°~15°；位于瞳孔缘与角膜缘之间时，为25°~30°；位于角膜缘时约为45°。

（2）同视机检查法：斜视度定量检查，将同视机的知觉图片（如一图像为笼子，另一图像为狮子）分别放入同视机的图片桶中，健侧眼镜筒置于"0"

高维滨针刺十绝

点位置，然后转动斜视镜筒，使两画片重合（如狮子进入笼子中央），此时从同视机上读出的度数即为患者的主觉斜视角，可用三棱镜度和弧度来表示。交替开闭每侧画片后的灯，并移动镜筒，使其反光点位于角膜中央，直至两眼不动，此时同视机上的读数为客观斜视角。

5. 实验室及其他检查

（1）实验室检查：常有血脂高、血黏度增高或血糖增高等。

（2）CT或MRI检查：可发现颅内肿瘤、鼻咽部肿瘤等。

五、诊断

（一）周围性眼外肌麻痹（图8-5）

以患者右眼为例，图8-5中右侧为正常活动时眼球位置，左侧为麻痹时眼球位置。

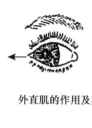

外直肌的作用及其麻痹后的斜视方向　　　　内直肌的作用及其麻痹后的斜视方向

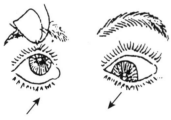
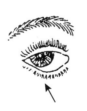
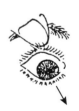

上直肌的作用及其麻痹后的斜视方向　　　　下斜肌的作用及其麻痹后的斜视方向

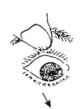
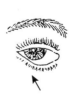

上斜肌的作用及其麻痹后的斜视方向　　　　下直肌的作用及其麻痹后的斜视方向

图8-5　周围性眼外肌麻痹示意图

1. 展神经麻痹　支配眼球外直肌，损害时眼球不能外展，出现水平性复视，由于展神经在颅底行程最长，故易受损。在高颅压时易出现双侧麻痹。

2. 动眼神经麻痹　完全性损害时产生上睑下垂，睑裂变窄，眼球不能向上、下、内三个方向运动，眼球位置向外下方偏斜、复视（内直肌麻痹出现水平性复视，上、下直肌和下斜肌麻痹出现垂直性复视）、瞳孔散大，对光反射消失。不完全性损害时瞳孔括约肌受损轻，可不出现瞳孔改变。

3. 滑车神经麻痹　支配眼上斜肌，损害时眼球不能向下、向外运动，以出现垂直性复视最为常见，出现代偿头位——头向健眼侧倾斜。此神经很少单独受累，判定较困难。复视像检查有利于诊断。

（二）核性眼肌麻痹

脑干病变，其表现与周围性相似，常累及邻近结构，如展神经核损害常累及面神经核损伤。动眼神经核分散，易出现某一核受损症状，呈分离性眼肌麻痹，常伴眼轮匝肌麻痹。

（三）核间性眼肌麻痹

脑干内侧纵束损害，不能使眼球水平同向运动。

（四）中枢性眼肌麻痹

额中回后部损害，双眼看向病灶侧，单眼活动无障碍，所以无斜视、复视，只是双眼在协同动作时不能向上、向下或向一侧转动，称凝视麻痹。

六、治疗

分两步进行，先电针疗法，后毫针动法治疗。

1. 电针疗法

（1）展神经麻痹

处方：取瞳子髎、外明。

操作：捻转进针后，用导线连接瞳子髎-外明，选密波，电流量以患者能耐受为度（约0.5mA），通电30分钟。

疗效机理：密波电流产生的电场有利于展神经的髓鞘和轴突功能恢复，而使其支配的外直肌功能恢复。

（2）动眼神经麻痹

处方：取攒竹透睛明、睛明、双提睑（没有提上睑肌麻痹者不用）。

操作：捻转进针后，用导线连接攒竹–睛明、双提睑，选密波，电流量以患者能耐受为度，通电30分钟。

提睑穴针法：将眼睑提起，用40mm长直径0.20mm的毫针两根沿眼睑斜向内和外分别浅刺入5～10mm。

（3）滑车神经麻痹

处方：攒竹、鱼腰、内明、下明。

操作：捻转进针后，用导线连接攒竹–鱼腰、内明–下明，选密波，电流量以患者能耐受为度，通电30分钟。

2.毫针疗法 电针施术结束后将针取出。

治法：近部取穴，动法治疗。

处方：

（1）展神经麻痹取外明（目外眦，图8-6），如伴下视障碍可配下明（下直肌附着点）、内明。

（2）动眼神经内直肌麻痹取睛明（目内眦，图8-7），如伴上视障碍可配上明（上直肌附着点），伴下视障碍可配下明。

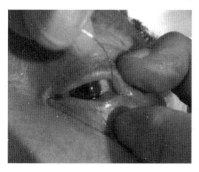 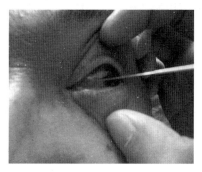

图8-6 以左眼为例，针眼眶内的外直肌滞针动法　　图8-7 以左眼为例，针眼眶内的内直肌滞针动法

（3）滑车神经麻痹取内明（上斜肌附着点）、下明。

操作：捻转进针，动眼神经麻痹针刺在目内眦上，展神经麻痹针刺在目外眦上，行针时用慢速捻转使针身带动眼球向内或向外缓慢移动30次后，留针5～10分钟，再同样反复3～5次后出针。然后再刺入其他穴，只做捻转行针，留针30分钟，其间5分钟行针1次，6次为1疗程，休息1日。如有眼结膜出血可休息2～3日后再治疗。

体会：

（1）如动眼神经上直肌麻痹取上明穴时，可在眼球上正中稍向外2～3mm处取穴，针刺方向稍向内，疗效显著，且不易刺到眶上动脉而出血。如动眼神经下直肌麻痹取下明穴时，可在眼球下正中稍向内2～3mm处取穴，针刺方向稍向外，疗效显著。

（2）针睛明、外明穴在手法上用慢速捻转提按法，向下按时使针身产生弧形（用直径0.20～0.25mm的不锈钢针）能使眼肌产生明显收缩，疗效好，因为慢速捻转能使针身缠住肌纤维而一起上下提按，有利于眼肌运动。相反用快速捻转提按法不能使眼肌产生明显收缩，疗效差，快速捻转时针身不能缠住肌纤维一起上下运动。

（3）针上明、球后、下明、内明时，用手法只捻转不提插，30次后留针5～10分钟，然后再同样反复3～5次后出针。针上明、球后、下明、内明时也可以连电针通以密波电流30分钟，以患者能耐受为度。电流产生的电场可以使神经再生，恢复功能。

（4）滑车神经麻痹针内明、下明并通电，也可以在电针治疗后再对内明、下明用捻转手法各30次，留针5～10分钟，共3次后出针。

3. 常用腧穴位置及解剖（图8-2）　睛明穴有动眼神经支配的内直肌（内直肌眼球附着点后2～3mm处）。上明穴在眼球上正中处（有动眼神经支配的上直肌和眶上动脉，易出血）。下明穴在眼球下正中处（有动眼神经支配的下直肌）。提睑穴在上眼轮匝肌正中处（上明穴下2mm，内有动眼神经分支支配的上睑提肌）。外明穴在展神经支配的外直肌处（外直肌眼球附着点后2～3mm处）。内明穴在上明穴与睛明穴之间眼眶内处（有滑车神经支配的眼上斜肌）。球后穴在下明穴外0.5cm眶内处（有动眼神经支配的下斜肌）。

七、按语

1. 先向家属说明有眼球结膜出血可能，一般在3～7天后可以吸收，不会影响视力。

2. 施术针必须细且弹性好。直径为0.20～0.25mm，针身长40mm较适宜。

3. 笔者以前针刺睛明穴时经常出血，经过解剖学分析后采用针刺向目内眦（内直肌附着点）的方法，使内直肌收缩，疗效较好，而且可以防止刺到内眦动脉。同样外明穴也如此操作，针在目外眦处（外直肌附着点）。上视障碍可配上明（上直肌附着点），下视障碍可配下明（下直肌附着点），无一例出现眼球大出血的情况，且疗效显著。

4. 治疗本病必须抓住每个神经支配眼球运动的方向，然后选取相应主穴及配穴。动眼神经麻痹时，往往是内直肌显效后会出现上直肌或下直肌或上斜肌的麻痹症状，再按上直肌或下直肌或上斜肌的麻痹继续治疗。

5. 对于本病，笔者的最新体会：一是动眼神经麻痹先在攒竹、鱼腰穴针后通电针（密波，30分钟），电流产生的电场可能有利于麻痹的神经功能恢复。二是在针刺眶内的眼外肌时，针刺手法宜缓慢提按捻转法有利于神经肌肉运动功能的恢复，向下按时使针身产生弧形能使眼肌产生明显收缩（用直径0.20~0.25mm的不锈钢针），疗效好；相反用快速捻转提插法不能使眼肌产生明显收缩，疗效差且易出血。因为慢速捻转能使针身缠住肌纤维而一起上下提按，有利于眼肌运动，相反快速捻转则针身不能缠住肌纤维一起运动，疗效差。

6. 选取上明、内明、下明、球后四穴很易刺到眼球后动、静脉，尤其是针上明穴时易刺到眶上动脉导致出血，临床上切记不宜深刺，一般针刺深度在17mm以内。睛明、外明针在目内眦、目外眦处，针刺深度在2~3mm以内。

7. 眼外肌麻痹最常见于外直肌和上斜肌麻痹，它们经1~3个月的治疗常可治愈。如有一点残留也仅限于向周围固视时，无须治疗。药物疗法没有针刺疗法效果好，严重者可手术治疗。

8. 根据临床经验，周围性展神经麻痹疗效好，约20%的患者治疗一次即可临床治愈。动眼神经内直肌麻痹疗效较好，上直肌、下直肌麻痹则疗效差，瞳孔括约肌麻痹疗效更差。滑车神经麻痹疗效差，因为其走行为钩状又在眼球后面。核性差，核间性最差，中枢性则无须治疗，会自行好转。

9. 由炎症、缺血所致的周围性眼肌麻痹者疗效显著，针刺治疗有即刻疗效。脑外伤、脑出血、颅内肿物术后所引起者疗效差。

10. 注意事项：睛明穴、上明穴最易出血，临床上应引起注意。

11. 眼部血管丰富，眼眶区针刺后在某些情况下（尤其是针上明穴时易刺到眶上动脉）眶内出血蓄积可产生眶内血肿。其临床表现多为一侧眼眶血肿引起急性高眶压，最显著的症状和体征是眼球突出伴有胀痛、恶心、呕吐、复视、眼球运动障碍、视力减退或丧失以及眼睑和结膜水肿充血，而后眼睑或结膜下出现青紫色瘀斑。眼球突出往往在数分钟或数小时之内达到高峰，两眼差值可达10mm，突出方向可以判断病变的位置，疼痛是由于眶内压急剧增高，感觉神经末梢受压迫及眼压增高引起的。眶尖部血肿引起视神经供血障碍，视力突然减退，甚至丧失光感。肌肉圆锥以外的出血往往向前弥散至皮下或结膜下，2～3周内吸收，一般不会危及视力，也不会加重病情。应该停止针刺治疗1~2周，不会延误治疗时机，因为发病1~3个月内都会逐渐病愈的。

急性眶压增高、皮下出血和反复多次发生是其临床特征。血肿和血囊肿形成后，需与眶内新生物鉴别，影像学检查有助于诊断（图8-8）。MRI能像CT一样显示急性期出血，尤其善于显示亚急性期、慢性期及残腔出血。

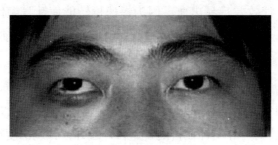

图8-8 眼眶血肿外观像
右眼球突出向上方移位，下眼睑皮下及球结膜下瘀血

因眼眶血肿可使眶压突然增加，压迫视神经而严重损害视力，此时必须果断妥善地处理，若视功能和眼底检查有视神经压迫表现应立即作单纯的血肿穿刺抽吸或开眶减压（包括外侧开眶），也可通过眉弓作上方开眶抽吸排出骨膜下血肿，穿刺抽吸或切开排出暗红色血液后应使用压迫绷带数天以防再出血。有继发潜在感染风险的患者应给予合适的抗生素治疗。若眼眶血肿早期诊断和及时处理，随着眶内高压的缓解，视力迅速恢复后预后通常良好。在严重病例，尽管积极治疗也难以恢复已丧失的视力。除非眼眶血肿是继发于大的颅内硬脑膜下出血通过眶上裂入眶，一般全身预后也良好。

第三节　三叉神经痛

三叉神经痛是指面部三叉神经分布区内出现阵发性剧烈疼痛，而不伴三叉神经功能破坏的症状。临床上以第二支、第三支发病为多见。本病多发年龄在中年以后，女性患者居多。多发生于一侧，亦有少数两侧俱痛者。按病因可分为原发性和继发性两种。中医学的"面痛""眉棱骨痛"均属本病。

原发性三叉神经痛的发生可能与受寒、缺血等有关。继发性三叉神经痛系因三叉神经及其通路附近的炎症、血管病、骨质压迫、外伤瘢痕、多发性硬化、肿瘤等刺激或压迫三叉神经而引起，如牙髓炎、副鼻窦炎、颅底或桥小脑角的肿瘤、骨质增生等。

一、诊断

疼痛常呈突然发作，疼痛部位限于三叉神经分布区内，以面颊、上下颌部为多见。疼痛发作短暂，数秒或数分钟后缓解，连续数小时或在数天内反复发作。常因触及面部某一点而诱发，称为扳机点。致病者不敢洗脸、漱口、进食。疼痛呈阵发性闪电样剧痛，痛如刀割、火灼、锥刺样，可伴有痛侧面部肌肉抽动，皮肤潮红，眼结膜充血、流泪、流涕、流涎等，所以又称为痛性抽搐。

体检时，在神经的皮下分支穿出骨孔处，如眼支的眶上切迹、上颌支的眶下孔、下颌支的颏孔处常有压痛（图8-9）。

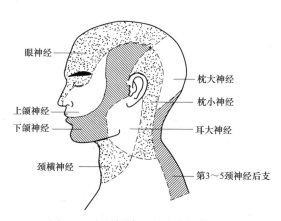

图8-9　头颈部神经在皮肤的分布区

原发性三叉神经痛一般无神经系统病理性体征，发作多呈间歇性。继发性三叉神经痛常伴有痛觉减退、角膜反射减弱或消失等。带状疱疹病毒常潜伏于三叉神经半月神经节，当机体抵抗力下降时可发作带状疱疹。

二、治疗

1. 毫针疗法

治法：远近配穴法，泻法。

处方：第一支　鱼腰、下关、合谷。

　　　　第二支　四白、颧髎、下关、合谷。

　　　　第三支　夹承浆、下关、合谷。

方解：下关穴内有三叉神经节，三叉神经节细胞的周围突组成三支。第一支称为眼神经，由眶上孔出颅，该处为鱼腰穴；第二支称上颌神经，由眶下孔出颅，该处为四白穴；第三支称下颌神经，由颏孔出颅，该处为夹承浆穴。针刺上述腧穴均可止痛，合谷为上下配穴法，针刺后可协同止痛。

操作：进针后持续捻转使病部有酸胀感。留针30分钟，其间行针2次，每日1次，或发作时针刺，6次为1疗程，两疗程之间休息1日。

2. 电针疗法

处方：主穴　下关。

　　　　配穴　鱼腰、四白、夹承浆。

操作：脉冲电针仪正极置主穴，负极置配穴。选用密波，电流量由小至大，以病人能耐受为度，每次30分钟，每日1次。6次为1疗程，两疗程之间休息1日。

三、按语

1. 本病发作时止痛治标以针刺为主，治本以中药治疗为主。

2. 针刺治疗一般以毫针为先，如效果不显，可用电针、水针。

3. 已采用过水针、射频或手术治疗，再出现疼痛者，针刺治疗效果差。

4. 原发性三叉神经痛，轻者疗效较好，较重者需水针治疗，治疗时加用卡马西平口服，可以缓解病痛。继发性三叉神经痛应治疗原发病。

5. 针刺下关穴是治疗该病症的关键，针刺时有电击感传导则疗效佳。一

高维滨针刺十绝

般深刺1寸以上，针刺得气后应持续捻针10～20秒。

6. 气至病所是针刺镇痛的关键。三叉神经第一支痛时，针刺下关穴时应将针尖向头部的前上方刺，针刺第二、三支时，针尖向头面的后下方刺，使之产生电击样传导。

7. 针刺疼痛敏感点（阿是穴），亦称扳机点，也是治疗本病的关键之一。

8. 本病治疗采用上下配穴法也是提高疗效的方法之一。

第四节　面神经麻痹

面神经麻痹是指面神经非特异性炎症所致的周围性面瘫。此病多见，可发生于任何年龄，而以20～40岁为多，男性略多，常发生于一侧。春、秋两季发病较高。大部分病人因局部受风吹着凉而起病，可能为局部营养神经的血管痉挛使神经组织缺血、水肿、受压迫而致病。另一部分病人因病毒感染而致神经水肿，髓鞘脱失，或因骨质增生、肿物压迫而致病。

一、诊断

常急性起病，每在睡眠醒来时，或冷风吹面后，发现一侧面部表情肌瘫痪。部分病人起病前有同侧耳后乳突区疼痛。

查体：可见病侧额纹消失，眼裂扩大，不能皱眉、蹙额、露齿、鼓颊，口角歪向健侧，病侧鼻唇沟变浅，眼睑不能闭合，眼球向外上方转动显露白色巩膜，称Bell征。角膜反射、眼轮匝肌反射、口轮匝肌反射均减弱甚至消失。肌电图的面神经传导速度测定对面神经损伤程度诊断有帮助。

根据病变部位不同分为以下四种类型（图8-10）。

1. 在茎乳孔外　单纯性面瘫。

2. 茎乳孔内损及鼓索神经及镫骨肌支　伴有舌前2/3味觉障碍，听觉过敏。

3. 在膝状神经节处　伴有耳廓与乳突区痛，味觉及泪腺障碍，亦可出现耳廓、外耳道疱疹，称为Hunt征。多为带状疱疹病毒感染。

4. 面神经核损害　周围性面瘫，常伴有展神经麻痹，对侧锥体束征。多为脑血管病。

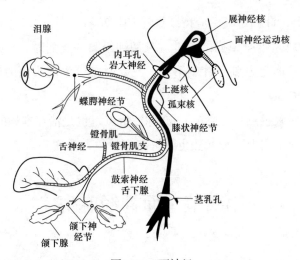

图8-10 面神经

根据病情程度及治疗是否及时得当，一般2～3周后开始好转，轻者1～3个月内可以恢复，部分患者不能完全恢复时，因瘫痪肌挛缩而出现倒错现象，或出现面肌痉挛或联带运动，如"鳄鱼泪"现象。

二、治疗

1. 电针疗法

治法：沿神经干取穴法（图8-11）。

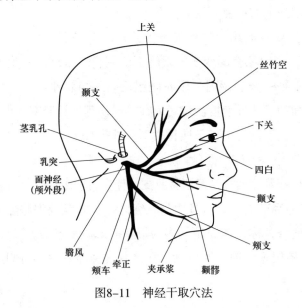

图8-11 神经干取穴法

处方：翳风、上关、丝竹空（颞支）、下关、四白（颧支）、牵正、颧髎（颧支）、颊车、夹承浆（颊支）、合谷。鼻唇沟平坦加迎香。

方解：翳风穴处有茎乳孔，面神经由此处出颅，为治疗面瘫主穴。上关-丝竹空支配额肌及眼轮匝肌，下关-四白支配颧肌及眼轮匝肌，牵正-颧髎支配颧肌及口轮匝肌，颊车-夹承浆支配颊肌及口轮匝肌。解剖学研究认为合谷穴的桡神经在脑干处与面神经有联系，针刺合谷穴可以使面神经受到刺激，有利于面神经功能恢复。电流沿面神经走行传导，可以产生电场，电场可以使面神经再生，使面神经髓鞘变性得到恢复。

操作：进针时按神经分支走行浅刺或透刺，进针后，分别连接3~4对穴位，正极连近耳处穴，负极连远耳处穴。早期采用疏波，1周后采用疏密波，以面部肌肉出现节律性轻度收缩为宜。每次约30分钟，适用于面瘫早、中期。每日1次，6次为1疗程，两疗程之间休息1日。

2. 毫针疗法

治法：神经干取穴法，平补平泻。

处方：翳风、上关、丝竹空（颞支）、下关、四白（颧支）、牵正、颧髎（颧支）、颊车、夹承浆（颊支）、合谷。鼻唇沟平坦加迎香。

操作：进针时按神经分支走行浅刺或透刺，进针后行捻转手法，每次约2分钟，留针30分钟，适于面瘫早、中期。每日1次，6次为1疗程，两疗程之间休息1日。

三、按语

1. 面神经麻痹大部分是因为面部受风着凉血管痉挛，面神经缺血而发病，茎乳孔内狭长的骨性管腔也可产生骨膜炎，造成面神经管狭窄，压迫肿胀的面神经而发病；小部分为病毒感染，如乳突炎等。脑外伤、颅内手术损伤面神经纤维时也常见，一般疗程较长且较难痊愈。老年人亦有因骨质增生骨性管腔狭窄压迫等使面神经水肿、血液循环障碍而导致面神经麻痹者，很难治愈。因此，病变初期进行血常规检查，判定病变的原因，对辨病用药是必须的。

2. 病变初期尽早配合激素治疗2周，可以减轻水肿、髓鞘脱失、轴索变性，有缩短疗程、提高痊愈率、减少后遗症的作用。面瘫第一周，因面神经处于水肿期，针刺疗效不显著。有乳突痛的炎症者用抗病毒药、解毒活血类中药。

3. 病因决定病变的部位、程度以及预后。病变的部位在茎乳孔以外处，多为受凉所致的单纯性面神经炎，此类病人局部理疗、热敷、敷用中药膏剂均可改善面部血液循环、消除水肿，3周内可治愈。早期伴有乳突痛者，疾病部位较深，为茎乳孔面神经管内病变，多因病毒感染。损及鼓索神经及镫骨肌支时，经治疗大部分可治愈。损及膝状神经节及岩浅大神经处的亨特（Hunt）征，需2~3个月有明显疗效，但大部分会留有不同的后遗症。尤其最初2周未用激素治疗者。面神经核病变者则无治愈的可能。病变初期，病变在膝状神经节以上部位时，没有及时地用激素治疗而单纯地针灸、理疗，会延误治疗时机影响疗效，留有后遗症。

4. 面瘫的疗效还与病人年龄大、体质差，或素患糖尿病、高血压有关。因为糖尿病、高血压患者不宜使用激素治疗。患者的精神因素与疾病的恢复也有一定关系。

5. 亨特（Hunt）征者若逾期未恢复，作面部肌电图测定，无变性反应者可恢复；呈部分变性反应者，需3~6个月恢复；完全变性反应者，恢复的可能性不大。

6. 面瘫反复发作者、左右交替发作者，与其所在茎乳孔内面神经管狭窄有关。因为面神经稍肿胀即受压迫，面神经功能即减弱或丧失。

7. 面神经形成的穴位是肌门类型的（肌神经进入肌肉的地方叫肌门，也叫运动点），神经分支都是从外表进入肌肉，面神经在面部肌肉浅表，所以穴位位置浅，故面部穴位不宜深刺。电针时，出现牙关紧闭或叩齿为针刺过深，刺中咬肌和颞肌，应将针退出，浅刺。

8. 临床上掌握面神经各肌支走行，在其肌门处及面神经主干上取穴，将有利于面神经功能的恢复。而面神经的走向与肌纤维方向多互相交叉。面神经主干走向与牵正、瞳子髎、丝竹空、迎香、地仓、颊车、夹承浆关系较大。穴位分布所在的神经干越粗，其穴位的治疗作用越重要。例如，牵正、颊车的疗效高于其他面部穴位。

9. 治疗时患者面部有蚁走感或肌肉跳动感时，即表示面瘫开始好转，一般多从额部开始好转。

10. 下列体征可视为出现后遗症的早期症状：①与健侧相比，患侧的眼裂缩小；②患侧鼻唇沟加深；③在紧闭患侧的眼睛时，口角一起向上向外牵引；④在天气寒冷和晨起时，患侧面部有笨拙、收缩或抽搐感。出现上述情况时要避免面部的刺激或更换治疗方法。

11. 面神经麻痹的后遗症：出现联动征是由于病损后神经纤维再生时长入邻近的属于其他功能的神经细胞管道中所致，面肌抽搐可能是面神经炎后脱髓鞘性变性所致。早期应用激素治疗可以防止或减轻其发生，面肌挛缩出现倒错现象是因为面肌萎缩所致。

12. 临床上有很多面瘫患者，眼睑抬起不好，笔者采用左手捏起眼睑，右手将20mm长毫针由上向下斜刺0.3寸的方法治疗，严防刺到眼角膜，效果显著。该腧穴名为"提睑"穴。面瘫时下眼睑外翻时用20mm长毫针针刺下眼睑，可使之恢复。

13. 针刺治疗的时机与疗效的关系：对于周围性面瘫的针刺治疗时机问题，争论的焦点主要集中在面瘫急性期是否能够针刺治疗。一些医家认为面瘫急性期不宜针刺治疗，尤其不宜强刺激或采用电针，认为在面神经炎急性期，神经正处于急性炎症水肿阶段，若用电针连续刺激，会使神经组织水肿加剧，面神经受到进一步的损害。另有一些医家则认为针灸治疗周围性面瘫越早越好。李氏就周围性面瘫急性期能否应用针刺和电针治疗进行了临床观察，认为不仅可以应用针刺和电针，而且急性期是针刺和电针治疗的良好时机，治疗愈早治愈率愈高，同时疗程也明显缩短，只是需要严格掌握最佳刺激量。

14. 潘华等对电针与常规针灸治疗周围性面神经麻痹进行了对照研究，在疗效疗程方面电针组明显优于常规组，研究表明电刺激可激发失神经支配的肌纤维主动收缩，保持肌细胞固有的收缩和舒张特性，电针激发了强有力的收缩，促进了细胞内的新陈代谢，减缓了肌蛋白因失神经支配后的变性过程，减少了肌糖原的丧失。被动活动肌肉可使肌纤维得到充分的伸展，保证失神经支配的肌肉的弹性，减轻麻痹肌肉内的瘀血和淋巴液的淤积，改善血液循环，减弱肌纤维变性和肌细胞的结缔组织增生。实验研究证明面瘫应用电针治疗有利于损伤的面神经髓鞘脱失、轴索变性好转。

第五节　神经性耳鸣

耳鸣是指无外界声音刺激，患者主观感觉有持续性声响。人体内听觉系统的神经部分包括耳蜗内的听感音器（螺旋器）至大脑皮质中枢的整个联系通道。这些部位的病变引起的耳鸣称为神经性耳鸣。中医学称为"耳鸣"。

常见的病因有颅脑外伤、迷路炎、梅尼埃病、血管疾病（痉挛、梗死、出血）、中毒（烟、酒、耳毒性药物、全身性感染）、听神经炎、听神经瘤、脑干疾病、多发性硬化等。

一、诊断

高音调性耳鸣的病变部位主要在耳蜗及听感音器，可随之有不同程度的感音–神经性耳聋出现，称为神经性耳鸣耳聋。伴有眩晕者，主要为整个迷路的病变所致。

传导性耳鸣是从外耳道至内耳的内淋巴病变产生的耳鸣。这类耳鸣是由于外耳、中耳本身或邻近的病变产生的微细声源传入内耳，由感音器接受产生的低音性耳鸣。

脑鸣是指延脑的耳蜗神经核至大脑皮质听觉中枢的整个通道的任何一个部位病变所致的耳鸣。音调也以高音为主，耳鸣可以时隐时现，断续不定。

此外，在极静的环境中（由于个体兴奋性的变化而无明显的原因）听到持续的、微弱的"耳鸣"，为听觉系统神经细胞的自发性活动所致，可视为生理性耳鸣。有些精神紧张的人对正常情况下出现的体内噪音过度敏度，可发展成为顽固的耳鸣（如神经官能症）。

X线平片、头部CT、听觉诱发电位对诊断均有价值。

二、治疗

电项针疗法

处方：风池、供血、耳门、听宫、听会、翳风。

　　脑鸣加头针晕听区。

方解：风池、供血可以改善椎–基底动脉而使迷路动脉血流加大，翳风、耳门、听会、听宫可改善迷路动脉及耳周的血液循环。本法适用于耳鸣或耳鸣、耳聋初起者。

操作：每组导线风池–供血、耳门–听宫或听会相连，选用疏波，以使颈部肌肉轻轻收缩为度，每次30分钟后将针取出，用毫针刺入翳风穴1cm深，针尖刺向外耳道方向，得气后捻转3~5次后出针，6次后休息1日。脑鸣在头针晕听区刺入三根针。

三、按语

1. 电项针疗法甚佳，多可试用。其机制可能是由于颈部肌肉的跳动，推动了椎-基底动脉的血液循环，因而使迷路动脉供血得到改善。另外，耳后颈部（C_{3-5}）有交感神经节，还有迷走神经耳支支配外耳道，电针刺激可能调节了自主神经功能，缓解了血管痉挛，从而改善了内耳的血液循环。

2. "耳鸣中枢化"学说认为外周听觉损伤导致中枢神经系统发生结构和功能重组，产生可塑性改变，使耳鸣持续存在。

3. 本病疗程长，因此，需有耐心治疗。

4. 耳鸣伴耳聋者疗效差。

第六节　舌咽神经痛

舌咽神经痛是一种局限于舌咽神经分布区的发作性疼痛。男性多于女性，起病年龄多在35岁以后。本病病因不明，可能为舌咽及迷走神经的脱髓鞘性病变引起舌咽神经的传入冲动与迷走神经之间发生"短路"的结果。近年来由于显微外科的发展，发现部分患者椎动脉或小脑后下动脉压迫舌咽、迷走神经，解除压迫后症状可以缓解。

一、诊断

疼痛呈刺戳性间歇发作，每次持续数秒，疼痛位于扁桃体、舌根、咽、耳道深部，每可因吞咽、谈话、呵欠、咳嗽或吃刺激性食物而发作，伴有喉部痉挛感，心律失常如心动过缓，甚或短暂停搏等症状。神经系统检查，舌咽神经的运动、感觉功能均正常，在咽喉、舌根、扁桃体窝等处可有疼痛的触发点。如疼痛持续应与颅底及耳咽管肿瘤、扁桃体肿瘤相鉴别。

二、治疗

毫针疗法

治法：远近配穴法，泻法。

处方：风池、供血、翳明、翳风、提咽、耳门、听宫、听会、外金津玉液、天容、合谷、阿是穴（多在颌下）。

操作：进针后持续捻转使病部有酸麻感，留针30分钟，其间行针2次，或发作时针刺，外金津玉液、阿是穴捻转后不留针，每日1次，6次后休息1日。

第七节　喉肌麻痹

喉肌麻痹或称声带麻痹，表现为发音障碍。喉是呼吸的管道和发声器官。以甲状软骨、环状软骨、杓状软骨、会厌软骨、小角软骨和楔状软骨为支架，借关节、韧带和喉肌连接而成。环甲肌受喉上神经支配，其余喉肌受喉返神经支配。

声带是人类发声的主要结构，甲状软骨外的环甲肌收缩与舒张牵引甲状软骨在贯穿两侧环甲关节的冠状轴上作前倾和复位运动，以此增大和缩小甲状软骨角隅与杓状软骨的间距，完成声带张弛的调节，发声时两侧声带拉紧、声门裂变窄甚至接近关闭，从气管和肺冲出的气流不断冲击声带，引起振动而发声，在喉内肌肉协调作用下，使声门裂受到有规律性的控制，故声带的长短、松紧和声门裂的大小，均能影响声调高低（图8-12、图8-13）。

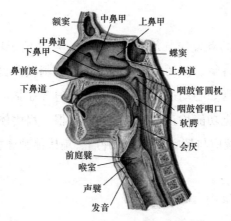

图8-12　鼻腔、口腔、咽和喉的正中矢状断面

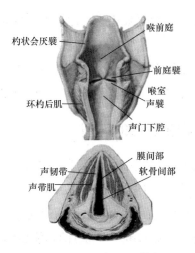

图8-13 喉腔后侧观及横断面

脑梗死，喉炎，颅底骨折，甲状腺手术，颈部及喉部各种外伤，喉部、颈部或颅底肿瘤压迫，纵隔或食管转移性肿瘤，鼻咽癌侵犯颅底，肺尖部结核性粘连，心包炎，周围神经炎等均可引起声带麻痹。

一、诊断

1. **中枢性**　两侧大脑皮质之喉运动中枢有神经束与两侧疑核相连系，故每侧肌肉均接受来自两侧大脑皮质的冲动，因而皮质病变引起的喉麻痹，在临床上极为少见。

2. **周围性**　当喉返神经或与喉上神经外支同时受到损害时，即可出现声带外展、内收或肌张力松弛三种类型的麻痹。临床上因左侧喉返神经行程较长，故以左侧声带麻痹多见。主要临床表现为发声障碍、声音嘶哑或失声。

（1）单侧喉返神经不完全性麻痹：主要为声带外展障碍，症状多不显著。

（2）单侧喉返神经完全性麻痹：患侧声带外展及内收功能均消失。发音时声带不能闭合，发音嘶哑无力。

（3）双侧喉返神经不完全性麻痹：少见，多因甲状腺手术或喉外伤所致。两侧声带均不能外展而相互近于中线，声门呈小裂隙状，患者平静时可无症状，但在体力活动时常感呼吸困难。一旦有上呼吸道感染，可出现严重呼吸困难。

（4）双侧喉返神经完全性麻痹：两侧声带居旁中位，既不能闭合，也不能外展，发音嘶哑无力，一般呼吸正常，但食物、唾液易被误吸入下呼吸道，引起呛咳。

（5）单独喉上神经损伤者少见，常与喉返神经同时受累。喉上神经外支麻痹主要表现为声带张力丧失，不能发高音，声粗而弱。

二、发音障碍与构音障碍的区别

喉部发出的声音为基音，受咽、口、鼻、鼻窦、气管和肺等器官的共鸣作用而增强和使之发生变化，叫作构音，成为听到的声音。人发出清晰和有意义的言语声音依赖于它们之间灵活、协调的运动。

发音障碍：单纯的发声器官喉（声带）的功能障碍，由迷走神经的分支喉返神经麻痹所致。表现为声音嘶哑或无声。

构音障碍：构音系统中的任一环节出现问题，均可导致构音障碍的出现。

包括构音器官鼻、口、唇、舌、咽部及发声器官喉的功能障碍，由舌咽神经、喉上神经、舌下神经麻痹所致。表现为言语不流利及声音小。

三、治疗

项针疗法　平补平泻。

1. 处方　风池、供血、头针运动区下1/3，病侧的发音、治反流、增音穴。

2. 操作　发音、治反流、增音穴，行针各15～20秒得气后，即刻出针。一般每日1～2次，每次留针30分钟，中间行针2次，每次1～2分钟，6次后休息1日。

四、按语

1. 本病往往针刺一次见效。

2. 喉上神经外支支配环甲肌、咽下缩肌，有发音穴（图8-14）。

3. 喉返神经上段又叫喉下神经，支配环甲肌以外的所有喉肌及支配声门列以下的喉黏膜，有治反流穴。

4. 喉下神经的上部有增音穴。

5. 上述穴不宜过度向外深刺，以防伤及迷走神经。

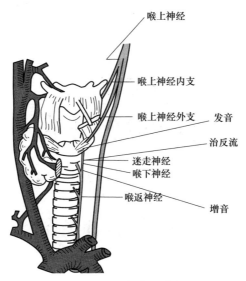

图8-14　喉部常用腧穴

第九章
脊神经疾病

第一节　枕神经痛

枕神经痛是指枕大神经、枕小神经支配的枕区和上颈部的疼痛。属中医学的"太阳经头痛"或"后头痛"。常由于感受风寒；或晚上洗头，没有擦干，使水分滞留于头皮，夜间冷凝，长此导致血液循环不畅，如在冬天，寒湿交加，更易为患；或颈椎病等引起。其他如脊柱结核、脊髓肿瘤、肌炎、各种感染等也可引发。

一、诊断

疼痛部位在枕区和上颈部，可为自发性，亦可因头部及颈部的动作、喷嚏、咳嗽等而诱发。发作时病人常保持头部不动，疼痛可为持续性，亦可阵发性加剧，但在发作间歇期枕部有钝痛。枕大神经压痛点位于乳突与第一颈椎间的风池穴，枕小神经压痛点位于胸锁乳突肌附着点的后上缘翳明穴处。当按这些部位时，病人感到剧烈的疼痛，并沿着神经分布扩散（图9-1）。

二、治疗

1. 毫针疗法

治法：近部取穴，泻法。

处方：颈2、3夹脊，风池，玉枕，天柱，完骨，阿是穴。

方解：枕大、枕小神经由颈1～3神经根发出，枕大神经出口处即风池穴，上行时经玉枕、翳明，完骨穴处有枕小神经及耳神经走行。

操作：针刺夹脊穴时针尖方向向内。各穴均应产生针感，休息20分钟，再行1次手法后出针，每日1次，或疼痛发作时针刺。6次为1疗程，两疗程之间休息1日。

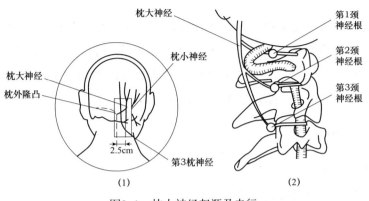

图9-1　枕大神经起源及走行

（1）走行；（2）起自第1～3颈神经

2. 水针疗法

处方：风池、阿是穴。

操作：局部常规消毒后，用当归注射液2ml注入穴位，患者有针感后稍退针注入药液，每日1次，一般3～7次可治愈。或用1%盐酸普鲁卡因2～4ml注入穴位，如不愈，3日后可重复治疗。

三、按语

1. 本病在寒冷季节非常常见，针刺治疗本病疗效甚佳，一般一次即显效。

2. 如为颈椎病所致者，可参考颈椎病治疗。

3. 应用夹脊穴与阿是穴相结合治疗本病是治疗关键。

4. 部分患者同时有耳部周围的疼痛叫耳神经痛，再加刺翳明和角孙穴。

第二节　项肩痛

项肩痛是项部、肩部的疼痛。临床上常见的病因有感受风寒、颈椎病、颈椎间盘脱出、颈椎损伤或脱位、颈椎骨关节病变等。如常见的肌紧张性头痛，多伴有枕项部酸痛。脑膜感染和蛛网膜下腔出血，常引起急性的枕后疼痛和颈项强直。后颅窝、枕大孔区和上颈段椎管内占位病变也可引起项颈痛。颈椎病变在上颈段时表现为枕项痛，下颈段病变表现为项肩痛或肩臂痛。属中医"痹证"。

一、诊断

项肩部疼痛，夜间较剧，头项部活动时呈现疼痛，疼痛可向肩部放射。X线片可显示颈椎骨质病变。一般根据疼痛的首发部位定位病变所在。例如，首发于项肌的则病变多为颈3神经根，自肩部开始疼痛者多为颈4神经根病变，首发于三角肌部疼痛者则病变多位于颈5神经根。

二、治疗

1. 毫针疗法

治法1：远近配穴法，泻法。

处方：颈2、3、4夹脊，肩髃，肩井，阿是穴。

方解：项肩部由颈2～4神经后支支配，肩髃、肩井穴均在颈神经丛支配区。

操作：针刺夹脊穴时针尖向内，局部产生针感后，休息20分钟，6次为1疗程，两疗程之间休息1日。

治法2：上下配穴法，动法治疗。

处方：后溪，颈2、3、4夹脊。

操作：先针颈2、3、4夹脊，产生针感后出针，再针刺后溪使针感上传至肩部，同时嘱患者活动颈部与病侧上肢，直至出针。每日1次，每次20～30分钟，6次为1疗程，两疗程之间休息1日。

2. 电针疗法

处方：同毫针疗法1。

操作：针刺得气后，连接脉冲电针仪，将针夹夹在夹脊穴的针柄上，用疏波，电流量由小至大，通电20分钟，每日1次，6次为1疗程，两疗程之间休息1日。

3. 水针疗法

处方：颈2、3、4夹脊。

操作：每穴注入骨宁注射液1ml，或当归注射液1ml，每日1次，6次为1疗程，两疗程之间休息1日。

三、按语

1. 本病针刺治疗疗效佳。针刺具有针对疼痛部位止痛作用，中药止痛是对疼痛中枢起作用，因此，可以异病同治。

2. 上下取穴，动法治疗，有利于颈部关节活动，又可缓解肌肉痉挛，疗效甚佳。

第三节　臂神经痛

臂神经是由颈5、6、7、8和胸1神经根的前支所组成，主要支配上肢的感觉和运动。由这些神经成分所组成的神经根、神经丛和神经干的原发性或继发性病变所产生的疼痛，总称为臂神经痛。常见病因：根性臂神经痛为颈椎病变、颈脊髓脊膜病变、颈胸神经根炎症；丛性臂神经痛，主要为锁骨下窝的各种病变，如臂丛损伤、胸上口异常、肿瘤与淋巴结病变、肩关节炎及肩关节周围炎、臂神经丛炎等；干性臂神经痛主要为周围神经损伤、局部受压、周围神经炎等。中医学属"痹证"范畴。

一、诊断

（一）根性臂神经痛

在颈部、肩部、上肢出现疼痛，有时沿神经放射，所属神经分布区出现感觉障碍、肌力减弱与肌萎缩，上肢腱反射减弱或消失。头颈部活动受限，咳嗽、打喷嚏或用力时疼痛加重，下颈椎棘突、横突、锁骨上窝有压痛，臂丛神经牵拉试验、坐位低头试验均阳性。

（二）丛性臂神经痛

开始时疼痛部位在锁骨上、下窝的臂丛区域，继而扩展至肩后部，并向上臂、前臂放射，呈钝痛、刺痛或灼痛。上肢活动，尤其做外展、上举等动作时加剧疼痛。神经牵拉征：臂丛神经牵拉试验、直臂抬高试验阳性。肩胛带肌无力或麻痹，肌肉呈局限性萎缩，亦可波及整个上肢，后期腱反射减弱或消失。

（三）干性臂神经痛

主要表现为上肢单神经病变，其中正中神经损害易引起疼痛。因其含自主神经纤维最丰富，故易产生剧烈的疼痛及营养障碍。表现为第2、3、4手指麻木、刺痛，大鱼际肌群萎缩，屈腕、握拳无力，拇指、食指不能对指，桡侧手掌及三个半手指的感觉障碍（图9-2）。

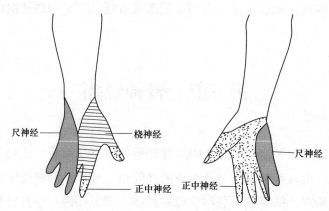

尺神经　桡神经　尺神经

正中神经　正中神经

图9-2　桡、正中或尺神经损害时的感觉障碍分布

颈椎X线片、CT、MRI有助于诊断。腰穿做压力测定及脑脊液化验可排除颈脊髓脊膜病变。

二、治疗

1. 夹脊针疗法　泻法。

处方：主穴　根据临床表现判定神经节段，取其相应夹脊穴。

　　　　配穴　肩井、肩髎、曲池、臂臑、曲泽、尺泽、外关、后溪、鱼际、合谷、极泉等。

方解：针刺相应节段夹脊穴可以止痛，再取支配区内腧穴以加强止痛作用。

操作：持续捻转至痛止。每日1次，或痛时针刺治疗，10次为1疗程，两疗程之间休息3日。

2. 夹脊电针疗法

处方：同夹脊针疗法。

操作：针刺得气后，连接脉冲电针仪，将每组导线上下连接，正极连近脑端夹脊穴，负极连远脑端穴，选密波。每日1次，6次为1疗程，两疗程之间休息1日。

3. 水针疗法

处方：同夹脊针疗法。

操作：用1%盐酸普鲁卡因，每次取4～6个穴，每穴注0.5ml，每日1次。亦可选用当归注射液。以瘫痪无力为主者，用维生素B_1 100mg和维生素B_{12} 500μg，选3个穴交替注射。

三、按语

1. 臂神经痛为临床常见病，其中很多病因明确，如颈椎病、肩关节周围炎等，可采取病因治疗。

2. 针刺缓解症状有较好的疗效。

3. 应用夹脊穴与阿是穴结合，通以脉冲电流，选用密波疗效佳。

4. 独取新极泉穴（肩臂下垂，腋横纹下 0.3 寸臂侧），用毫针刺入 1 寸左右，得气后即出针，活动肩臂疗效很好。

第四节　桡神经麻痹

桡神经由颈 5、6、7、8 和胸 1 神经根所组成，为臂丛后束的主要神经。其病因主要有炎症、缺血、铝中毒、外伤、骨折、睡眠姿势不良而压迫等。中医根据临床表现可为"血痹""痿证"。

一、诊断

完全性瘫痪表现为伸肌瘫痪：手和前臂的伸肌瘫痪，掌指关节的伸肌瘫痪，拇长展肌瘫痪及旋后肌瘫痪；前臂屈曲力减弱，桡骨膜反射消失，发生典型的垂手征。前臂中部以下病损时，由于伸腕分支保存，故仅见伸指功能障碍而无垂腕。上臂和前臂的背侧面、手和手指背面的一部分感觉消失，疼痛少见，手背发凉及紫绀（图 9-2）。

肌电图检查对判断神经损伤的程度及估计神经功能恢复有一定的预测意义。

二、治疗

1. 电针疗法

处方：病变部位上下各 2 个穴位。

方解：导线连接上下同侧穴位，通以电流，形成电场，损伤的神经在电场作用下可以再生。

操作：连接脉冲电针仪，将每对导线上下连接，正极在近端，负极在远端，选疏波或疏密波，电流量由小至大，每次 30 分钟，每日 1 次，6 次为 1 疗程，两疗程之间休息 1 日。

2. 水针疗法

处方：同电针疗法。

操作：用维生素 B_1 100mg、维生素 B_{12} 500μg，每次选4个穴，每穴注 0.5ml，每日1次，6次为1疗程，两疗程之间休息1日。

三、按语

1. 正中神经、尺神经损伤参阅本节诊断与治疗。

2. 实验证明，在神经损伤处的上下各取2个穴，上下连接导线，通以脉冲电流，可以促进损伤神经的再生。

3. 大鼠实验表明，对活体使用弱电场治疗可以促进感觉、运动神经再生。此外，针刺可以产生损伤电流，在拔出针后2日，仍能有类似的弱直流电场。

4. 神经恢复速度取决于损伤程度、损伤部位离神经纤维的远近，与是否穿过伤端瘢痕和局部组织营养因素有关。

5. 损伤或断裂修复后的神经，经3~4周的延缓期后神经纤维再生。待神经纤维抵达其供应的肌肉或感觉区域后，还要2~3个月的调整期。神经恢复一般需4~6个月以上。

6. 周围神经损伤后，再生的树突形态异常是功能障碍的重要原因。针刺可促进树突形态的恢复，这是针刺治疗周围神经生物学基础之一。

7. 实验研究证明，高频电针20~100Hz可使神经传导速度、血流速、血压均有所上升。由于外周神经疾病患者感觉神经传导速度均有所降低，因此，低频电针可能不适合于外周神经疾病（本文所说低频即疏波，高频即密波）。

8. 针刺对周围神经再生的促进作用及其机理：魏月娥用小时RP追踪法检查神经再生情况，结果表明针刺能促进大鼠桡神经再生。陈莲芳观察表明，造模后第28日，电针组的水肿等反应明显轻于对照组和西药组，电针组有较多的新生髓鞘，再生的细胞核较多，而对照组及西药组则较少。

第五节　腓总神经麻痹

腓总神经麻痹为下肢周围神经病中常见的病症。常由压迫所致，例如，二腿交叉久坐，长时间下蹲工作，亦可由外伤、感染、中毒、受寒、糖尿病等导致。中医学属"痿证"。

一、诊断

本病的典型症状为足下垂，并转向内侧，不能背屈。走路时须用力提高下肢，呈跨越步态。小腿外侧有肌肉萎缩，小腿前外侧、足背和足1~4节趾背面有感觉减退。如仅腓深神经麻痹则足不能内翻，单纯腓浅神经麻痹则足不能外翻（图9-3）。

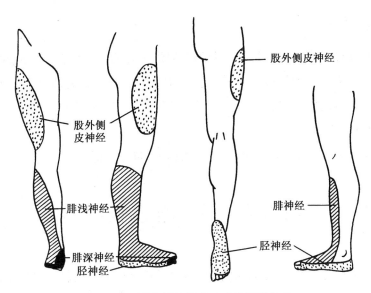

图9-3 下肢各神经损害时感觉障碍分布

二、治疗

1.毫针疗法

治法：近部取穴，补法。

处方：足三里、阳陵泉、太冲、侠溪。

方解：4个穴均在腓神经支配区内，针刺后捻转时产生生物电，有利于神经再生。

操作：每日1次，留针30分钟，6次为1疗程，两疗程之间休息1日。

2.电针疗法

处方：阳陵泉、足三里、太冲、侠溪。

操作：每次取2~4个穴，每组导线上下连接，用脉冲电针仪，选疏密波，电流量以肌肉引起足背向上抽动为准。每日1次，留针20分钟，6次为1疗程，两疗程之间休息1日。

3. 水针疗法

处方：同毫针疗法。

操作：每次取2~4个穴，用维生素B_1 100mg、维生素B_{12} 500μg，分注于穴内。隔日1次，交替使用。

注意事项：针尖刺到神经时应将针退0.5cm再推药。

三、按语

1. 腓总神经损伤，对神经无断裂、肌肉无萎缩、损伤较轻、时间较短的患者应用针灸治疗效果较好。若损伤压迫时间较长，并有肌肉萎缩的患者，则需要的时间较长，亦有一定的效果。若神经断裂，应考虑先手术治疗，然后再应用电针疗法。

2. 水针疗法注意不要刺中神经干，使神经进一步损伤。

第六节　股外侧皮神经炎

股外侧皮神经炎主要是大腿股外侧皮肤感觉麻木、蚁走感或疼痛，故又称感觉异常性股痛。一般多为慢性或亚急性起病，男性发病率较女性高2~3倍，多发生于成年人，多为一侧性，常可由外伤、腰椎间盘突出、腰大肌压迫、糖尿病、肥胖、腹部手术后引起，亦可在妊娠期发病。本病属中医"痹证""麻木"范畴。

一、诊断

在大腿股外侧面有疼痛、麻木、烧灼感，常为单侧性，站立或行走过久可诱发。

局部检查常有痛觉和触觉减退或消失，温度觉也减退（图9-3）。

二、治疗

1. 电针疗法

处方：腰1、2、3夹脊，肾俞，风市，中渎。

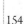

方解：本病多为腰1~3椎体病变压迫所致，故取腰1~3夹脊，肾俞、风市、中渎均在病变区内。

操作：针刺时使夹脊穴的针感气至病所。再将三对导线分别连接三对夹脊穴，选疏波，电流量以腰部跳动为佳。每日1次，留针30分钟，6次后休息1日。

2.水针疗法

处方：肾俞、风市。

操作：用维生素B₁ 100mg，病重者用1%~2%盐酸普鲁卡因1ml，或再加醋酸可的松1mg，注入穴位内。每周3次，6次为1疗程，两疗程之间休息1周。

三、按语

本病电针治疗效果较好。

第七节　坐骨神经痛

坐骨神经痛是指在坐骨神经通路及其分布区内发生的疼痛。本病是极为常见的周围神经病，较多见于男性青壮年。坐骨神经由腰4~骶3神经根所组成。根据发病原因分为原发性和继发性坐骨神经痛。原发性坐骨神经痛（坐骨神经炎）与感染、受寒、损伤等有关；继发性坐骨神经痛为神经通路的邻近组织病变产生机械性压迫或粘连所引起，如脊髓蛛网膜病变、腰及臀部肌肉筋膜病变。按其受损部位，分为根性坐骨神经痛和干性坐骨神经痛。中医学属于"痹证"，《灵枢》称之为"周痹"。

一、诊断

本病多为一侧腰部、臀部、大腿后侧、小腿后外侧及足部发生烧灼样或针刺样阵发性或持续性疼痛。沿坐骨神经通路上有压痛点，直腿抬高试验阳性，跟腱反射减弱。原发性坐骨神经痛发病突然，无腰部外伤史，无明显腰背痛，感觉障碍不显著；继发性坐骨神经痛，有原发病可查，常伴腰背痛、咳嗽、喷嚏、排便可使疼痛加重。腰椎旁压痛及叩击痛，腰部活动受限，下肢有放射痛，感觉障碍明显，肌萎缩明显。

需要时可进行脑脊液、X线摄片、脊柱CT或MRI检查，以鉴别诊断。

二、治疗

1. 毫针疗法

治法：远近配穴法，泻法。

处方：主穴　环跳、阳陵泉、足三里、悬钟、昆仑、侠溪。

辅穴　腰痛加腰4、5夹脊，腰骶部痛者加次髎，小腿后侧痛者加委中、承山。

方解：本病干性者针刺主穴即可止痛，环跳为必选，其针感要传导。根性者加夹脊穴，可从根部止痛。

操作：每次选6~10个穴，留针30分钟，其间行针2次。每日1次，6次为1疗程，两疗程之间休息1日。

2. 电针疗法

处方：根性　腰4、5夹脊，大肠俞，关元俞，阳陵泉，委中。

干性　环跳、秩边、阳陵泉、委中、足三里、昆仑、侠溪。

操作：进针得气后，将每对导线上下连接，用脉冲电针仪，干性者采用密波，根性者采用疏波，电流量由小至大，每日1次，每次10~15分钟。6次为1疗程，两疗程之间休息1日。

3. 水针疗法

处方：腰4、5夹脊或秩边、环跳等穴。

操作：取维生素B_1 100mg、维生素B_{12} 500μg混合，针刺入皮肤出现针感后稍向上提，每穴注0.5~1ml，每次2~3个穴。疼痛剧烈者，可用1%普鲁卡因注射液5~10ml注入相应穴位。每日1次，6次为1疗程，两疗程之间休息1日。

三、按语

1. 坐骨神经痛如由肿瘤、结核等原因所引起者，应治其原发病。

2. 急性期应卧床休息2~3周，腰腿部注意保暖，应睡硬板床。

3. 有人用电解式组织血流计测量针刺前后坐骨神经干血流量变化。针刺腰5骶1棘突外1cm处，腰3、4椎旁1cm处。结果显示，针刺后血流量增加，神经的异常兴奋得到抑制而疼痛缓解，神经的营养状况得到改善，促进了损伤的修复。

第八节 肋间神经痛

肋间神经痛是指一根或几根肋间神经支配区的疼痛。原发性肋间神经痛相当少见，继发性肋间神经痛较为多见。其原因为邻近器官和组织的病变所引起，如脊柱、肋骨的病变，胸腔器官病变，胸段脊髓瘤、炎症等均可引发肋间神经痛。中医学属"胸痹""胁痛"。

一、诊断

一侧性的肋间持续性疼痛，发作加剧可放射至肩、背部，有时呈束带状。呼吸、咳嗽时可诱发。合并带状疱疹时，在皮肤上产生成群的水疱或丘疹，按肋间神经分布，排列成带状。

检查时有相应皮肤感觉过敏、相应肋骨边缘的压痛。

胸椎X线片、胸椎MRI、腰穿检查对继发性肋间神经痛的病因有诊断价值。

二、治疗

1. 夹脊针疗法

治法：近部取穴法，泻法。

处方：相应节段及上下各1个节段的夹脊穴。

方解：本病为脊神经根部病变所致，故应取夹脊穴从根部止痛。

操作：进针后针尖向脊柱方向斜刺，针深达1~1.2寸，患者有电击感后，留针30分钟，留针期间捻针2次。每日1次，6次为1疗程，两疗程之间休息1日。

2. 水针疗法

处方：相应节段的夹脊穴。

操作：疼痛重者用1%盐酸普鲁卡因注射液2ml，注入相应节段的夹脊穴，每日1次，6次为1疗程，两疗程之间休息1日。合并带状疱疹者，用板蓝根注射液2~4ml，注入夹脊穴，每日1次，10次为1疗程，两疗程之间休息3日。

三、按语

1. 针灸治疗本病有较好效果。

2.继发性肋间神经痛尚须查明病因，进行病因治疗。

3.胸2～7节段不可用电针治疗，以防电流通过心脏。

第九节　多发性神经炎

多发性神经炎又称周围性神经炎、末梢神经炎。表现为四肢末端对称性的感觉、运动与自主神经功能障碍。常见原因有感染、中毒、营养缺乏、代谢障碍、血管性疾病、遗传性疾病及其他疾病。任何年龄均可发病，但以青年人较多。根据临床表现不同，属中医"痹证""痿证""麻木"范畴。

一、诊断

各种病因引起的多发性神经炎，其主要临床症状相似，表现为感觉、运动及自主神经功能障碍。以肢体远端为著，下肢重于上肢，感觉障碍初时以刺激症状为明显，常有烧灼感、疼痛、感觉异常或感觉过敏等，进而有痛、温、触觉及音叉震动觉、关节位置觉减退，呈手套–袜套状分布。运动障碍表现为肌无力，肌张力低下，肌肉萎缩，腱反射减退或消失。自主神经功能障碍表现为手、足部皮肤变薄、变嫩或过度角化、多汗、潮红或紫绀、温度降低等。病情轻重不一，轻者仅有肢端疼痛、麻木而无感觉缺失或运动障碍。

有时需用肌电图、神经传导速度检查或神经活检等帮助诊断。

二、治疗

1.毫针疗法

治法：近部取穴，平补平泻法。

处方：上肢　曲池、外关、合谷、后溪、八邪。

　　　　下肢　阳陵泉、悬钟、丘墟、足临泣、京骨、八风。

方解：病变部位在末梢，故宜取远端肘膝以下腧穴。

操作：每日1次，留针30分钟，6次为1疗程，两疗程之间休息1日。

2.电针疗法

处方：同毫针疗法。

操作：将导线分别连接同侧穴位，痛重者用密波，肌无力者用疏密波，电流量以患者能耐受为度，每日1次，留针30分钟，6次后休息1日。

3.水针疗法

处方：同毫针疗法。

操作：用维生素B_1 100mg、维生素B_{12} 500μg，每次选4~6个穴，每日1次，6次为1疗程，两疗程之间休息1日。亦可用当归注射液或加兰他敏注射液。

三、按语

1. 一般在病情稳定时进行针刺治疗，可取得较好的效果。对部分较顽固的患者，可适当增加局部用穴，有肌萎缩的患者可用电针刺激，虽需要较长时间的治疗，亦能取得较好的效果。

2. 通过低频电流对局部肌肉、神经、血管的刺激，可达到促进血液循环、活跃新陈代谢的作用；刺激运动神经使肌肉发生收缩，改善麻痹；低频电流刺激穴位和痛点时，可使肌肉产生颤动收缩，引起粗纤维神经兴奋，从而起到止痛作用。

第十节　急性炎症性脱髓鞘性多发性神经病

急性炎症性脱髓鞘性多发性神经病又称格林-巴利（Guillain-Barre）综合征。此病主要是周围神经广泛的炎症性脱髓鞘改变。主要侵犯脊神经根、脊神经和脑神经。近年来，国内发病率有明显增高趋势，任何年龄均可发病，但大多数在30岁以下，男性较女性为多，四季均可发病，但多集中于夏秋季。

此病病因一般认为与病毒感染和自身免疫反应有关。中医属"痿证"，伴有肌肉疼痛者称"痿痹"，脑神经损害时为"类噎膈""口僻"。

一、诊断

发病前1~3周可能有上呼吸道感染史，或病前有流感、腹泻、发热等病史。一般多急性起病，可有着凉、过劳等诱因。首发症状多为四肢对称性无力，可自远端发展至近端，但大多以近端为重，亦可影响胸、腹肌而发生呼吸困难。合并舌咽、迷走、舌下神经麻痹时，表现为声音嘶哑、吞咽困难、呛食返水，亦可有双侧面瘫。可有自觉麻木不适或疼痛，以肢体远端为重，病变日久可有肌萎缩。自主神经症状为肢端发红、多汗、发凉、皮肤营养障碍，极少数有排尿功能障碍。神经系统检查可有末梢性感觉障碍或传导束型感觉障碍，但一般感觉障碍比运动障碍为轻。四肢腱反射减弱或消失。脑脊液检查常于第二周开始见细胞数正常而蛋白明显增加。运动神经传导速度减慢，波幅正常或轻度异常，肌电图有失神经支配现象。

二、治疗

1. 毫针疗法

治法：夹脊取穴法，补法。

处方：主穴　夹脊穴。

配穴　肩髃、曲池、合谷、尺泽、鱼际、后溪、环跳、秩边、阳陵泉、足三里、髀关、太溪、解溪。

方解：病变部位在神经根，应以夹脊穴为主，辅以肢体远端穴。

操作：不留针，每日1次，6次为1疗程，两疗程之间休息1日。

2. 夹脊电针疗法

处方：同毫针疗法。

操作：用脉冲电针仪，选取疏密波，以肌肉出现节律性收缩为好。每次30分钟，每日1~2次，6次为1疗程，两疗程之间休息1日。

3. 水针疗法

处方：同毫针疗法。

操作：用维生素B_1 100mg、维生素B_{12} 500μg、加兰他敏5mg，每次2~4个穴位注射。每日1次，6次后休息1日。

三、按语

1. 本病早期在中、西药治疗时即可采取针刺疗法。

2. 恢复期采取综合疗法，可缩短病程，减轻后遗症。

3. 合并面瘫、呼吸肌麻痹、吞咽困难、尿失禁或尿潴留时参阅有关章节。

4. 慢性炎症性脱髓鞘性多发性神经病可参阅本病治疗。

第十一节　带状疱疹

带状疱疹病毒侵犯脊髓后根神经节（又称脊神经节）或半月神经节，引起该脊神经支配区内疼痛，并见有关部位群簇水疱丘疹，而以水疱为多见。中医学称"缠腰火丹"，俗称"蜘蛛疮""蛇盘疮"。又因其好发于腰背肋间，疱疹密集成群成带状，故又称"缠腰龙"。

一、诊断

病初有发热、倦怠、全身不适等前驱症状3～4日。疱疹最初为小水泡疹，以后融合，干燥结痂，亦可化脓、坏死，一般7～10日疱疹消失。疱疹常沿神经走行分布，其好发病位依次为肋间神经、三叉神经（以眼支为主），腰、骶、颈脊神经分布区。病变部位疼痛，呈刀割或烧灼样，沿神经放射，并出现痛觉过敏。

二、治疗

1.毫针疗法

治法：夹脊配穴法，泻法。

处方：主穴　相应节段夹脊穴、阿是穴。

　　　　配穴　合谷、曲池、血海、三阴交、听会、太阳、攒竹。

方解：病变在脊髓后根神经节，故以夹脊穴为主，另取相应病变区内腧穴可以协助止痛，改善血液循环，减轻瘢痕形成。

操作：阿是穴是指在疱疹周围进行围刺。其他穴用泻法，留针30分钟，每日1次，6次为1疗程，两疗程之间休息1日。围刺即在皮肤损害四周距疱疹0.5～1寸处，针尖朝向疱疹区中心，呈15°～25°角斜刺，根据病灶大小针刺4～8针。

2.夹脊电针疗法

处方：相应节段夹脊穴、阿是穴，或病灶两侧。

操作：将正极连接夹脊穴，负极连阿是穴，用密波，电流量以患者能耐受为度。每次30分钟，每日1～2次，6日为1疗程，两疗程之间休息1日。

3.水针疗法

处方：夹脊穴、阿是穴。

操作：用维生素B$_{12}$注射液500μg加1%盐酸普鲁卡因8～10ml，取患侧病段夹脊穴3～5个，每穴注药1～2ml，每日1次，6次为1疗程，两疗程之间休息1日。

4.艾灸疗法

处方：局部病灶。

操作：用点燃艾条在疱疹周围做广泛性温和灸。每日1次，3～5次即愈。

三、按语

1.同大多数神经性疼痛一样，疱疹后神经痛缺乏有效的疗法。

2.疱疹后神经痛难以显效，可能与病变部位的肌肉、皮肤形成瘢痕，刺激了神经末梢有关。热疗有助于减轻疼痛。

3.电针与温热疗法可以改善病变部位的血液循环，而使瘢痕好转。

4.三叉神经痛伴有带状疱疹者治疗参阅三叉神经痛。

第十二节　幻肢痛、残肢痛

一、幻肢痛

截肢病人往往术后有失肢依然存在的幻觉，以远端部分更为清晰，这种现象称为幻肢现象。通常随时间的消逝，幻肢现象逐渐消失。有大约2%的病人，幻肢发生非常剧烈的疼痛，多数为闪电样痛，少数为灼痛，称为幻肢痛。常在再次受伤或精神刺激后发生。有的病人感到，当幻肢"活动"的时候，疼痛更剧烈。关于幻肢现象，一般认为与中枢神经系统内的体象形成有关。本病属中医学的"痹证"。

二、残肢痛

截肢后，一部分病人发生肢体残端的剧烈疼痛。局部非常敏感，轻度触碰、抚摸即可引起疼痛。多数病人，疼痛是由于神经切断部位形成的神经瘤

高维滨针刺十绝

所引起，一部分病人是由于神经瘤近端发生的上升性神经炎而引起疼痛。此外，残肢近端神经干发出进入瘢痕组织的细小分支也可能受刺激而产生疼痛。中医学亦属"痹证"。

三、治疗

1. 毫针疗法

治法：近部取穴，泻法。

处方：臀部向足跟放射痛（足太阳经），取殷门、承扶。

股前外侧放射痛（足阳明经），取髀关、伏兔。

操作：留针30分钟，每日1次，6次后休息2日。

2. 综合疗法

处方：头针取病变对侧感觉区对应部位。

毫针取穴同毫针疗法。

方解：头针感觉区可以在中枢部位止痛，局部针刺可以在局部止痛。

操作：头针快速捻转，每分钟200次，每次1~2分钟，休息8分钟，反复3次。毫针用泻法。6次后休息1日。本法对幻肢痛有较好疗效。

四、按语

1. 针刺治疗本病有较好效果。

2. 本病选头针与阿是穴治疗效果较好。

3. 也可加用电针选密波治疗。

第十三节　反射性神经障碍症

反射性神经障碍症又名躯体性神经病，系由于富于交感神经的周围神经受轻微的损伤后反射性地引起该受累神经支配区及其支配区以外部位的严重神经功能障碍的一种疾病。本病主要由于肢端轻微外伤，如刺伤、砸伤、割伤、震伤、针刺或穴位药物注射等，损及富于交感神经纤维的正中神经、桡神经、胫神经等周围神经，在伤处形成恒久的刺激灶，刺激了本体觉和深部痛觉纤维，并发出病理冲动，不断地传至脊髓，在脊髓相应的及邻近的节段形成病理性优势灶。当病理性优势灶波及脊髓前角，以抑制性为主时表现为反射性麻痹，以兴奋性为主时表现为反射性痉挛；病理性优势灶波及侧角自主神经中枢时，可有自主神经功能障碍。此种病理优势灶仅限于一侧脊髓时表现为同侧症状，若同时波及对侧脊髓节段时（泛化现象）则可表现为双侧症状，但常表现为原发一侧较重。此外，精神因素、过度紧张在疾病的发生上亦有一定的作用。中医学根据症状称为"痹证""痿证"。

一、诊断

本症临床表现特殊，肢端神经损伤轻微而病理反应重，神经受损范围小而神经功能障碍的范围大，远远超出受伤神经支配范围。其神经功能障碍的特点是：

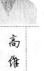

1. **早期明显的自主神经功能障碍**　常在伤后半小时至数小时内出现患肢严重肿胀，肤色发红、发紫或呈大理石纹样改变，有时可有水疱。皮温降低。后期伤部可有色素沉着及皮肤、指甲的营养性变。

2. **严重的运动障碍**　多表现为反射性瘫痪，亦可表现为反射性挛缩。较早出现伤肢肌肉萎缩，甚至波及整个患肢。肌肉对机械及电的刺激兴奋性增高。腱反射多亢进，亦可降低或消失。

3. **伤部及其周围严重触压痛及运动性疼痛**　伤时即可有伤部严重疼痛或同时向远端放射。客观检查可有套式感觉障碍（减退或过敏）。伤部及其周围触压痛及运动性疼痛。

二、治疗

1. 电针疗法

处方：病变部位上下各2个穴。

方解：导线连接上下同侧穴位，通以电流，形成电场，损伤的神经纤维在电场作用下可以再生。

操作：将导线同侧上下连接，正极在上，负极在下，疏密波或密波，通电30分钟，每日1次，6次后休息1日。

2.水针疗法

处方：同电针疗法。

操作：用维生素B₁ 100mg、维生素B₁₂ 500μg，穴位注射，每日1次，6次后休息1日。

三、按语

针刺治疗可以改善肢体的血液循环和新陈代谢，减轻组织水肿，促进神经纤维断端的再生；缩短延缓期和调整期，因而缩短神经功能恢复时间。

第十章
脊髓疾病

脊髓疾病的病因有微生物源性和变态反应性炎症、中毒、物理损伤、血管病、营养代谢障碍、肿瘤、先天性和变性病。脊髓疾病的主要表现为截瘫。按神经元损害的部位分为上运动神经元性截瘫和下运动神经元性截瘫。一般前者为痉挛性截瘫，后者为弛缓性截瘫（或前者的脊髓休克期）。中医学把截瘫称为"痿证"，临床以下肢多见，故又称"痿躄"。

第一节　脊髓损伤

脊髓损伤绝大多数是伴随脊柱创伤而发生。由于脊髓神经组织结构精细致密，一旦遭受损伤，往往不易恢复，并在伤后的各时期易发生一系列并发症，是一种致残率很高的损伤。属于中医学外伤性"痿证"的范畴。

一、诊断

（一）临床表现

1. 脊髓休克　脊髓受到外力打击以后，在损伤平面以下立即发生的完全性弛缓性瘫痪，各种反射、感觉、括约肌功能都消失的一种临床表现。如脊髓震荡，可于数小时内恢复。脊髓挫伤需3~6周以后才逐渐出现损伤水平以下的脊髓功能活动。病人的一般健康状况对脊髓休克的恢复也有影响，严重贫血、营养不良、褥疮形成、尿路感染等都可使脊髓休克的时间延长。脊髓休克期的时间越长表示脊髓损伤的程度越重，预后也越差。在脊髓休克期内常难以判断出脊髓的损伤是功能性的阻断还是解剖上的中断。有时在脊髓休克期中，肛门反射存在，表示脊髓损伤为不完全性。应仔细检查并加以标记，对判断预后是大有帮助的。

2. **感觉障碍** 在脊髓休克期消失以后，脊髓完全性损伤者，自损伤平面以下各种感觉丧失。脊髓部分损伤者在损伤平面以下保存部分感觉。

3. **运动功能** 在脊髓休克期消失以后，脊髓完全性损伤者，如为上运动神经元性损伤，损伤平面以下的运动功能仍完全消失，但肌张力增高。如为下运动神经元损伤，损害节段所管辖的肌肉可表现为肌肉松弛、萎缩，肌力消失。脊髓部分损伤者可以逐步出现肌肉的自主活动，甚至可以达到自己行走的程度，如用手指肛检时，肛门括约肌自主收缩。脊髓完全性损伤者最后可呈屈性截瘫，脊髓部分性损伤者则可呈伸性截瘫。

4. **反射活动** 在脊髓休克期过去以后，如为上运动神经元损伤，瘫痪肢体的反射由消失逐渐转为亢进。如病人的全身情况恶化时，这些已经出现的反射可以再度消失。如为下运动神经元损伤，相应的腱反射消失。

5. **膀胱功能** 在脊髓休克期中表现为无张力性神经源性膀胱。当脊髓休克逐步解除后，脊髓完全性损害表现为反射性神经源性膀胱。当脊髓恢复到反射出现时，如刺激下肢皮肤，可引起不可抑制性屈曲及排尿，称为总体反射。脊髓部分性损伤者，可表现为无抑制性神经源性膀胱或无张力性神经源性膀胱。膀胱功能的恢复除与脊髓损伤的节段和范围有关外，尚与尿路感染有关，如膀胱肌肉层因感染而致纤维化时，则其功能就不易恢复。

6. **自主神经系统功能** 脊髓损伤后尚可见下列自主神经系统症状。

（1）阴茎异常勃起：常见于胸中段以上完全性脊髓损伤病人，主要由于海绵体血管运动的失调所引起。

（2）内脏功能紊乱：常见于胸中段以下脊髓损伤病人，由于内脏神经的功能丧失，腹、盆腔内脏感觉缺失，失去疼痛感。肠道蠕动抑制，出现麻痹性肠梗阻症状，并可有肛门括约肌的痉挛性收缩或松弛。

（3）立毛肌反应及出汗反应：胸段以上的脊髓完全性损伤可使这两种反应消失。由于损伤平面以下不出汗，体温散发受到限制，病人可有高热现象。

（4）血压下降：见于颈段脊髓完全性损伤病例，主要是由于周围血管的收缩功能丧失所致。但临床上必须首先排除合并内脏损伤所引起的出血性休克。

（二）辅助检查

1. **脊柱X线平片** 可发现脊柱有无骨折、脱位或椎管内有无金属异物存留。

2. **脑脊液检查** 有无蛛网膜下腔出血、感染及椎管梗阻等。

3. CT和MRI检查　脊髓外伤在CT和MRI上各有独特表现。CT能清晰地显示出椎体、椎间盘的变化和椎管内的一些变化。MRI除能显示髓内、硬膜下及硬膜外出血外，还能显示椎体、椎间盘的改变以及脊髓横断、肿胀、软化等情况。

（三）脊髓损伤分级（根据Frankel分级修订）

1级：完全性损害，在骶段（4~5）无任何感觉运动功能保留。

2级：不完全性损害，在神经平面以下包括骶段（4~5）存在感觉功能，但无运动功能。

3级：不完全性损害，在神经平面以下存在运动功能，大部分关键肌的肌力小于3级。

4级：不完全性损害，在神经平面以下存在运动功能，大部分关键肌的肌力在3级以上。

5级：感觉和运动功能正常。

二、治疗

1. 夹脊电场疗法

处方：脊髓损伤节段的上下端两侧各1对夹脊穴。

操作：针柄接电针仪导线，同一组导线连接同侧一对夹脊穴，正极在上，负极在下。痉挛性瘫者与弛缓性瘫者均用密波，输出强度以患者能耐受为度；每日1~2次，每次30分钟，6次后休息1日。

2. 电针疗法

处方：上肢用肩髃、肩髎、天井、手三里、外关、合谷，下肢用髀关、血海、阳陵泉、悬钟、侠溪。

方解：取在神经干上的腧穴，通以电流，有利于防止神经支配区的肌萎缩。

操作：用电针仪，痉挛性瘫、弛缓性瘫均用疏波，每次10分钟，每日1次，6次后休息1日。

3. 截瘫伴排尿障碍

处方1：同夹脊电场疗法。

处方2：肾俞、会阳。本法适用于尿频、尿失禁。

操作：用另一台电针治疗仪，正极接肾俞，负极接同侧会阳，选疏波，留针30分钟，每日1次，6次为1疗程，休息1日。

处方3：中髎、次髎。本法适用于排尿困难、尿潴留。

操作：针下得气后，接另一台脉冲电针仪，同一组导线左右连接对侧次髎、中髎，用疏波，电流量由小到大，每日1次，6次后休息1日。

处方4：肾俞、中髎、次髎、会阳。本法适用于有尿频、尿淋沥，又有排尿困难者。

操作：针下得气后，接另一台脉冲电针仪，同一组导线左右连接同侧肾俞、会阳，同一组导线左右连接对侧次髎、中髎，用疏波，电流量由小到大，每日1次，6次后休息1日。

三、按语

1. 治疗本病首先判定脊髓损伤的程度，如果为不完全性损伤即有治疗价值。

2. 脊柱骨折应首先手术复位，待脊柱骨折愈合后才能进行针灸治疗，以防止脊柱骨折复发，重新压迫脊髓。

3. 使用疏波治疗弛缓性瘫一直有争论。过去认为用疏波可以使下肢动起来，似乎能看到疗效，患者也会有信心，但笔者及国内和日本学者的动物实验与临床研究试验均证明密波的电流量比疏波的电流量大，产生的电场强，神经纤维的再生速度快，疗效好。另外，脊髓损伤均需要做钢板内固定，长期疏波治疗可能引起钢板内固定松动，使病情加重。但肢体瘫可以用疏密波。

4. 临床上脊神经发出的后支支配一定的皮肤区域，而每一个皮肤区域（或称皮节）又由2～3个后根支配，故单一的神经根损伤常无感觉障碍。所以，当根据皮肤区域感觉障碍来判定病变脊髓节段时，应以相应的节段为主，向上加1个脊髓节段（图10-1）。取穴治疗时，脊髓病变应根据这一规律和脊髓的节段与脊柱椎体的对应关系（图3-32）取穴。现多根据脊髓MRI检查结果，取其相应节段的上下各一对夹脊穴。同样，某一个脊神经根病变时，可以根据脊神经发出的椎间孔而取其相应的上下共3对夹脊穴，比取1对夹脊穴疗效好。

5. 脊髓病变的病灶在脊髓，但病灶以下的周围神经功能也丧失，病久则出现废用性肌萎缩。因此，在治疗脊髓病灶的同时治疗周围神经，对恢复神经的功能、防治肌萎缩是必要的。

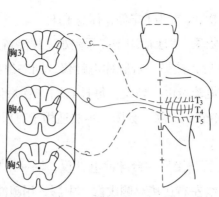

图10-1　皮神经分布的重叠性示意图

6.神经源性膀胱与脊髓运动功能的恢复，一般排尿障碍的恢复可能先于运动和感觉。治疗截瘫伴排尿障碍者需用两台电针仪，一台用密波治截瘫，另一台用疏波治排尿障碍，这样治疗效果效好。

四、截瘫病人的护理

1.做好病人的心理护理　截瘫病人由于病程长，恢复较慢，常常对治疗缺乏信心。要经常与病人谈心，使病人对疾病的恢复过程有所了解，从而调动病人主观能动性，增强战胜疾病的信心，为病人早日康复创造条件。

2.预防病人发生褥疮　床铺保持平整、清洁、干燥，定时翻身更换卧位，骨突处和受压部位垫气圈、海绵垫，每天温水擦洗后，用50%红花酒精或其他中草药液按摩受压部位，以改善局部的血液循环。

3.对病人泌尿系统的护理　对于尿潴留病人，可先按摩、热敷或加压膀胱，促其排尿。也可针刺关元、次髎、会阳、三阴交等穴位。如仍无效，则给予留置导尿，严格按照无菌技术操作，以防止尿路感染，导尿管每周更换1次。尿失禁者用长套管引流。

4.病人大便的护理　病人应多食含纤维的食物，以利排便。便秘者，可给予番泻叶冲水服，或用肥皂水灌肠，如无效戴手套将粪便取出。大便失禁者，局部温水擦洗后涂油，保护皮肤免受刺激。

5.预防肺炎　病人长期卧床，易发生坠积性肺炎，应按时翻身捶背，保持呼吸道通畅，及时将痰液咳出，痰多时可给予吸痰，注意保暖，防止感冒。

6.预防烫伤　病人常伴有痛、温觉减退或消失，故禁用热水袋取暖，以免发生烫伤。

7. 防止病人关节强直、肌肉萎缩 定时帮助病人做全瘫肢体的被动运动，并多次按摩患肢，促进患肢的血液循环，同时配合针灸、理疗等。

8. 其他 恢复期病情稳定，应鼓励病人加强肢体功能锻炼，协助病人患肢做主动、被动运动，促进肢体早日恢复活动的功能。

第二节 脊髓炎

脊髓炎即急性非特异性脊髓炎，可能为病毒或病毒感染后的自身免疫性疾病。若病变局限于某一个或几个脊髓横断面者称为横断性脊髓炎。炎症进行性上行者称为上升性脊髓炎，若病变散见于不同部位的多个脊髓节段者称弥散性脊髓炎。本病多见于男性青壮年，任何季节均可发病，以初春和秋末多见。

一、诊断

急性发病，病前1～4周常有上呼吸道或胃肠道感染症状。受凉、过劳、外伤等常为发病诱因，以青壮年多见。

出现脊髓横贯性损害症状，以胸段损害最多见，常见症状有：

1. 运动障碍 病变部位支配的肌肉呈现下运动神经元性瘫痪，病变部位以下支配的肢体呈现上运动神经元性瘫痪，早期因"休克期"表现为弛缓性瘫痪，3～4周方出现典型症状。如病变严重，继发肺炎、膀胱感染或累及脊髓血运时，则休克期延缓较久。

2. 感觉障碍 病损平面以下深浅感觉消失，部分患者可有病损平面根性疼痛或束带感及感觉过敏带区。

3. 自主神经障碍 休克期及骶髓损害时呈无张力性膀胱（尿潴留、充盈性尿失禁及大量残余尿）、大便失禁、阳痿。休克期后呈现反射性膀胱（少量尿液即排尿），大便秘结，阴茎可有异常勃起。

少数患者病变可迅速向上发展，以致颈髓及延髓受累，称为"上升性脊髓炎"，可危及生命。

如病变是非横贯性则症状较轻，体征散在，肢体瘫痪不完全，恢复较好。

急性期周围血白细胞计数正常或稍高。脑脊液压力不高，白细胞数可正常，也可增高至（10～100）×10^6/L个，以淋巴细胞为主。蛋白含量可轻度增高，多为0.5～1.2g/L。糖与氯化物含量正常。一般无椎管梗阻现象。脊髓MRI造影可见病变部位脊髓增粗。

如无严重并发症，3～4周后进入恢复期，接受激素治疗者，有2/3的患者在3～6个月可基本恢复，部分病人遗有程度不等的后遗症，多为上升性或横断性病变者。

二、治疗

1. 夹脊电场疗法

处方：脊髓病变节段上下两侧各1对夹脊穴。

方解：导线连接同侧夹脊穴，通电后形成电场，脊髓神经在电场中可以再生。

操作：针柄接电针仪导线，同一组导线连同侧1对夹脊穴，正极在上，负极在下。痉挛性瘫者与弛缓性瘫者均用密波，输出强度（电流量）以针刺局部的肌肉出现轻度痉挛为度。每日1～2次，每次30分钟，6次后休息1日。

2. 电针疗法

处方：上肢用扶突（臂丛神经）、曲池（桡神经）、外关、合谷，下肢用冲门（股神经）、血海、阳陵泉（腓总神经）、足三里（腓浅神经）、太冲、侠溪。

方解：取在神经干上的腧穴，通以电流，有利于防止神经支配区的肌萎缩。

操作：用电针仪，痉挛性瘫用密波，弛缓性瘫用疏波，每次10分钟，每日1次，6次后休息1日。

三、按语

脊髓炎的疗效比脊髓损伤的疗效好，尤其非横贯性者更佳。

第三节　脊髓空洞症

脊髓空洞症是一种缓慢进行的脊髓变性疾病，其病理特征为髓内空洞形成与胶质增生。如病变累及延髓，称为延髓空洞症。本病与中医学"痹证"有关，伴肌肉萎缩则属"痿证"。

病因和发病机制研究尚未明确，主要有下列几种学说：

1. 脑脊液动力学异常学说　由于颈枕区先天性异常妨碍了脑脊液从第四脑室进入蛛网膜下腔，而进入了脊髓中央管，最终使中央管不断扩张、破裂而形成空洞。

2. 先天发育异常学说　由于先天性发育异常，在胚胎期神经管闭合不全或脊髓中央管形成障碍，脊髓实质内残留胚胎上皮细胞，最后缺血、坏死而形成空洞。因本病常合并颅底压迹、小脑扁桃下疝、脊柱裂、弓形足等，也有人提出本病与遗传因素有关。

3. 血液循环异常学说　脊髓血液循环异常可引起髓内组织缺血、坏死、液化而形成空洞。

一、诊断

病损节段相应皮区痛觉缺失而触觉保留是诊断的主要依据。空洞症常始于中央管背部灰质的一侧或双侧后角底部，常见症状是单侧手部、臂部痛温觉减退。侵犯前连合时可有双侧手部、臂部或颈胸段痛温觉减退。前角细胞损伤引起肌肉萎缩、肌束颤动，病损相应节段腱反射减低或消失。病损扩大，损伤皮质脊髓侧束引起下肢无力，呈现不完全性痉挛性轻瘫。

侧角损害可见皮肤角化，指甲发脆，易致溃疡，骨质脱钙产生夏-科关节等。重者可有神经源性膀胱及大便失禁现象。

常伴有平底颅、颈肋、脊柱侧弯、后突畸形、脊柱裂、弓形足等。

空洞过大致椎管梗阻时脑脊液蛋白可增高。脊髓CT、MRI扫描可见病变部位脊髓肿胀。磁共振检查可明显显示脊髓内有条形囊腔。病变肢体肌电图检查有失神经性损害。

二、治疗

1. 电项针疗法

处方：风池、供血。

方解：在电流作用下，项部肌肉的跳动可以拉动第四脑室正中孔及侧孔加大，使脑脊液进入脊髓蛛网膜下腔，而防止脊髓中央管扩大，形成空洞。

操作：一对导线上下连接，正极在上，负极在下，选用疏波，以头部轻度前后摆动为宜，每次30分钟，每日1次，6次后休息1日。

2. 毫针疗法

治法：远近配穴法，补法。

处方：风池、天柱、曲池、外关、合谷、后溪、阳陵泉、足三里、三阴交、太溪、相应节段夹脊穴。

方解：针刺的活血通络作用可以减轻肌肉萎缩。

操作：每日1次，留针30分钟，6次为1疗程，两疗程之间休息1日。

三、按语

1. 西医学认为该病，一是脊髓由于枕项区先天性异常，或继发性病变，使第四脑室出口孔受阻，阻碍了脑脊液进入脊髓蛛网膜下腔，而使第四脑室的脑脊液搏动导向下方，使脊髓中央管逐渐扩大，最后形成空洞（图3-14）。二是由于脊髓血液循环异常引起髓内组织缺血坏死，液化形成空洞。

根据上述理论，近年来西医采取空洞-蛛网膜下腔分流术，可使症状得到缓解。但许多患者不愿接受这一治疗。笔者根据这一病因，采用项枕部腧穴，运用脉冲电流，使项枕部肌肉产生节律性跳动，可能使第四脑室出口变大，脑脊液循环得到改善，因而临床上疗效较满意。

2. 在脊髓病变节段运用夹脊电场治疗，可能促进脊髓神经再生。

3. 项部肌肉的跳动，促进椎-基底动脉血液循环，因而有利于脊髓、延髓组织的再生。

4. 有先天性延髓下疝、先天性扁桃体疝、颅底凹陷者，头部活动过大可能会引起病情加重，应予注意。

第四节　脊髓亚急性联合变性

脊髓亚急性联合变性是由于维生素B_{12}缺乏而引起的神经系统变性疾病。主要病变在脊髓后索和侧索。本病在中医学属于"风痱""骨摇"范畴。

一、诊断

多于中年发病，起病呈急性或慢性。多数患者在神经症状出现前有贫血的一般表现，如倦怠、乏力、舌炎、腹泻等。但也有部分病例神经症状在贫血症状前出现，给诊断带来一定困难。最早出现的神经症状往往是四肢远端感觉异常，如刺痛、麻木、烧灼样感觉，多为持续性和对称性，往往从足趾开始逐渐累及上肢。可有四肢远端感觉减退呈手套、袜套样分布。随着病情进展，出现双下肢无力、发僵，伴有走路不稳，如踩棉毯样。检查可见步态蹒跚，基底增宽，深感觉缺失和感觉性共济失调。如锥体束变性较重时，则下肢肌张力增高，腱反射亢进，如周围神经变性较重时，则肌张力减低，腱反射减弱，但锥体束病理征则经常为阳性。此外，还可有膀胱括约肌障碍。

精神症状并不少见，如易激惹、淡漠、嗜睡、多疑、情绪不稳，进而智能减退甚至痴呆。少数病例出现视神经萎缩及中心暗点，表明视神经及大脑白质广泛受累。其他脑神经多不受累。

二、治疗

1. 夹脊电场疗法

处方：脊髓病变节段的上下两侧各1对夹脊穴。

操作：针柄接电针仪导线，同一组导线连同侧1对夹脊穴。正极在上，负极在下。弛缓性瘫者用疏密波，输出强度以双下肢瘫痪的肌肉出现节律性收缩为度；痉挛性瘫者用密波，输出强度以针刺局部的肌肉出现轻度痉挛为度。每日1~2次，每次30分钟，6次后休息1日。

2. 水针疗法

处方：同夹脊电场疗法。

操作：用维生素 B_{12} 500μg，穴位注射，每次选1对，每日1次，6次后休息1日。

三、按语

本病采用电针及中、西药治疗，标本兼治，效果显著。

第五节　脊髓血管病

一、脊髓缺血性血管病

脊髓缺血性血管病多由节段性动脉闭塞引起，如由远端主动脉粥样硬化、血栓形成或夹层动脉瘤、各种动脉炎引起肋间动脉或腰动脉闭塞。胸腹腔疾病、肿瘤、胸腰椎疾病压迫椎动脉、根动脉或脊髓动脉亦可引起缺血或闭塞。部分病例找不到原发病。中医学属"痿证"。此病起病较急，可有间歇性跛行，或受累节段的根性疼痛、麻木，大多与病变节段上缘相一致。早期有脊髓休克征，以后病变节段以下呈上运动神经元性瘫痪，病变节段呈下运动神经元性瘫痪，病变节段以下痛温觉障碍而深感觉存在。有神经源性膀胱的排尿障碍。如腰段病变则为双下肢软瘫，有相应节段的感觉障碍，以排尿障碍为主。脑脊液检查多正常。

二、脊髓出血性血管病

（一）脊髓出血

脊髓出血系指脊髓外伤、动脉畸形、动脉瘤引起的脊髓内出血。

该病起病突然，多表现为病灶节段的剧烈根性疼痛及迅速出现病灶水平以下的肢体瘫痪、感觉障碍和大小便失控。高位颈髓病变者可有高热和呼吸障碍，腰穿可有血性脑脊液。磁共振或CT扫描可见脊髓出血灶。

（二）脊髓蛛网膜下腔出血

脊髓蛛网膜下腔出血系由脊髓膜或脊髓表面血管破裂引起，血液直接进入脊髓蛛网膜下腔。

该病发病突然，以腰背痛、一侧或双侧下肢痛或克尼格征阳性为突出症状。亦可引起头痛和项强、呕吐。受累节段可有神经根或脊髓损害症状。腰穿检查可有血性脑脊液。

三、治疗

参阅本章第二节脊髓炎。

四、按语

脊髓出血性疾病一般应在病变3周后开始治疗为宜，以防止再出血。脊髓缺血性疾病在发病后即可进行治疗。

第十一章

脑血管疾病

脑血管疾病分为出血性疾病（脑出血、蛛网膜下腔出血）和缺血性疾病（脑梗死、脑栓塞、短暂性脑缺血发作、脑动脉炎等）。

脑血管疾病是危害广大人民健康的一种常见病、多发病。它是严重危及人类生命的三大死因之一，是造成偏瘫的主要疾病，给社会和家庭造成很大负担。因此，积极预防和治疗脑血管疾病，有着重要意义。

临床上由于病灶部位及病情轻重的不同，往往有昏迷、眩晕、偏瘫、失语、吞咽障碍等症状。中医学称为"中风""卒中""大厥""偏枯""眩晕""厥证""喑痱""中风不语""噎膈"等。

第一节　高血压病

高血压病是一种以动脉血压增高为主的临床综合征。目前，我国采用的血压分类和标准见表11-1。

表11-1　血压水平分类和定义（单位：mmHg）

分类	收缩压		舒张压
正常血压	<120	和	<80
正常高值血压	120~139	和（或）	80~90
高血压	≥140	和（或）	≥90
1级高血压（轻度）	140~159	和（或）	90~99
2级高血压（中度）	160~179	和（或）	100~109
3级高血压（重度）	≥180	和（或）	≥110
单纯收缩期高血压	≥140	和	<90

注：当收缩压和舒张压分属于不同分级时，以较高的级别作为标准。以上标准适用于任何年龄的成年男性和女性。

高血压病分为原发性和继发性两类。原发性高血压病是指病因尚未十分明确的高血压，又称高血压病，约占高血压患者的90%。由其他疾病所致的血压升高，则称为继发性或症状性高血压病，不属于本病范围。中医学属"眩晕""头痛"范畴。

一、诊断

根据起病和病情进展缓急，分为缓进型和急进型两类，后者少见。

（一）缓进型高血压病

起病隐匿，病程进展缓慢。早期仅在精神紧张、情绪波动或劳累后出现轻度而暂时的血压升高，去除原因或休息后可恢复。以后血压可逐步升高并持续不降或仅有小幅度波动。有些患者有头痛、头晕、头胀、耳鸣、眼花、健忘、失眠、烦闷、乏力、心悸等。后期血压持续在高水平，可出现脑、心、肾等脏器的器质性损害和功能障碍。本病如并发主动脉粥样硬化时，收缩压增高显著；并发心肌梗死后，血压可降至正常。

（二）急进型高血压病

基本上与缓进型高血压相似。但各种症状更加明显，具有病情严重，舒张压常在130mmHg以上，发展迅速，有视网膜病变和肾功能恶化快速的特点，故亦称恶性高血压。本型高血压病多见于年轻人。

（三）高血压的分期

一期：血压达到确诊高血压水平，临床无心、脑、肾并发症。

二期：血压达到确诊高血压水平，并有下列一项者——左心室肥大，眼底动脉普遍或局部变窄，蛋白尿或血浆肌酐浓度轻度升高。

三期：血压达到确诊高血压水平，并有下列一项者——急性脑血管疾病或高血压脑病，左心衰竭，肾功能衰竭，眼底出血或渗出，合并或不合并视神经乳头水肿。

二、治疗

1. 毫针疗法

治法：上下取穴法，泻法。

处方：1组　曲池、足三里。

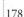

2组　合谷、太冲。

　　方解：针刺上述四穴使针感向远端传导均可使血压下降。

　　操作：两组交替使用，局部产生针感后留针20分钟，每日1次，6次为1疗程，两疗程之间休息1日。

2.电针疗法

　　处方：曲池、丰隆。

　　操作：正极连曲池，负极连丰隆，选密波，电流以患者能耐受为度。每日1次，每次30分钟，6次为1疗程，两疗程之间休息1日。

三、按语

　　1. 高血压病是一种慢性病，终身性疾病，需长期服药。西药降压作用快，但改善症状慢，可加用中药、针刺治疗一段时间，症状改善后，应长期服用西药维持治疗。

　　2. 笔者经过临床试验证明，曲池、足三里、太冲有显著降压作用，同时观察到与补泻手法无关。出针后30分钟时降压效果最显著，可持续2小时。

　　3. 多数资料表明针刺的降压效应有一定的穴位特异性。涌泉、曲池、丰隆、足三里、三阴交、太冲、神门、人迎、风池、肩井、曲池、肝俞、膈俞、肾俞等均有较好的降压作用，以曲池、丰隆的降压作用为突出。通过静脉注射去甲肾上腺素造成大鼠急性实验性高血压后，电针曲池、丰隆穴，分别观察单独及协同的降压作用，结果表明单独电针这两个穴位有显著的降压作用，两穴协同的降压作用明显优于单独电针曲池或丰隆穴。同时还观察到协同组穴电针对自发性高血压大鼠亦有显著降低作用，而且停针以后降压效应持续30分钟以上，为针刺治疗高血压的临床选穴提供了实验依据。

第二节　短暂性脑缺血发作

　　短暂性脑缺血发作为突然发作的局灶性脑功能障碍，大多持续时间短暂，只有数分钟或数小时，以不超过24小时为度，事后完全恢复，可以反复发作。大多见于高血压、脑动脉硬化患者，也可由心功能障碍、颈部转动过剧或血液成分改变所致。中医学称之为"中风先兆""眩晕"。

一、诊断

（一）临床表现

50岁以上中、老年人，有既往病史，或有高血压、动脉硬化病史。每次发作所波及的病区大致相同，其症状除具有反复性、短暂性特点外，更具刻板性。

椎-基底动脉系统的缺血性发作：以发作性眩晕为多见，常伴眼震、黑蒙、耳鸣、吞咽困难、肢体瘫痪、麻木或猝倒发作等。

颈内动脉系统的缺血发作：多为一过性失语、轻偏瘫、肢体麻木、单眼黑蒙、昏厥等。

临床上还有一种少见的短暂性全面遗忘症，发作时突然不能记忆，病人有自知力，无神经系统的其他异常，发作可持续数小时，紧张的体力劳动可诱发。其发病原理为累及边缘系统重要部分（颞叶海马回或穹窿）所致。

（二）辅助检查

1. **CT或MRI扫描**　有时可发现基底区、顶区、颞区、枕区、脑干小软化灶，脑萎缩，或颅内动脉瘤。

2. **脑血管造影**　可发现脑动脉畸形，或狭窄，或梗死。

3. **多普勒超声检查**　对颅外段脑动脉有无硬化斑块、狭窄、闭塞及血流状况有重要的参考价值。

4. **颈椎X线检查**　可证实有无颈椎病或畸形。

5. **其他**　血糖、血脂、血液黏度可增高。

二、治疗

1. **毫针疗法**

治法1：项针疗法，补法。

处方：人迎、风池、供血、翳明。

方解：针刺风池、供血、翳风有利于椎-基底动脉血流加速，刺激人迎有利于颈内动脉血流加速。

操作：人迎用指针轻拨一下，然后再针其他穴，一般1次显效。每日1次，每次30分钟，6次为1疗程。本法适用于血压不高的患者。

治法2：远部取穴，平补平泻法。

处方：曲池、足三里。

方解：本穴可以缓解高血压引起的脑血管痉挛。

操作：每日1次，留针30分钟，6次后休息1日。本法适用于高血压患者。

2. 电项针疗法

处方：风池、供血。

操作：二组导线，分别连接同侧穴，正极在上，负极在下，选用疏波，每日1次，留针30分钟，6次后休息1日。本法适用于血压不高的患者。

三、按语

1. 本病治疗是防治严重脑血管疾病的最佳时机，及时服用活血化瘀中药，疗效显著。

2. 针刺可以改善脑血管的舒缩功能，有即刻效应，有时1次即可临床治愈。

3. 人的大脑血管主要有颈内动脉系统和椎-基底动脉系统，二者通过Willis环交通。临床上应当判明是哪个系统缺血发作，椎-基底动脉系统缺血者以风池穴为主，颈内动脉系统缺血者以人迎穴为主治疗。

4. 人迎穴建议用手指弹拨一下，有效又安全。

5. PECT功能影像技术由于无损伤，非常适合用于研究针刺对中枢神经系统局部脑血流量的作用。研究结果表明，正常人安静状态下针刺单侧肢体穴位时，无论留针或是电针可明显提高相应部位脑组织的局部脑血流量，激发脑神经细胞的功能活动，以刺激肢体的对侧大脑皮质、对侧丘脑、同侧基底节和双侧小脑皮质为主。缺血性脑血管病组相对正常脑区所见和正常人组大致相同。对同样的针刺条件，缺血性脑血管病人比正常人反应更敏感，全部都有反应，病变脑区改善明显。这为针刺治疗缺血性脑血管病提供了一定的依据。

第三节 腔隙性脑梗死

腔隙性脑梗死系指脑深穿动脉及其分支闭塞引起的脑深部的微小梗死。本病属于中医学"中风"及"中风先兆"的范畴。

此病多数因高血压病造成深穿支小动脉壁玻璃样变性和纤维素样坏死，

进而使管腔闭塞形成软化灶所致。少数由小动脉微栓塞引起。病理特点主要是小动脉硬化管腔闭塞。病变部位主要有壳核、尾状核、内囊、丘脑及脑桥，少数位于放射冠及脑室管膜下区。这些部位的动脉多是一些被称为深穿支的小动脉，它们实际上是脑动脉的末梢支。由于其供血范围有限，所以单一支的阻塞只引起很小范围脑组织的缺血坏死。小梗死灶的直径在0.2~20mm，多为4mm左右。

一、诊断

（一）一般表现

多为老年人，有高血压病史和TIA发作史，突然起病也可渐进性亚急性起病。少数无局灶体征，仅表现头痛、头昏，或心情不稳定。

（二）局灶表现

1. 单纯运动障碍　为最常见的类型（约占2/3病例），产生轻偏瘫，不伴失语、感觉障碍或视野缺损，病灶多在对侧内囊或脑桥。

2. 单纯感觉障碍　约占10%，表现为偏身感觉异常或丧失，病灶在对侧丘脑腹后外侧核。

3. 构音障碍——手笨拙综合征　约占20%。表现为中枢性面、舌肌轻瘫，伴有构音不清、吞咽反呛、手的精细动作欠灵、指鼻试验欠稳，有的出现锥体束征。病灶在脑桥基底部或内囊前肢及膝部。

4. 共济失调性轻偏瘫　共济失调和无力，下肢重于上肢，伴有锥体束征，其共济失调不能用无力来解释。病灶多在对侧辐射冠汇集至内囊处或脑桥基底部皮质脑桥通路受损。

（三）辅助检查

1. CT扫描　在内囊、丘脑、基底部、脑干、大脑或小脑白质可发现最大直径在20mm以下的低密度灶，外形呈圆形、椭圆形、楔形，大多边界清楚，无占位效应。

2. MRI检查　对小病灶亦可诊断。

3. 脑脊液检查　脑脊液常规和压力一般正常，若合并其他脑血管病时出现异常。脑脊液酶学检查有助于鉴别腔隙性脑梗死和皮质梗死，后者脑脊液肌酐酶、谷草转氨酶、乳酸脱氢酶升高占80%，其中以肌酐酶的意义最大，

高维滨针刺十绝

而前者一般酶学无异常，即使升高也是轻微短暂的。

4.血液生化及血液流变学检查　血糖、血脂、血液流变学为常见的辅助检查，对本病的治疗和预防有一定参考意义。

5.颈动脉多普勒超声检查　本项为安全而无创伤性检查，对发现颈动脉狭窄或硬化斑块有肯定价值。

二、治疗

参阅本章第四节脑梗死的治疗。

三、按语

1.本病是长期高血压病所造成的，因此，平时要积极治疗高血压病。

2.针刺对血液流变学的影响：血液化学成分的改变导致血液黏稠度的增高是脑梗死重要的发病机理之一。赖氏对63例缺血性中风患者做治疗前后血液流变学8项指标检查，其中血小板黏附性、血小板聚集性、体外血栓形成、全血黏度的改善均有非常显著性意义。刘氏等的实验表明，缺血性中风经头皮针治疗后，全血黏度高切、血浆黏度、血沉、红细胞电泳时间、血小板电泳时间、甘油三酯、纤维蛋白原等7项指标均明显下降，治疗前后有显著性差异（$P<0.05$）。

第四节　脑梗死

脑梗死是指因脑部动脉粥样硬化和血栓形成，使管腔狭窄或闭塞，导致急性脑缺血乏氧所引起的脑组织局部坏死、软化。根据我国六城市调查，患病率4.59/10万，年发病率93/10万。本病属于中医学"中风"范畴。

最常见的病因为脑动脉粥样硬化，常伴高血压。其他少见的病因有各种脑动脉炎、结缔组织疾病、先天性血管畸形、真性红细胞增多症、血高凝状态等。脑血栓形成后，如侧支循环补偿不足，则其供血区脑组织将因血流中断，很快发生软化坏死，局部二氧化碳增加，血管扩张，引起脑水肿或出血。脑软化在深部白质常为贫血性梗死，在皮质则为出血性梗死，这是由于皮质血管比白质丰富的缘故。坏死、软化的组织逐渐被吞噬细胞清除，大的软化灶可形成囊腔。

一、诊断

（一）临床表现

本病多见于50～60岁以上患有脑动脉硬化者，多伴有高血压、冠心病或糖尿病。男性稍多于女性。约25%患者曾有短暂性脑缺血发作病史。可有某些未加注意的前驱症状，如头昏、头痛等。常于睡眠中或安静休息时发病。多数典型病例在1～3日内达到高峰。患者通常意识清晰，少数患者可有不同程度的意识障碍，主要症状为偏瘫、偏身感觉障碍、偏盲、失语等。临床类型可分为：

1. **完全性中风**　系指在起病6小时内病情即达高峰，病情一般较重，可有昏迷。

2. **进展性中风**　则指局限性脑缺血逐渐进展，数天内呈阶梯式加重。

3. **缓慢进展型**　起病2周以后症状仍逐渐进展。常与全身或局部因素所致的脑血灌流减少，侧支循环代偿欠佳，血栓向近心端逐渐扩展等有关。此型易与颅内肿瘤、硬脑膜下血肿等病发生混淆。

4. **大面积脑梗死**　由较大动脉广泛性的栓塞引起，往往伴有明显的脑水肿，颅内压增高，可发生出血性梗死，患者意识丧失，病情严重者难与脑出血鉴别。

5. **可逆性缺血性神经功能缺损**　又称可逆性中风，此型患者症状、体征持续24小时以上，但在3周内可完全恢复。

6. **多发性脑梗死**　指两个以上的病灶，多为反复发作的后果。

（二）辅助检查

1. 血尿常规、血脂、血糖、肝肾功能、心电图等有助于病因诊断。

2. 脑脊液多数正常，但少数出血性梗死者在发病的24小时以后可出现红细胞，大范围梗死时压力可增高，细胞数和蛋白在发病数天后可稍高于正常。

3. CT在24～48小时后可见低密度梗死区，对脑部病灶的定位、病情的判定、预后均有价值。

4. 脑血管造影可显示血栓形成的部位、程度及侧支供血情况。

5. 脑血流量测定有助于病变的定位诊断。

6. MRI有助于定位诊断及动态观察病变演变情况。

7. 多普勒超声检查可见颈内动脉狭窄，动脉粥样硬化斑块或血栓形成，颈内动脉颅外段闭塞时，尚可见病变侧视网膜动脉压降低。

二、治疗

1. 治疗原则

（1）脑休克期时尽快解除休克期。

（2）痉挛期应通过增强瘫痪的拮抗肌肌力、肌张力来降低主动肌的肌张力。

（3）恢复期应进一步增强瘫痪肌的拮抗肌肌力、肌张力来降低主动肌的肌张力，增强其肌力，以恢复其精细运动功能。

（4）还可以并用头针、项针并配合康复训练，直至接近正常。

2. 主症治疗　根据病情及治疗需要可取仰卧位或侧卧位。

（1）电针疗法

处方：肩髃、肩髎、天井、手三里、外关、内八邪、髀关、血海、阳陵泉、悬钟。

方解：脑休克期即可用电针直接兴奋其瘫痪肌的拮抗肌，选用疏波使肌肉出现节律性收缩，可以尽快解除休克期。痉挛期运用电针，采用疏波，兴奋其瘫痪肌的拮抗肌，使拮抗肌产生运动，不仅可以提高拮抗肌的肌力、肌张力，同时可以降低瘫痪肌的主动肌肌张力，来纠正异常的运动模式。恢复期开始，协同运动减少，分离运动增多，针刺治疗仍以电针拮抗肌为主，渐渐地肢体以分离运动为主，共同运动基本消除，正常的运动模式开始建立。

电流向中枢神经系统输入大量的本体运动及皮肤感觉的冲动，可以促进大脑细胞"功能重组"，使大脑皮质运动区"运动定型"完成，以实现对低位中枢的调控。

操作：脑休克期的弛缓性瘫时，用脉冲电针仪选疏波，正极连上端穴，负极连下端穴，电流量以肢体肌肉出现节律性收缩为度，有利于解除脑休克，促进肌力、肌张力的恢复。痉挛期时上述治疗可以拮抗痉挛性瘫的肌张力，使之有利于向分离期发展，电流量以患者能耐受为度。此时，上肢取肩髃–肩髎，选用疏波，通电后可以防止偏瘫肩，取天井–手三里，选用疏波，通电后可以使上肢向后外方向旋转，使瘫痪肌张力逐渐减弱，痉挛消失；手部屈曲时，选用外关–内八邪通电后，可以使手产生屈伸动作。下肢取髀关–血海、阳陵泉–悬钟（平刺），选用疏波，通电后，可使足向外翻。分离期操作同上，肢体以分离运动为主，开始建立正常的运动模式。每日1次，每次30分钟，6次为1疗程，两疗程之间休息1日。

（2）头针疗法

处方：偏瘫者根据病变部位选对侧运动区相应部位，下肢瘫配足运感区，失语者配言语区，感觉障碍者配对侧感觉区相应部位。

方解：选取头针疗法使头针产生的电磁场穿透颅骨，直接作用于病灶，并使病人积极主动配合医师锻炼，可获得理想的训练效果。

操作：本法适合于中风后各期，快速捻针，每分钟200转，留针30分钟，其间捻针3次，每次2分钟，同时配合肢体活动。

（3）项针疗法：平补平泻。

处方：风池、翳明、供血。

方解：本法可以改善脑部血液循环，是治疗脑部疾病的基础疗法。

操作：与头针疗法相结合，有标本兼治之功效，适用于各期治疗。每日1次，每次30分钟，6次为1疗程，两疗程之间休息1日。

3. 兼症治疗

（1）失语症：参阅第七章第五节。

（2）吞咽困难、构音障碍：参阅第二十三章。

（3）中枢性尿失禁：参阅第七章第十节。

（4）情感障碍，哭笑不止

治法：醒神开窍。

处方：风池、供血、四神聪、曲差透本神。

操作：平刺，捻转泻法，每日1次，6次为1疗程，两疗程之间休息1日。

（5）手指屈伸困难

治法：电针疗法。

处方：外关、内八邪（取2～3指间）。

操作：将导线正极连近端，负极连远端，通以疏波电流，使手指做屈伸活动。每次30分钟，6次为1疗程，两疗程之间休息1日。

（6）上肢屈曲、内旋

治法：电针疗法。

处方：天井、手三里。

操作：将导线正极连天井，负极连手三里，选疏波，使上肢外旋外展，每次30分钟，6次后休息1日。

（7）足内翻

治法：电针疗法。

处方：阳陵泉、悬钟（平刺）或侠溪。

操作：将一组导线上下连接，正极在上，负极在下，选用疏波，使足向外抖动，每次30分钟，6次后休息1日。

（8）足下垂、拖步

治法：电针疗法。

处方：阳陵泉、外丘（平刺）。

操作：一组导线，正极在上，负极在下，用疏波，使足向上跳动，每次30分钟，6次后休息1日。

（9）大腿抬举无力

治法：电针疗法。

处方：髀关、阳陵泉。

操作：一组导线，正极在上，负极在下，用疏波使大腿向上跳动，每次30分钟，6次后休息1次。

（10）肢体剧痛或感觉异常

治法1：水针疗法。

处方：肩髃、曲池、环跳、阳陵泉。

操作：用654-2注射液1ml，注入两个穴中，或用1%盐酸普鲁卡因，每穴0.5ml，每日1次。

治法2：电针疗法。

处方：同治法1。

操作：两组导线，正极在上，负极在下，分别连接上肢和下肢腧穴，选用密波，电流量以患者能耐受为度，每次30分钟，每日1次，6次后休息1日。

（11）偏瘫肩：是指瘫痪侧肩关节运动功能障碍、疼痛、半脱位以及随后出现的关节粘连性变化等一系列病症，是发生于偏瘫患者的一种并发症。

病因：由于废用、营养及代谢性改变、关节炎症及粘连、软组织损害等，使偏瘫肩部肌肉无力，手臂的重量牵拉肩关节囊，导致肩关节半脱位。

临床表现：疼痛，运动障碍。偏瘫侧肌肉一般可分为痉挛态及松弛态两类，以痉挛态多见。肩关节外旋运动范围受限有特别意义，同时，肩关节活动范围普遍受限（包括前屈、后伸、内收、外展、内旋、外旋等）。

治疗：先针刺冈上肌及三角肌的穴位肩髃、肩髎、臂臑、臑会，使用脉冲电针仪，选疏波使肌肉收缩可治疗肩关节半脱位，选密波可治疗肩痛。再针刺新极泉，得气后将针取出再针后溪穴，得气后被动活动肩关节。每日1次，每次30分钟。

三、按语

关于针刺治疗中枢性偏瘫，必须树立的几个新认识：

1. 典型偏瘫的恢复规律：对于其运动功能的恢复过程，Brunnstrom提出分三期六个阶段：

（1）脑休克期弛缓阶段：发病初期，患肢肌力、肌张力低下，腱反射减弱或消失，无随意运动，呈弛缓性瘫痪，时间2～8周。

（2）痉挛期开始阶段（主动肌肌力、肌张力开始增高，上肢屈肌、下肢伸肌为主动肌）：手有小限度的屈指动作，足有小限度的内翻动作（以下肢内侧伸肌肌力、肌张力增高为主），腱反射出现或稍活跃，呈现轻度痉挛。

（3）痉挛期高峰阶段：手可以进行抓握，但不能松开，上肢呈屈曲内旋，足呈内翻。

（4）恢复期开始，进入分离运动阶段（拮抗肌肌力、肌张力开始恢复，上肢伸肌为拮抗肌，下肢屈肌为拮抗肌）：患者出现随意运动，手可以进行抓握、伸指，足趾可以背屈，痉挛减弱。

（5）进一步分离运动阶段：随意运动建立，此时可做肘关节外旋、肩关节外展动作，踝关节可以背屈。

（6）运动模式接近正常阶段：随意运动进一步协调精细，能进行手指的单个小关节屈伸运动，踝关节可以内翻和外翻，运动速度接近正常。

上述恢复过程可以简单地概括如下：

偏瘫初期是病人的主动肌、拮抗肌肌力和肌张力同时低下，恢复期时拮抗肌肌力和肌张力恢复慢，不能拮抗瘫痪的主动肌肌力、肌张力增高而出现异常运动模式。采取电针治疗拮抗肌，选用疏波可以增强拮抗肌的肌力、肌张力，同时降低主动肌肌力、肌张力。康复治疗的目的，即在于促进病人的运动功能按上述顺序尽快纠正其异常运动模式，否则会出现或加重误用综合征。以上肢为例，主动肌为屈肌，拮抗肌为伸肌。休克期屈肌、伸肌的肌力、肌张力均下降，为软瘫。痉挛期开始，主动肌肌力、肌张力升高，渐渐上肢屈曲、内旋，手握拳。恢复期开始，拮抗肌肌力、肌张力均开始恢复，上肢能外展、外翻，手能伸开，直至恢复接近正常。

以下肢为例，主动肌为伸肌，拮抗肌为屈肌。休克期伸肌、屈肌的肌力、肌张力均下降，为软瘫。痉挛期开始，主动肌肌力、肌张力升高，渐渐下肢伸直、足内翻（以内侧伸肌肌力、肌张力增高为主）。恢复期开始，拮抗肌肌力、肌张力均开始恢复，足能外翻，膝、髋关节能屈曲，直至恢复接近正常。

2. 疏波电针治疗拮抗肌对偏瘫有四个作用：

一是休克期电针可以加速脑休克期解除。

二是痉挛期的方法，选用疏波治疗瘫痪肌的拮抗肌，可以增强拮抗肌的肌力、肌张力，同时降低瘫痪的主动肌肌张力。

三是恢复期可以进一步协调、平衡拮抗肌与主动肌的肌力、肌张力，建立随意运动。

四是在针法上只有选用电针疏波治疗才能观察到肢体是否在做纠正异常模式的运动。

3. 治疗时机的选择：脑梗死患者无意识障碍及颅内压高者，发病后即可进行针刺治疗。脑出血病人应在2～3周后，病情稳定、血压正常时再行治疗。

4. 运动功能恢复的预测：一般来说，发病2周，病人即出现肢体痉挛，8周左右仍不出现痉挛者，则预后不佳。

运动功能的恢复在发病后3个月内比较明显，6个月后多数病人运动功能的恢复基本停止。

5. 患者的康复结果：根据病变的性质（脑出血或脑梗死）、部位（病灶在皮质下还是内囊，在内囊的内侧、中间还是外侧）、大小不同，治疗的时机早晚和治疗的方法对错（急性期治疗是否及时、正确；恢复期治疗是否有利于纠正异常运动模式）而分为三类。

（1）较轻的患者只是出现轻度肌无力，腱反射活跃，经过治疗可以恢复到正常。

（2）中度的偏瘫病人，按上述恢复过程，可以达到生活自理。

（3）重患者恢复到一定阶段（多在痉挛期），不再恢复。

6. 以往痉挛期针刺环跳穴能使下肢的伸肌张力增强，不利于下肢的抬高和膝关节的屈曲及纠正足内翻；针刺上肢的极泉穴，表面上看是上肢肌力提高了，而其结果是使上肢屈肌肌力增高，内旋加重，从而加重了病情。因此，这种陈旧的治法应废弃，应以提高下肢屈伸功能和纠正足内翻，促使上肢外旋外展和手指屈伸功能为目的来选穴和判定其疗法正确与否。

7. 项针疗法可以改善脑血液循环，是治疗偏瘫的基础疗法，应贯穿于治疗的始终。选用头针、项针治疗，辅以功能锻炼时，也必须以恢复下肢屈伸功能和纠正足内翻、恢复上肢的外旋外展和手指的屈伸功能为目的进行功能练习，否则将会加重其异常运动模式。临床上通过上肢内旋以抬高上肢的方法及下肢伸直的训练方法是不正确的。

第五节　脑栓塞

脑栓塞是指颅外其他部位各种栓子随血流进入颅内动脉，造成脑血管阻塞。以心源性栓子多见。本病多属中医学"中风"的"中经络"型。

一、诊断

突然起病是其主要特征，在数秒或数分钟内症状发展到最高峰，是所有脑血管疾病中发病最快的。多属完全性中风，个别病例可逐渐进展，可能是栓塞部位继发血栓向近端伸延（称逆行性血栓形成），使脑梗死扩大或脑水肿加剧之故。年轻患者以风湿性心脏病多见；老年人以动脉粥样硬化、心肌梗死者多见。常有不同程度的意识障碍，但持续时间远比脑出血短。起病时可有头痛、部分性癫痫。常见偏瘫、失语、偏身感觉障碍、偏盲等，症状取决于栓塞的部位。

原发疾病的相应表现甚多。如心源性脑栓塞，同时可有心脏病的症状和体征；脂肪栓塞则多发生于长骨骨折或手术后，除可有突然昏迷、全身抽搐、颅内压增高等脑部症状以外，亦可有肺部症状，如胸痛、气短、咯血等。皮肤和黏膜可见瘀斑，患者多有高热。

脑脊液可完全正常，亦可有压力增高，出血性梗死者红细胞增加，感染性梗死者白细胞增加。通过心电图可了解有无心律失常、心肌梗死等改变。头部CT于24～48小时后即可见低密度梗死区，并发出血性梗死者在低密度缺血区内尚可见高密度出血影。一侧脑水肿严重时，胸部X线检查有助于了解心肺情况。超声心动图检查有助于显示二尖瓣脱垂。

二、治疗

针灸治疗同脑梗死。

三、按语

1. 脑栓塞患者既往有心脏病，体质较弱，对针刺的耐受性差，不宜施强刺激的泻法。因不能耐受久坐，针刺期间容易晕针，应特别注意，最好让患者平卧针刺，并注意观察，一旦有晕针现象及时取出针。若有危急情况发生，应配合内科医生进行急救。

2. 心脏病、心房纤颤病情较重者，应待病情稳定后再进行针刺治疗，不宜电针。

3. 本病治疗区别于脑梗死的方法主要是注意产生栓子的原发疾病，防止栓子再次脱落，尤其是心脏病患者。

第六节　脑出血

脑出血是脑实质内出血。属中医学"中风"的"中脏腑"或"中经络"。多见于有高血压和动脉粥样硬化病史的中、老年人，也可见于脑血管畸形、脑动脉瘤和出血性疾病等。

一、诊断

（一）临床表现

发病年龄常在50～70岁，多数有高血压病史，寒冷季节发病较多。常突然起病，少数患者有前驱症状，包括头昏、肢体麻木、活动不便、口齿不清等，多在体力活动或情绪激动时发病，大多在数小时内发展至高峰，可能与血压增高有关。急性期的主要表现有：头痛、头晕、呕吐、意识障碍、肢体瘫痪、失语、大小便失禁等。发病时常有显著的血压升高，一般在180/110mmHg以上。多数病人脑膜刺激征阳性，瞳孔常有双侧不等大，眼底可见动脉粥样硬化、出血，常有心脏异常体征。常见的出血部位有：

1. **基底节区（内囊）出血**　可分为轻症和重症。轻症多属外侧型出血，患者突然头痛、呕吐，意识障碍轻或无，出血灶的对侧出现不同程度的中枢性偏瘫、面瘫和舌瘫，亦可出现偏身感觉减退及偏盲（所谓"三偏"）。如优势半球出血，可出现失语。如不继续出血，患者可幸存并可获相当程度的恢复。重症多属内侧型或混合型，起病急，昏迷深，呼吸呈鼾声，反复呕吐，常有双侧瞳孔等大，一般为出血侧瞳孔扩大，部分病例两眼向出血侧凝视，出血灶的对侧偏瘫，肌张力降低，巴宾斯基征阳性，针刺瘫痪侧无反应。

2. **脑叶出血**　约占脑出血的10%，出血部位在大脑皮质下白质内。表现以头痛、呕吐等颅内压增高症状及脑膜刺激征为主，也可出现各叶的局灶征，如部分性癫痫、单瘫、偏盲、失语等。

3. **脑桥出血**　占脑出血的8%～10%。早期检查时可发现单侧脑桥损害的体征，如出血一侧的面和展神经麻痹及对侧肢体弛缓性偏瘫，头和双眼凝视瘫痪侧，头部CT测量出血量在5ml以下者，预后较好。重症脑桥出血多很快波及对侧，患者迅速进入昏迷，四肢瘫痪，大多呈弛缓性，少数呈去大脑强直发作，双侧病理征阳性，双侧瞳孔极度缩小呈针尖样，持续高热，有明显呼吸障碍，病情迅速恶化，多数在24～48小时内死亡。

（二）辅助检查

1. 脑脊液压力增高，80%混有血性，50%外观呈血性。腰穿可导致脑疝形成或病情加重，应慎重考虑。

2. CT扫描可显示出血部位、血肿大小和形状，脑室受压移位的情况及出血灶周围脑组织水肿等变化。

3. MRI检查更具有诊断价值。

4. 脑血管造影可发现血管移位、血管畸形、脑动脉瘤。

5. 重症脑出血者急性期可出现一过性的周围血白细胞增高、血糖和血尿素氮增高、轻度蛋白尿和糖尿。心电图可发现异常，如ST段延长、移位，T波改变，心律失常等。

二、治疗

1. 本病一般在病程3周后，血压稳定时，可参阅脑梗死治疗。

2. 开颅患者，头针不可在病灶侧行针，如颅骨已复位可以行针。

高维滨针刺十绝

三、按语

1. 脑出血患者早期一般不主张给予针刺治疗。应当使患者安静，防止情绪波动。

2. 血压高者，防止精神紧张而再度出现出血加重病情。脑出血患者如有高血压病，应观察血压，以免引起血压波动。

3. "离经之血"属瘀血，但临床上观察，出血早期活血化瘀法可以加重出血，4周以后，使用活血化瘀中药有利于瘀血吸收，出血已部分吸收者，可以针刺治疗，具体治疗见脑梗死的针刺治疗。

4. 部分患者因出血量较多而采取开颅术或钻颅术吸出血肿，这样的患者恢复差，颅骨未复位者，不宜行头针疗法，以防止血行感染。

5. 脑出血的患者，一般内囊外侧型者疗效好，内囊内侧型伴肌张力高者，多因侵犯了运动前区传导束，使肌张力失去控制，因而疗效差。

第七节　蛛网膜下腔出血

蛛网膜下腔出血是指血液流入蛛网膜下腔的一种临床综合征。临床上通常分为自发性与外伤性两类，自发性又可分为原发性和继发性两种。凡出血系由脑表面上的血管破裂，血液直接流入蛛网膜下腔者，称为原发性蛛网膜下腔出血；如系脑实质内出血，血液穿破脑组织而流入脑室及蛛网膜下腔者，则属继发性。本节只介绍非外伤性的原发性蛛网膜下腔出血。

本病无意识障碍者，属中医学"头痛"范畴；出现意识障碍及肢体瘫痪者属"中风"范畴。

一、诊断

（一）临床表现

各年龄组均可发病，以青壮年为多。脑血管畸形多发于青少年，先天性颅内动脉瘤破裂则多在青年以后，老年以脑动脉硬化而致出血为多。大多为突然起病，可有用力、饮酒、情绪激动等诱因。

1. 前驱症状：50%的病人出血前有发作性头痛、恶心、呕吐、眩晕及脑神经麻痹等前驱症状。

2. 头痛：是最突出的症状，多为剧烈的局限性劈裂样头痛，开始时可在单侧，很快漫及全头。疼痛始于前半头部常为幕上出血，始于后枕部常为幕下出血，多与动脉破损侧相符。常伴有面色苍白，全身冷汗；部分病人反复呕吐，多呈喷射性。但50%的老年人无明显头痛。

3. 脑膜刺激征：青壮年病人多有脑膜刺激征，并伴有后颈部疼痛。老年人脑膜刺激征不明显，尤其在出血早期或深昏迷时可无脑膜刺激征。

4. 意识障碍：嗜睡、昏睡以至不同程度的昏迷，出血量少者可无意识障碍。

5. 眼底改变：眼底检查可见视乳头水肿、视网膜出血或玻璃体膜下出血，为蛛网膜下腔出血重要特征之一。

6. 颅内后交通动脉瘤常引起一侧动眼神经麻痹，亦可见一侧展神经麻痹。血管畸形出血常并发偏瘫、失语。

7. 发热：一般在39℃以内，持续1~2周。

8. 其他：老年人由于脑萎缩，故蛛网膜下腔出血时全脑症状相对减轻。此外，因老年人动脉粥样硬化症状较明显，常有精神障碍将头痛等症状掩盖。急性期精神症状多表现为欣快、谵妄、幻视、幻听、健忘、定向力障碍及性格改变等。脑膜刺激征可不明显，而以出血性休克为主，血压低、心率快、颜面苍白、四肢厥冷、口唇及肢端发绀、神志清或轻度烦躁不安。

高维滨针刺十绝

（二）辅助检查

1. **脑脊液**　发病6小时后腰穿脑脊液多为均匀血性，压力增高，可超过200mmH$_2$O，一般2~3小时后红细胞开始裂解，36小时明显，30小时~5日脑脊液中可发现含红细胞的吞噬细胞，若无其他因素干扰，3周内红细胞应当完全被清除，3周后仍见红细胞，提示有再次出血或持续少量渗血。

2. **脑血管造影**　目的在于寻找病因，并可直接观察到血管痉挛。有定位体征者，应先行病变侧的颈动脉造影，否则需行全脑血管造影。

3. **多普勒超声检查**　可用于蛛网膜下腔出血后的病人监护，血液流动速度加快提示有动脉狭窄或血管痉挛。

4. **CT及MRI检查**　可显示血肿部位、出血流动方向、脑室移位及脑水肿范围，甚至可显示动脉瘤和血管畸形。

5. **血、尿常规** 周围血白细胞增高，尿蛋白、尿糖也均可增高。

6. **心电图** 可有原发或继发ST-T改变、心律失常、左心室肥厚等异常表现。

二、治疗

蛛网膜下腔出血的治疗原则同脑出血。以头痛为主者参阅内伤头痛，中风为主者参阅脑梗死。

三、按语

1. 应绝对卧床休息4周，避免激动、过分用力咳嗽和排便等，以防复发出血。

2. 对于针灸治疗的时机，亦应在4周以后较为适宜，以免精神紧张而导致再出血。

3. 中青年人患该病多因脑动脉瘤或脑血管畸形，应确诊后再针刺，以防止情绪紧张而再次出血，产生医患矛盾。

第八节　血管性痴呆

血管性痴呆是脑血管的慢性变性与增生性改变，产生脑血管闭塞或破裂，其病变广泛，并未造成巨大的梗死与出血，而是普遍的脑血流量减少，广泛地影响脑功能，造成严重的认知功能障碍。根据临床表现，相当于中医学的"神志病""癫证""呆证"等。

脂质代谢障碍已被公认为是形成动脉硬化的重要因素，与年龄、内分泌、高血压、饮食习惯、生活环境、遗传因素等都有关系。

一、诊断

（一）临床表现

1. 年龄多在60岁以上，缓慢起病，病程较长，精神紧张、过度疲劳、经常饮酒、糖尿病可促进提前发病与发展。

2. 早期脑功能减退，产生类似神经衰弱和认知功能障碍的表现：头痛、头昏、头沉、眼花、耳鸣、眩晕、脑鸣、失眠、多梦、情绪不稳、四肢或半身发麻，记忆力减退，特别是近事与名称的遗忘，注意力不集中，工作能力下降，情绪不稳定，情感反应强烈，精神和体力容易疲劳。有些患者早期无症状，但在过重的体力劳动或紧张的脑力劳动后，由于脑耗氧量增加或血压急剧变化，导致脑供血不足，而出现临床表现。神经系统检查有眼底视网膜小动脉硬化，常无特殊阳性体征。

3. 后期表现为痴呆。由于上升性网状觉醒系统供血不足而嗜睡、计算困难、思维迟钝，理解力和判断力以及分析综合的能力均差，欣快、强笑强哭、幼稚、自知力缺乏，可有行为或人格的改变，生活不能自理，少数出现错觉、幻觉、猜疑妄想或迫害妄想等。

4. 在脑器质性改变的基础上，由于脑软化的加重而出现以下精神神经障碍：

（1）动脉硬化性精神障碍：在上述痴呆的基础上，常有恐惧、焦虑、多疑等忧郁症状。可反复出现发作性意识障碍，也可出现幻觉、妄想而发生冲动或自杀行为等。

（2）假性延髓麻痹：由于大脑或脑干弥漫性动脉硬化性脑软化损伤双侧皮质脑干束而致。常可先侵犯一侧，以后双侧受累而出现吞咽困难、饮水返呛、声音嘶哑、强哭强笑，咽反射存在，下颌反射亢进，可伴有四肢锥体束征。

（3）锥体束体征：脑软化累及锥体束而引起轻瘫，腱反射亢进，病理反射阳性。

（4）震颤麻痹综合征：由于基底节软化而出现震颤麻痹。

（5）癫痫发作：是晚发性癫痫的一种，可有部分性和全面性发作。

（6）小脑综合征：可出现小脑性共济失调。

（7）慢性进行性皮质下白质脑病：病变为双侧半球皮质下的脑小动脉硬化引起大脑白质广泛脱髓鞘和多发性散在的小软化灶。临床上以慢性进行性精神症状为特点，表现为记忆障碍、语言不清、眩晕、抽搐等。也可有锥体束和锥体外系的体征。症状可以缓解，病程数年。

（二）辅助检查

1. 血脂 血胆固醇、β-脂蛋白、甘油三酯增高。

2. 腰穿 大部分人脑脊液正常，少数人可有轻度的蛋白升高与胶体金试验异常。

3. 心电图 有慢性冠状动脉供血不足，或冠心病、高血压性心脏病的心电图改变。

4. **眼底** Ⅰ级动脉硬化眼底可作早期诊断的参考条件，Ⅱ级动脉硬化眼底是诊断动脉硬化症的确切指标。

5. **胸部X线检查** 主动脉迂曲、延长，可有钙化等改变。

6. **头部CT、MRI检查** 脑萎缩，脑室扩大，多发的脑软化灶。

二、治疗

电项针疗法

处方：风池，供血，语言1、2、3区，情感区，晕听区，感觉区。

操作：将导线正极连接风池穴的针柄，负极连接供血穴的针柄，同侧连接，选疏波，以头部轻度抖动为宜，每次30分钟，6次后休息1日。

失语、耳聋、吞咽困难、肢瘫参阅有关章节。

三、按语

1. 针刺可以改善脑部血液循环，降低血脂、血黏度，调整脑部神经递质代谢是治疗本病的基础。

2. 项针疗法是治疗脑血管疾病的基础疗法，因为其可以改善脑部血液循环。

3. 电项针疗法可明显改善脑部血液循环，针后患者自觉头清目明，有活力。配合中药疗效更佳。

4. 针刺对脂质过氧化物、超氧化物歧化酶的影响：研究表明，脂质过氧化物（LPO）、超氧化物歧化酶（OD）在中风的发病过程中起着重要作用。李氏等的实验表明，中风患者经常处于高LPO、低OD血症状态，针刺能使血清LPO水平显著下降（$P<0.001$），并与临床症状及体征的改善呈同步变化。周氏等也观察到中风患者OD活性明显低于正常，而针刺治疗对OD活性异常者有较好的调节作用。

第九节 脑动脉炎

脑动脉炎是一组病因尚未完全阐明的脑动脉炎性疾病，大多属于自体免疫反应所致的结缔组织疾病，可包括多发性大动脉炎、结节性多动脉炎、颞动脉炎、血栓闭塞性血管炎等。

近年多认为属于自身免疫性疾病，与某些感染有关。病理改变主要为颅内多数较大动脉狭窄、闭塞及多发性脑软化，软化灶主要分布于大脑中动脉及前动脉供应的皮质与皮质下部分。中医学属外风所致的"中风""脉痹"范畴。

一、诊断

本病多见于儿童与青壮年，呈急性或亚急性发病。因软化灶较多，病变总容积较大，故可出现头痛、呕吐等颅压高的表现；全脑受损时可出现精神障碍、假性球麻痹、去皮质状态。局灶性表现有多样性与反复性的特点，一侧肢体瘫痪好转后，又出现对侧肢体的瘫痪；或两侧肢体相继出现瘫痪。①病患如锁骨下动脉受累，轻者患肢无力、麻木、发冷、沉重感、活动后间歇性疼痛。②如颈内动脉受累，常见短暂性黑蒙、晕厥、失明、偏瘫、失语或昏迷。③如椎-基底动脉供血不足则可出现眩晕、视力障碍、复视、共济失调等，最终导致脑梗死。患侧动脉搏动减弱或消失，上肢血压降低或测不出，下肢正常或增高。50%左右患者在颈部或锁骨上下区有血管杂音。

辅助检查：

1. 末梢血白细胞可轻度增高。

2. 脑脊液多正常，也可有颅内压、细胞数、蛋白轻度增高。

3. 脑血管造影：多数脑动脉血管呈不规则狭窄，粗细不均，某些主干狭窄乃至闭塞。

4. 多普勒超声可确定病变部位及范围、狭窄程度，并可了解侧支循环情况。

其他病因已明确的脑动脉炎也应予以鉴别，如钩端螺旋体性脑动脉炎，用补体结合试验或凝溶试验来鉴别。脑血管造影有利于鉴别其他病因所致的脑炎。

二、治疗

根据临床表现，参阅脑梗死治疗。

三、按语

1. 本病属外风引动内风所致。外风即外邪，内风即肝风内动所表现的症状，治疗上应内外同治。

2. 目前认为本病是自身免疫性疾病，应针对感染和自身免疫、血管狭窄进行治疗，中药治疗效果较好，必要时配合激素治疗效果更好。

第十二章

脑炎和脑病

　　脑部炎症性疾病多为细菌、病毒、立克次体、寄生虫、螺旋体等引起。其他一些感染性或非感染性病因，如感染或传染性疾病的毒素、化学刺激、缺氧、过敏反应甚至肿瘤亦可激发类似反应，可称之为脑病。

　　脑部炎症性疾病又可分为两大类：

　　1. 凡感染或炎症反应仅累及软脑膜者称脑膜炎。

　　2. 上述病原体侵犯脑实质引起炎性反应者称脑炎。不过，凡脑膜炎多伴有不同程度的脑实质损害，反之亦然。对此，常用脑膜脑炎的名称，如结核性脑膜脑炎。局限性病变则依病变的不同性质分别称为脑脓肿、肉芽肿、囊肿等。

　　中枢神经系统的感染，如脑炎、脑膜炎等均属中医学"温病"范畴，本章以恢复期症状辨证进行针灸治疗。

第一节　流行性乙型脑炎

　　流行性乙型脑炎是由嗜神经病毒感染所引起的急性传染病，简称"乙脑"，由蚊虫为媒介而传播。有明显的季节性，好发于夏末秋初，80% ~ 90%的病例在七、八、九月这3个月中流行。12岁以下儿童，因无免疫力而极易发病，其发生率占乙脑总数的60% ~ 70%，病后可获得持久的免疫力，隐性感染者亦能维持较长时间的免疫力。

　　中医学根据乙脑的发病时令和证候特点一般属于"暑温""伏暑""暑厥""暑风"等病证范围。

一、诊断

　　乙脑病毒侵入人体后，经过10 ~ 20天潜伏期后出现神经症状，根据病程可分四个阶段。

初热期：有发热、嗜睡、呕吐，病程3～4天。

高热期：发病后第4～10天，病情发展至高峰。临床表现为高热、抽搐、嗜睡甚至昏迷，浅反射消失，有脑膜刺激征及锥体束征。

恢复期：多数病人在2周内恢复。昏迷较深者，清醒后经过数月始能恢复。可有低热多汗，言语障碍，吞咽困难，肢体麻木，抽搐，不自主动作等症状。

后遗症期：发病半年后仍有神经精神症状者称为后遗症期。留有偏瘫、面瘫、震颤以及其他各种不自主动作、肢体痉挛、肌张力增高。部分病人有意识障碍如神志模糊、昏迷，脑膜刺激征，克尼格征阳性，病理反射阳性。重症病例有肢体强直、角弓反张、痴呆等。

脑脊液检查时颅内压力增高，白细胞增多常在（30～200）×10^6/L，早期以中性粒细胞为主，4～5日后转为以淋巴细胞增多为主。蛋白略增高或正常，糖正常或略增高，氯化物正常。脑电图可见弥漫性高波幅慢波，并可见周期性高波幅尖波，CT常发现低密度病灶。

二、治疗

1. 电项针疗法

处方：风池，供血，足运感区，语言1、2、3区，运动区，情感区，晕听区。

操作：用两组导线分别连接同侧的风池、供血穴，正极在上，负极在下，选用疏波，每次30分钟，6次后休息1天。

方解：风池、供血可以通过改善椎-基底动脉系统而改善脑部血流量，增加神经递质的释放，针刺足运感区，语言1、2、3区，运动区，情感区，晕听区可以活化大脑皮质细胞，改善脑功能。

2. 毫针疗法

（1）神志迟钝、痴呆

治法：近部取穴，补法。

处方：四神聪、上星、前庭、印堂、太阳、率谷、风池、供血。

方解：风池、供血穴改善脑部血液循环，有利于脑功能恢复，余穴均有改善脑局部病灶作用。

操作：每日1次，每次留针30分钟，6次为1疗程，两疗程之间休息1天。

（2）失明

治法：近部取穴，补法。

处方：风池、供血、睛明、球后、上明、攒竹、丝竹空、太阳。

方解：风池、供血可以通过椎-基底动脉改善枕叶视中枢功能，余穴均可改善眼球的血流，球后还可调节视神经功能。

操作：每日1次，留针20分钟，6次为1疗程，两疗程之间休息1天。

（3）失语、耳聋、吞咽困难、肢瘫：参阅有关章节。

3. 头针疗法

处方：痴呆者选情感区，面瘫、失语者选运动区下2/5，肢瘫者选运动区，小便失禁者选足运感区。

操作：毫针刺入皮下，快速捻转，每分钟200转，留针30分钟，其间行针2次，每次1~2分钟，6次为1疗程，两疗程之间休息1天。

三、按语

因本病的病情复杂多变，确定病情稳定时再行针刺。

第二节　散发性脑炎

散发性脑炎是临床上一组符合脑炎表现的病例的总称。目前看来可能是一组多病因的脑部疾病，主要包括除已知病毒（如流行性乙型脑炎病毒）以外的病毒性脑炎，以及变态反应性急性脱髓鞘脑病。近年来由于病毒学的进展，能明确的病毒性脑炎越来越多，"散发性脑炎"这一名称更有待商榷。

已确诊的病毒有单纯疱疹病毒、腺病毒、ECHO病毒、灰质炎病毒、柯萨奇病毒及流感病毒等。此部分应不属于散发性脑炎，但尚有一部分类似病毒性脑炎而尚未能用病毒学证实者，暂仍称为散发性脑炎。中医学按"温病"辨证论治。部分病例无热象则符合"痰蒙心窍"之证。

一、诊断

本病无明显地区性及季节性，亦无明显年龄及性别差异。常呈急性或亚急性起病，亚急性者可历时数日、十几日甚至 1~2 个月始达高峰。可有呼吸道或胃肠道前驱症状。起病时不少患者有发热、头痛、头昏；亦有的初时无发热，随后体温渐升，直至持续高热。大多数病人有不同程度意识障碍，甚至昏迷。半数左右有精神症状，甚至以精神失常为首发症状。神经系统症状及体征多种多样，可表现为广泛性或局限性脑损害，常见癫痫发作，甚至呈癫痫持续状态。失语、肢体瘫痪、病理征、不自主运动等都可见；眼球运动障碍、复视、面瘫、吞咽困难等脑神经麻痹症状亦常出现，脑干受累症状如交叉性瘫痪、延髓麻痹等亦可见；共济失调、自主神经功能紊乱、丘脑下部症状等亦可出现。有头痛、呕吐及视乳头水肿的颅内压增高症状者不在少数，严重者可有脑疝形成。根据主要临床表现，散发性脑炎可以分为若干类型：脑膜脑炎型、脑干脑炎型、小脑型、脑瘤型、局灶型、脑-脊髓型及癫痫型等。有时症状合并存在，故亦难截然划分。

血常规多数有白细胞轻度增高，少数可达 25×10^9/L 以上。近半数患者脑脊液各项检查均正常，其他可有压力增高、细胞数增多等改变，压力可高达 $400 mmH_2O$，白细胞数一般在 100×10^6/L 以下，多者亦可达 1000×10^6/L，以淋巴细胞为主，蛋白质增加亦常在 1.0g/L 以下，糖及氯化物正常。多数病例脑电图呈现弥漫性 θ 波或 δ 波，有时可见尖波、棘波或棘-慢复合波。头部 CT 检查可见单个或多个大小不等、界限不清楚的低密度病灶，有时可见白质大片低密度改变。其他检查，如脑血管造影、脑室造影等，多无异常。

免疫学及病毒学检查对某些病例的病因诊断可能有帮助。血和脑脊液的各种免疫球蛋白测定可对部分病例提示其免疫反应特性。近年来有学者用酶联免疫吸附法测定血及脑脊液中的病毒抗体，这些都有助于从散发性脑炎中分辨出一部分病毒性脑炎。

二、治疗

参阅乙型脑炎。

第三节　急性感染性中毒性脑病

系指在多种急性感染、传染性疾病（如肺炎、菌痢、流感、白喉、百日咳、猩红热、伤寒、肾盂肾炎等）病程中（或恢复期），突发脑炎样临床表现的一种综合征。多见于青少年和儿童。主要为脑对上述感染、传染性疾病的毒素的一种中毒反应和继发性脑缺氧的结果。中医学认为本病属"温病"范畴。

一、诊断

常在急性感染、传染性疾病病程中或恢复期，突发高热、头痛、呕吐、烦躁、谵语、失语、瘫痪和抽搐等脑部症状。腱反射亢进、减弱或消失，双侧病理反射阳性。少数患者可出现眼球震颤和共济失调等小脑体征。重症者常可发生癫痫大发作持续状态、去大脑性强直或迅速陷入昏迷、颈强直、瞳孔散大、对光反应迟钝或消失。轻症者常可在1~2日内逐渐恢复，不留任何脑部后遗症。少数危重者可高热不退，抽搐不止，意识障碍不断加深，呼吸、循环功能衰竭而危及生命。一般而言，脑部损害症状持续时间越长，产生后遗症的可能性越大。

脑脊液检查可有压力和蛋白升高，糖和氯化物正常，白细胞计数可有轻度增高或正常，脑脊液中培养不出致病菌。

二、治疗

本病恢复后大多数病人不遗留神经症状，如病情较重留有后遗症可参阅乙型脑炎治疗。

第四节　急性缺氧性脑病

脑的代谢几乎完全依赖氧和葡萄糖，当各种因素导致大脑组织急性缺氧时，脑的代谢将转入无氧代谢，造成脑组织的弥漫性病变，引起一系列临床症状和体征，即急性缺氧性脑病。在临床实践中，缺氧与缺血不可截然分开，但两者又有所区别。脑缺血时，不但伴有PaO_2下降，而且脑组织代谢所需的各种物质亦随之缺乏，两种情况均可导致脑功能障碍。

一、诊断

1. 临床表现　急性缺氧性脑病分为四期。

（1）昏迷前期：此期症状为脑缺氧的最早期表现，可持续数分钟至数十分钟，有时则仅十几秒。病人可有短暂的视力障碍，包括弱视、黄视、幻视或皮质盲。常伴有畏光，有时也可出现搏动性头痛，某些病例还可有精神障碍，如恐怖、欣快、焦虑、躁动不安、淡漠、定向力障碍、思维迟钝、呆滞、嗜睡和健忘等。

（2）昏迷期：如缺氧继续发展，由于大脑皮质受到广泛抑制，即可出现意识丧失，各种深浅反射随昏迷程度的不同由减弱直至消失。因缺氧造成的脑水肿使颅内压逐渐升高，生命体征不稳定，严重时出现脑疝。病人也可有失语、多动、肌颤、手足徐动、肢体瘫痪、抽搐，甚至呈癫痫持续状态。

（3）去大脑皮质状态期：急性昏迷期持续数日至数周，经抢救后生命体征趋于平稳。缺氧原因虽已解除，但大脑皮质因受损严重而仍处于抑制状态，四肢肌张力增高，腱反射亢进，病理反射阳性；病人能睁眼并转动眼球，可有吮嘴、吞咽动作，但无任何主动运动；角膜反射、咽反射、咳嗽反射可逐渐出现；病人对外界刺激及语言均不发生意识反应；有的病人经治疗后可进入恢复期，有的则长期处于去大脑皮质状态；也有部分病人终因并发症或各脏器功能衰竭而死亡。

（4）恢复期（痴呆期）：经数周或数月后，病人的意识活动逐渐恢复，某些病例可完全恢复正常。有的病人则出现弥散性白质脑病，表现为智能减退、神经功能缺失、失语、失明、抽搐或癫痫发作，某些病人因基底节损害而出现多动、震颤和肌强直等锥体外系后遗症。

2. 辅助检查

（1）血气分析：由于不同原因所致缺氧及缺氧的不同时期，其血气分析结果有所差别。早期表现为PaO_2降低，$PaCO_2$升高，pH值降低，经复苏治疗后，随呼吸循环改善，其PaO_2改善仍低于正常，$PaCO_2$由于过度通气可降低，但有代谢性酸中毒；当病人代谢性酸中毒和低氧纠正后，如仍处于昏迷，可因呼吸深快而出现呼吸性碱中毒（$PaCO_2$下降所致）；呼吸改善后血气可恢复正常。

（2）脑电图：呈弥漫性的 α 波减少和慢波增多，还可伴有癫痫样放电波形。

（3）颅脑CT或MRI检查：急性期因脑水肿可见半球沟回变浅，脑室缩小，伴有白质密度减低，腔隙性低密度灶或小出血灶，且以苍白球最为明显。晚期可出现脑萎缩、半球的沟回增宽、侧裂池增大和脑室扩大。

二、治疗

电项针疗法

处方：风池、供血、四神聪。

操作：用两组导线分别连接同侧风池、供血穴，正极在上，负极在下，选用密波，通电30分钟，四神聪可用捻转手法，每日1～2次，6日后休息1天。

慢性期可有偏瘫、四肢瘫、痴呆、延髓麻痹等表现，可参考有关章节治疗。

三、按语

本病中药、针灸治疗效果较好。笔者曾治10余例，疗效满意。

第十三章
癫　痫

癫痫是指一过性脑内神经元局限性或弥漫性突然异常放电发作，引起脑功能短暂失常。常反复发作。根据放电神经元的部位及扩散范围不同，临床上可表现为运动、感觉、意识、行为及自主神经等单独或组合出现的功能障碍。每次发作或每种发作称为痫性发作。

原发性癫痫是指脑内未发现明显病理变化或代谢异常的癫痫。继发性癫痫是指先天性或遗传性疾病，全身性疾病，急、慢性中毒，脑部疾病（包括感染、外伤、肿瘤、寄生虫、血管病、变性病等）引起的癫痫。癫痫的发病机制十分复杂，至今尚不十分清楚。研究认为，与神经细胞的氧、葡萄糖、维生素、谷氨酸、γ-氨基丁酸等代谢异常，引起酸碱失衡和细胞膜内外的钙、钠、钾离子调节紊乱有关，遗传因素也有一定关系。本病中医学称为"痫证"，但指具有抽搐发作者。

高维滨针刺十绝

一、诊断

（一）痫性发作的表现

1. 部分性发作　最初的临床和脑电图变化指示开始的神经元群活动于一侧大脑半球的某个部分。

（1）单纯部分性发作：不伴意识障碍。脑电图变化出现在症状对侧相应的皮质区域。表现为某一局部或一侧肢体的强直性、阵挛性发作，或感觉异常发作，历时多数短暂。若发作范围扩及其他肢体，意识也随之丧失，称杰克森（Jackson）发作。发作后患肢可有暂时性瘫痪，称Tod麻痹。

（2）复杂部分性发作：伴有意识障碍，即对别人言语不起反应，事后不能回忆，脑电图有单侧或双侧异常，多在颞部或额颞部，也称精神运动性发作。表现为可先有单纯部分性发作，继有意识障碍；或开始即有意识障碍，如嗜睡状态。自动症：患者往往先瞪眼不动，然后做出无意识动作，机械地重复原来的动作，或出现其他动作如吸吮、咀嚼、清喉、搓手、抚面、解扣，甚至游走、奔跑，或自言自语、歌唱等。

部分性发作继发为全面性强直-痉挛发作，脑电图变化快速发展成全面性异常。

2. 全面性发作　临床变化指示两侧大脑半球自开始即同时受累。意识障碍可以是最早现象。运动症状和脑电图变化均属双侧性。

（1）失神发作：以意识障碍为主，也称小发作。脑电图见规律和对称的3周/秒棘-慢波组合。表现为突然发生和突然休止的意识障碍，一次持续5～30秒，事后清醒，对发作并无记忆。也可伴有肌阵挛或无肌张力、肌强直、自主神经症状、自动症状等。而不典型发作则发生和休止缓慢，肌张力改变明显，脑电图示较慢而不规则的棘-慢波或尖-慢波，背景活动异常。

（2）肌阵挛发作：突然、短暂、快速的肌收缩，可能遍及全身，也可能限于面部、躯干或肢体。可能单个发生，但常见快速重复。脑电图示多棘-慢波或尖-慢波。

（3）阵挛性发作：全身重复性阵挛发作，恢复多较强直-阵挛性发作为快。脑电图见快活动、慢波，偶有棘-慢波。

（4）强直性发作：全身进入强烈强直性痉挛。肢体伸直，头、眼偏向一侧；常伴有自主神经症状，如苍白、潮红、瞳孔扩大等；躯干的强直性发作造成角弓反张。脑电图见低电位10周/秒波，振幅逐渐增高。

（5）强直-阵挛发作：在原发性癫痫中也称大发作，以意识丧失和全身抽搐为特征。发作分三期：①强直期，所有骨骼肌呈现持续性收缩。上睑抬起，眼球上窜，喉部痉挛，发出叫声。口部先强张而后突闭，可能咬破舌头。上肢内收、前旋，下肢强直10～20秒。②阵挛期，全身肌肉有节律地收缩与弛缓相交替抽动，持续1～2分钟。③惊厥后期，阵挛期以后尚有短暂的强直痉挛，造成牙关紧闭和大、小便失禁，口鼻喷出泡沫或血沫，肌张力低下，意识逐渐苏醒。自发作开始至意识清醒5～10分钟。不少患者在意识障碍减轻后进入昏睡。在强直期，脑电图为振幅逐渐增强的弥漫性10周/秒波。阵挛期表现为逐渐变慢的弥漫性慢波，伴有间歇发生的成群棘波。惊厥后期呈低平记录。

强直–阵挛发作在短期内反复频繁发作，以致发作间隙中意识持续昏迷者，称为癫痫持续状态。常伴有高热、脱水、血白细胞增多和酸中毒。

（6）无张力性发作：部分肌肉或全身肌肉的张力突然降低，造成颈重、张口、肢体下垂或全身跌倒。脑电图示多棘–慢波或低电位快活动。

（二）癫痫症的表现

临床上尚有未能分类的发作，称作癫痫症。例如，婴儿痉挛症、间脑癫痫、良性新生儿惊厥、反射性癫痫、高热惊厥等。

1. 婴儿痉挛症　发病皆在出生后1年内，以3～7个月婴儿为多。多数为继发性，即在发病以前已呈发育迟缓和出现神经系统体征。病因包括先天、围产、代谢性疾病，以及结节性硬化、脂肪沉积等。少数病例为原发性，发病前并无异常。发作表现为短促的强直性痉挛，以屈肌为显著，常出现突然的屈颈、弯腰动作，也可涉及四肢。每次痉挛1～5分钟，连续发作数次至数十次，以睡前和醒后最为密集。脑电图显示弥漫性高电位不规则慢活动，杂有棘波和尖波；痉挛时则出现短中低平电位。这种发作一般在2～5岁间消失，但继发性者和治疗无效的原发者，渐有明显的智能障碍，半数以上且转化为强直–阵挛发作、不典型失神发作或精神运动性发作。

高维滨针刺十绝

2. 间脑癫痫　除大发作和晕厥外，常有头痛、眩晕、麻木感等感觉症状，暴怒、恐惧等情感症状，寒战、发热、瞳孔改变以及胃肠道、呼吸道与心血管系统等自主神经症状，作为先兆或单独的发作性症状。疼痛发作多在头部或腹部。病者多为儿童或青少年，少数有颅脑损伤或脑炎病史，一部分有持久精神症状。除典型病例外，诊断较难。脑电图示正棘波，但并非特异，或见颞部痫性灶等。由于抗癫痫药物对大多数病例有效，怀疑时可做诊断性治疗。

（三）癫痫的分类

原发性癫痫系指未能找到明显病因者，多为全面性发作，神经系统检查多无异常，有明显的家族史，脑电图显示为两侧对称性同步放电。继发性癫痫指由颅内病变或全身代谢和中毒性疾病引起的癫痫，多为部分性发作，可有神经系统体征，多无家族史，脑电图呈局限性异常。颅脑CT、磁共振和免疫学检测、脑脊液检查、脑血管造影等有利于诊断病因。

二、治疗

1.毫针疗法

治法：上下配穴法，泻法。

处方：人中、合谷、涌泉、太冲。

方解：人中穴由三叉神经直接入脑干而醒神，合谷、涌泉、太冲穴均在大脑有较大代表区，因而针刺有醒脑开窍作用。

操作：持续行针，直至患者清醒后，适用于癫痫发作期。

2.头针疗法

处方：运动区、晕听区、舞蹈震颤控制区。大发作型选运动区、舞蹈震颤区。小发作型选感觉区。精神运动性发作型选晕听区。

操作：快速进针，留针30分钟，其间捻针3次，每次捻1分钟，每分钟200转，每日1次，6次为1疗程，两疗程之间休息1日。

三、按语

1. 有学者观察针刺对癫痫患者的作用，针刺合谷和百会，手法按顺时针方向快速捻转，分析病灶开始放电的波峰数和出现第一个波峰前的潜伏期时间，结果表明，针刺组的脑电波峰数显著减少，且针刺百会穴更明显。结果可能与病变神经元的放电阈值升高有关。

2. 近年来国内外学者多主张根据大脑定位，针刺相应的头部穴或区，疗效较好。

3. 总体上看，中药、针灸抗癫痫疗效不满意。

第十四章
锥体外系疾病

锥体外系统是运动系统的一个组成部分，包括基底节和脑脚核两大部分。基底节包括尾状核、壳核和苍白球，又称纹状体。丘脑底核、红核、黑质、网状结构属脑脚核。亦有人认为小脑、脑桥核及橄榄核亦属锥体外系统。上列诸核之间有神经纤维错综复杂地互相联系，它们与大脑皮质额叶（运动前区即六区）有联系。锥体外系损害的主要表现分为两大类：一是肌张力增高而运动减少症候群，另一类是肌张力减低而运动过多症候群。

第一节　震颤麻痹

震颤麻痹又称帕金森（Parkinson）病，主要因黑质–纹状体通路多巴胺减少造成运动减少、肌强直和静止性震颤的疾病。原发性震颤麻痹的原因至今不明。脑炎、脑动脉硬化、颅脑外伤，一氧化碳、二硫化碳、锰、汞、氰化物、利血平、酚噻嗪类和丁酰苯类药物以及抗抑郁剂等中毒均可产生与震颤麻痹类似的症状，称为震颤麻痹综合征。患者因多巴胺减少，故乙酰胆碱的功能相对增强，引起神经递质功能的平衡失调而发病。中医属"肝风""颤证"。

一、诊断

发病年龄多在50～60岁，男多于女，病程呈缓慢进行。静止性震颤，以肢体远端为著，手指呈搓丸样动作。肌张力呈铅管样强直，如有震颤则见齿轮样强直，躯干强直呈前俯姿势。自主运动减少，面部表情缺乏如"假面具"。手指动作不灵活，走路起步困难，小步前冲呈"慌张步态"。口、舌、腭及咽部肌肉自主运动减少而吞咽困难、流涎、语言含糊、吐词缓慢。部分患者有智能减退，面部常有油脂渗出。由于病因、病位不同而表现也不同。大脑广泛性软化灶引起者，则以肌强直和运动减少为主，震颤轻微。脑炎后震颤麻痹综合征时，震颤频率较快。与动脉硬化有关的纹状体腔隙性卒中引起的震颤麻痹综合征，震颤较为少见，以步态障碍为主。伴发于纹状体黑质退行性变的震颤麻痹综合征可不含震颤。

二、治疗

1. 电项针疗法

处方：风池、供血。

操作：正极在上，负极在下，同侧连接，选疏波，使头部轻度抖动，每日1次，每次30分钟，6次后休息1日。

2. 头针疗法

处方：舞蹈震颤控制区、运动区、平衡区。

操作：用28号1.5寸不锈钢针，针尖与头皮呈30°夹角，快速刺入皮下，每分钟捻转200次，留针30分钟，其间共捻针3次，每次1分钟，每日1次，6次为1疗程，两疗程之间休息1日。

三、按语

1. 1995年7月《健康报》的一则新闻消息，欧洲专家用电流刺激丘脑使80%震颤患者症状得到控制，比手术和药物治疗效果好，引发了我运用脉冲电针（电项针）治疗震颤麻痹的想法。经60余例证明，本法治疗各种震颤有效率达70%以上，但对震颤麻痹的疗效只能维持1~2小时。

2. 这项研究在国内属首创，其操作方法简便，易于推广。初步认为，其治疗原理为椎-基底动脉血流量增加后，变性的黑质细胞在脉冲电流的刺激下被重新激活，发挥了其协调肢体运动的功能。因而不同于药物的替代疗法，没有任何副作用。

3. 电项针疗法可能有恢复大脑皮质对皮质下功能的调整作用，功能性震颤患者疗效达90%。本法对失眠、肢体麻木也均有显著疗效。

4. 临床体会中药治疗对从未用过西药治疗者疗效尚可，病情稍重即疗效不好。

第二节　舞蹈病

舞蹈病临床表现为无目的、无节律、不对称、不协调，而快速的、幅度大小不等的不自主动作。包括小舞蹈病，又称风湿性舞蹈病，多见于5～15岁儿童；老年性舞蹈病，多发生于50岁以上，可伴有局部瘫痪、痴呆与精神异常；半侧舞蹈病，局限于一侧上、下肢，往往是基底节血管性损害的结果；妊娠舞蹈病，常见于年轻初产妇，在妊娠的前半期发病。常见病因有感染、脑血管病、脑外伤、变性病、妊娠及退行性病变。中医属"肝风""振掉"范畴。

小舞蹈病起病前多有溶血性链球菌感染史，或在发病前后有风湿病的其他表现。少数由一氧化碳中毒、酚噻嗪类药物过量、脑炎、猩红热等引起。

一、诊断

起病多为亚急性，亦可因情绪激动而突然发病。早期，患儿比平时不安宁，注意力散漫，动作笨拙，字迹歪斜和手中执物易失落。渐渐肢体及头面部出现迅速的、粗大的、不规则的、无目的的不自主运动。以上肢为著，出现屈曲、伸直及扭转等动作。颜面出现眨眼、努嘴、吐舌、耸肩等动作。下肢以足部为重。躯干亦可出现前屈、后仰或扭转等动作。多数患者双侧不对称，甚至完全限于一侧（半身舞蹈病）。舞蹈症状于精神激动及进行随意运动时加重，于安静时可减轻，睡眠时消失。患者肌张力低下，各关节过分伸展。腱反射减弱或消失，伴有锥体束病变者，偶也出现腱反射亢进，无感觉障碍。重者可有妄想、幻觉、意识模糊或躁动。

血液检查白细胞计数、血沉、抗"O"、血清黏蛋白等可能异常。生化改变为纹状体中多巴胺含量略高。

二、治疗

头针、项针疗法　泻法。

处方：风池、翳明、供血、舞蹈震颤区、运动区。

方解：方中风池、供血可以改善椎－基底动脉血液循环，翳明可以改善颈内动脉系统供血，对基底节部位的血流量有增多作用，舞蹈震颤区、运动区针刺后产生的电磁场可以使脑细胞得到活化，功能改善。

操作：针尖与头皮呈30°夹角，快速刺入皮下，每分钟捻转200次，留针10

分钟，再捻转1~2分钟后令患者活动，反复3次。每日1次，6次为1疗程，两疗程之间休息1日。

三、按语

1. 本病病变部位在脑部基底节，表现在肢体，针刺治疗只需针刺头项部腧穴以治本，针刺肢体穴无意义。

2. 本病针刺疗效显著。一般1周左右即见显效。

3. 配合中药疗效更佳。

4. 小舞蹈病患者应在家长配合下进行治疗。

第三节　肝豆状核变性

肝豆状核变性又称Willson病，是一种常染色体隐性遗传的铜代谢障碍引起的家族性疾病。1912年，由Willson首先发现。本病以豆状核变性和肝硬化为主要病理改变，好发于儿童或青年人。中医学属"肝风""颤振"范畴。

肝豆状核变性的病人由于铜代谢障碍，肝脏吸铜率高于正常，铜蓝蛋白量远较正常人为少，而直接反应铜则远较正常人为多，因其中铜与血清蛋白分离，故出现大量的游离铜，可沉积在肝、脑、肾等脏器内，尤其是肝和脑的含铜量高于正常10~20倍。在疾病的早期铜离子弥散地存在于肝细胞浆内，以后有肝细胞坏死。另一方面铜沉积于脑基底神经节，造成豆状核变性；铜沉积于肾，形成氨基酸尿；铜沉积于角膜后缘弹力层内，即形成Kayser-Fleischer（K-F）角膜色素环。

一、诊断

（一）临床表现

1. 本病多发生于10~25岁男性，起病缓慢，少数呈急性发病，多数病人有家族遗传史。一般病人出现神经系统症状，极少数病人早期出现肝脏症状。实际上，肝脏疾患可能早已发生，只是未察觉而已。

2. 部分首发症状为精神异常，一般先有情感改变，学习成绩下降，记忆力减退，注意力不集中，情绪不稳定，幼稚。晚期可有幻觉、妄想、痴呆。

3. 神经症状：主要为震颤、手足徐动、舞蹈样动作等和肌张力增高等锥体外系症状。震颤常自一手开始，先为细小震颤，逐渐变为粗大，可妨碍进食和书写。震颤从一个肢体逐渐扩展至其他三个肢体、躯干及头部。头颈部、下颌震颤时可致言语困难、咀嚼障碍。继而肌张力增高，肌强直表现为手指不能屈伸、双手不能旋前旋后、四肢屈曲、足趾内翻的特异姿态，或有痛性痉挛。舌、喉肌强直，可引起咀嚼、吞咽、言语困难和唾液外流。还可出现面具脸、强哭强笑、手足徐动、扭转痉挛、舞蹈动作等。儿童期发病者多表现面部怪容（鬼脸）、舞蹈、手足徐动动作和张力不全性动作，并有小脑性共济失调。个别病人出现局部性癫痫。

4. 消化系统症状：多数虽有肝硬化，但无肝脏损害的临床表现，少数首发症状为肝区疼痛、发热、腹痛、腹胀、恶心、呕吐、厌食及胃肠道少量出血。有的病人有黄疸、肝肿大，偶有腹水和食道静脉曲张。

5. 角膜K-F环：角膜色素环不是本病唯一特征性体征。多数病例在出现神经症状时，就会出现此色素环，但并非所有患者都有此环。这种色素沉积距角膜缘长0.5～1.0mm，宽1.3mm，上下较宽，两侧较窄，多呈棕黄色、棕绿色或黄绿色。

6. 其他症状：由于钙磷代谢障碍，病人可有骨质疏松，容易发生病理性骨折与关节畸形。个别患者可发生急性溶血性贫血伴白细胞和血小板减少。另外，可有牙齿脱落、停经、营养不良等。

（二）辅助检查

1. 血清总铜量降低（正常参考值14～20μmol/L），低于正常值1/2以下。

2. 血清铜蓝蛋白常低于正常参考值（正常参考值200～350mg/L）的25%左右。

3. 血清铜氧化酶活性降低，低于0.3光密度。

4. 尿铜排泄量明显增多（正常参考值0～0.8μmol/24h）。

5. 肝功检查：一般肝功检查正常，仅磺溴酞钠试验较为敏感。

6. 头颅CT扫描常见脑扩大及弥漫性大脑皮质、小脑和脑干萎缩，约半数病人丘脑和基底节可见低密度区。

7. MRI可见豆状核、尾状核及丘脑、齿状核等出现异常信号。

二、治疗

1. 毫针疗法

治法：近部取穴法，泻法。

处方：百会、神庭、风池、供血。

方解：风池、供血可改善脑部血液循环，百会、神庭可改善脑功能。

加减：情感障碍显著者加四神聪，言语困难、咀嚼障碍者加廉泉、下关。

操作：每日1次。留针30分钟，治疗6次为1个疗程，两疗程之间休息1日。

2. 头针疗法

处方：舞蹈震颤区、运动区。

操作：快速捻转配合提插，留针30分钟，间断行手法3次，每次2～3分钟，每日1次，6次为1疗程，两疗程之间休息1日。

三、按语

本病为常染色体隐性遗传病。目前中西医治疗均可使病情得到缓解，慢性病例可存活数年至三四十年。

第四节　儿童抽动症

抽动秽语综合征是以多发性肌肉抽动和秽亵言语为主要表现的一种原发性中枢神经锥体外系疾病。病因不明，可能与神经递质多巴胺异常有关。中医学认为本病属"肝风""慢惊风"范畴。

一、诊断

儿童时期（2～15岁）起病，缓慢发生和发展，可持续终身，但有波动性。

首发症状常为头面部抽动，喉中发声。病程中可有各部位肌肉抽动，如眨眼、皱眉、扭颈、耸肩、手臂抛掷、踢腿蹬脚，同时喉中发出"咳""哼""阿""妈"等声或秽语。少数有模仿言语、重复言语，或有猥亵行为、模仿动作及强迫行为等。神经系统检查有时可发现轻微阳性体征。脑电图可有轻度异常。

二、治疗

1. 头针疗法　补法。

处方：舞蹈震颤控制区、言语一区。

操作：每日1次，每次留针30分钟，6次为1疗程，两疗程之间休息1日。

2.电项针疗法

处方：风池、供血。

操作：将两组导线分别连接风池、供血穴，正极在上，负极在下，选择疏波，以头部轻微抖动为度。每次30分钟，6次后休息1日。

三、按语

1. 本病属儿科神经系统少见病，但近年来有逐渐增多的趋势。中西药疗效均偏低，而西药副作用较大，不宜长期服用。中药治疗前景广阔，但起效慢，一般服药不低于3～6个月。

2. 本病有自愈可能，但很低，由于病程长，给学习、生活带来不利，使患儿心灵上受到伤害。所以应早期诊断，坚持治疗。一般病情较重者，不会自愈，可能成为精神障碍。

3. 有人报道，本病患儿细胞免疫功能低下，上呼吸道病毒感染可诱发或加重本病，因此，补益、解毒、活血等中药对本病有效，是扶正驱邪治本之法。临床中酌情加入。

4. 患儿看电视，玩电子游戏机，饮含兴奋剂的饮料，过食巧克力、味素等各种原因引起的兴奋性过高均可使疾病复发或使病情加重。

5. 中药配合针刺疗效很好。

6. 16岁以上的青年患者，可能与颈椎病有关，经MRI检查确有颈椎病者按颈椎病治疗，疗效较好。参阅第二十章第十一节。

第五节 痉挛性斜颈

痉挛性斜颈是由颈肌阵发性的不自主收缩，引起头向一侧扭转或阵挛倾斜。

本病的发病机制尚不清楚，有人认为精神因素占优势；亦有人认为是大脑器质性疾病所引起。本病可单独存在，亦可与其他运动障碍性疾病，如扭转痉挛（又称畸形性肌张力障碍）、舞蹈样手足徐动症、遗传性舞蹈病及帕金森病合并存在。大多数病人隐匿起病，找不到病因，少数有家族遗传史，头、颈部外伤史，精神创伤史等。中医学属"痉证"。

一、诊断

本病多见于成年人，男女患病率相等，发病高峰年龄在40岁左右，至少2/3病人年龄在30～50岁之间，但也可见于儿童和老年人。起病大多缓慢，逐渐加重，但又有骤然发病者。

前驱症状是头呈不规则的细小的摇动，静止时头的姿势完全正常，或略向一侧歪斜。发作时头向侧方倾斜，下颌向对侧扭转并稍向上。也有时头后仰或前屈，由于胸锁乳突肌、斜方肌的收缩，所以头呈各种姿势。

肌肉呈强直性收缩，有时呈阵挛性或强直阵挛性收缩，故头扭转伴有倾斜及细小摇动。痉挛性斜颈在坐位、立位、情绪激动及周围环境的影响下容易出现，当卧床安静时减轻，睡眠时消失。随意运动时增强，有时检查者给以拮抗动作则斜颈消失，同样压迫胸锁乳突肌腱及副神经时可以诱发。

1. 单纯型　发病机制还不十分清楚，有人认为精神因素占优势，也有人认为是大脑器质性疾患所引起。

2. 继发型　痉挛性斜颈作为神经系统疾患的一种表现，如脑炎后的痉挛性斜颈则属于此型。此型除痉挛性斜颈之外尚有其他症状，例如Parkinson症候群、舞蹈样运动、手足徐动、震颤以及肌肉挛缩等，有时扭转痉挛也可以先由痉挛性斜颈开始。

二、治疗

电项针疗法

处方：风池、供血。

操作：将两组导线分别上下连接，正极在上，负极在下，通以疏波，头向左侧斜者，右侧电流应稍强，使头向右侧摆动，反之亦然，每次30分钟，每日1～2次，6日后休息1日。

三、按语

1. 本病中药针刺结合治疗效果较好。

2. 本病多为功能性疾病，治疗时应多引导病人，排除疑虑，有利于病情好转。

第十五章
脱髓鞘疾病

脱髓鞘疾病是指中枢神经原发性髓鞘脱失的一组疾病。其病理改变为髓鞘脱失，而神经轴突、神经节细胞、胶质等改变轻微或相对完整。髓鞘脱失病灶散在于脑和脊髓白质。脱髓鞘疾病主要有多发性硬化、视神经脊髓炎、急性播散性脑脊髓炎及弥散性硬化。

第一节　多发性硬化

多发性硬化是以中枢神经系统的多发病灶，缓解与复发交替发生的病程为特点的脱髓鞘疾病。

本病的病因至今未明，目前一般认为是在环境和遗传的影响下，易感体由于病毒感染所诱发的自身免疫性疾病。本病在寒、温带较热带多见，地处同一纬度的西方国家高于东方国家。近年来，我国关于本病的报道日渐增多，女性多于男性，多在20～40岁之间发病。中医学属"风痱""喑痱""骨摇""视瞻昏眇"。

一、诊断

多数病人为急性或亚急性起病，少数病人起病缓慢。

脊髓症状较常见，以肢体无力、感觉异常或肢体疼痛为首发症状。多从双下肢开始，或单肢或四肢不定，渐成上运动神经元性瘫痪。可有深浅感觉障碍和尿便障碍，亦可见感觉性共济失调。脑干、小脑受损则有眩晕、共济失调、眼震、言语断续、意向震颤，偶有耳鸣或耳聋，球后视神经炎较多见。眼底检查可见颞侧乳头苍白。少数病人有展神经、动眼神经麻痹。较少见的是构音和吞咽障碍。大脑受损可出现偏瘫、单瘫、癫痫、精神异常、智能障碍等。

中枢系统的多病灶和缓解与复发交替的病程是诊断本病的主要依据。核间性眼肌麻痹、痛性痉挛、旋转性眼震对诊断本病有特征性意义。

根据临床症状可分为脊髓型、脑干型、小脑型、大脑型。我国多发性硬化以视神经并脊髓，视神经并脊髓、脑干损害最多见。病程由几个月至二十余年不等。

脑脊液细胞数正常或轻度增高。体感、听觉、视觉诱发电位的联合检查多有异常。

颅脑CT检查，脑白质内显示各期不同、多少不等的低密度损害区，以脑室周围最为多见，急性期可见增强效应。

二、治疗

1. 夹脊电场疗法

处方：颈1夹脊至腰1夹脊。

操作：将导线同侧上下连接，正极在上，负极在下，弛缓性瘫选疏密波，痉挛性瘫选密波，通电30分钟，每日1次，6次后休息1日。

2. 头针疗法

治法：远近配穴法，补法。

处方：运动区、感觉区、平衡区、舞蹈震颤区。

操作：每日1次，留针30分钟，6次为1疗程，两疗程之间休息1日。

三、按语

1. 夹脊电场疗法治疗本病效果显著。病程长者，疗效差。

2. 偏瘫、构音障碍等参阅有关章节。

3. 病情急重时应配合激素治疗2周左右。

第二节　视神经脊髓炎

视神经脊髓炎是视神经和脊髓共同受累的脱髓鞘病。目前多数学者认为本病是多发性硬化的一个变异型。本病常见于亚洲。中医学认为本病属"暴盲""痿证"。

一、诊断

急性或亚急性起病。少数病人于病前数日有低热、咽痛、头痛、腹痛、全身不适等症状。视神经受累可双侧同时出现或间隔数日或数周先后出现。脊髓和视神经受累于同时或先后出现，一般可间隔数日、数月。

眼症状多为双侧，表现为瞳孔散大，对光反射减弱，视野缩小，偏盲。眼底检查为视神经炎，或视神经萎缩。

脊髓症状多为颈下段和胸段病变。首发症状多为背、肩及臂痛。以后为双下肢上运动神经元性瘫痪，也可为横贯性损伤、半离断或弥散性损伤。症状可由下肢上升至上肢甚至波及脑干，也可出现尿便功能障碍。

实验室检查可见周围血象白细胞增多。脑脊液检查蛋白质与细胞数轻度增多，可见激活的单核细胞及转化型淋巴细胞。部分患者的脑脊液免疫球蛋白增高和出现少克隆IgG区带。视觉和体感诱发电位异常。

二、治疗

本病认为是多发性硬化的一个类型，常见于亚洲，因此，治疗同多发性硬化。

高维滨针刺十绝

第十六章
先天性疾病

第一节　良性颅内高压综合征

良性颅内高压综合征是指一组病因不同，以颅内压增高为特征，但可除外颅内肿瘤、炎症、阻塞性脑积水等疾病的综合征。预后大多良好。

本综合征的病因很多，但确切病理机制未明，从病因推测，可能与脑脊液生成及吸收障碍、内分泌失调、颅内静脉窦阻塞及脑水肿等有关。中医学属"头痛""真头痛"。

一、诊断

有头痛、呕吐、视乳头水肿等颅内高压症状，但无局灶体征和精神症状。各项辅助检查，除腰穿压力高于200mmH$_2$O外，其他检查均无病灶可见，任何检查发现有局灶性病变，都不能诊断本病。

婴儿可为激动不安、食欲减退及呕吐。部分病人有展神经麻痹所致的复视。

诊断本病必须除外常见的颅内病因，如颅内肿瘤、炎症、外伤、血管病、阻塞性脑积水等。

腰穿测量颅内压可以帮助明确是否存在颅内高压，但如已有枕骨大孔疝时则腰池压力不能反映真正颅内压，而且腰穿有诱发脑疝加重的危险，故应严格掌握适应证，小心操作。脑脊液的常规及生化检查，可以帮助鉴别病因，头部CT、MRI、各种造影检查，一般可以明确病因。

二、治疗

1.毫针疗法

治法：近部取穴法，泻法。

处方：风池、天柱、翳明、供血。

方解：针刺风池、翳明、天柱、供血可改善椎–基底动脉、静脉血液循环，有利于脑脊液循环。

操作：每日1次，留针30分钟，其间行针3次，6次后休息1日。

2.电项针疗法

处方：风池、供血。

操作：正极连风池、负极连供血，选疏波，电流量以头部前后摆动为宜，每日1次，每次30分钟，6日后休息1日。

三、按语

1.脑脊液分泌过多，脑脊液循环受阻是本病的一个重要原因。如何使脑脊液流入脊髓蛛网膜下腔是治疗的关键。笔者采取的电项针疗法，疗效显著，往往一次就显效。

2.电项针疗法可能通过肌肉收缩作用而扩大第四脑室正中孔及侧孔，有利于脑脊液进入脊髓蛛网膜下腔，从而降低颅内压（图3–14）。

3.治疗前必须先做头部CT检查，确诊无误，方可治疗。本法为笔者独创。治疗16例，无一例无效，进一步疗效与原理尚待探讨。

4.颅底部畸形所致者，不宜采用本法。

第二节　脑积水

脑积水系临床综合征，指颅内脑脊液容量过多而言。通常是指脑室系统或蛛网膜下腔内脑脊液容量的增加，可伴有颅内压升高。

脑积水可因脑脊液分泌过多、循环通路受阻、吸收障碍三种原因所致。其中循环受阻为常见的主要因素。临床上通常所说的脑积水，是指脑压增高的脑积水。一般按发病的时间早晚，分为先天性与后天性两种。临床上又把脑室与蛛网膜下腔之间的脑脊液循环障碍出现的脑积水称为梗阻性脑积水；

把脑室与蛛网膜下腔仍然交通，而因脑脊液形成或吸收障碍，或由于蛛网膜下腔本身有阻塞而导致的脑积水称为交通性脑积水。中医学称"解颅"。

一、诊断

先天性脑积水可使婴儿头颅进行性膨大，表现为颅缝裂开，前囟异常扩大，头皮静脉怒张。头型为面部小而颅部大，眼球突出，可有惊厥、视神经萎缩，通常伴有运动、感觉障碍。严重者有智力障碍。

后天性脑积水由于病因不同，症状与体征亦异。除表现致病因素的一般症状外，可出现颅内压增高引起的头痛、呕吐、视乳头水肿等。还可有脑膜刺激征、锥体束征、垂体功能减退症状。

脑脊液检查，交通性脑积水颅内压高，而梗阻性脑积水颅内压低，化验成分无变化。

头颅放射线平片，可见头颅变大或呈球形，骨壁变薄，前颅缝塌陷，后颅凹变薄，面骨与颅盖骨不成比例。

二、治疗

电项针疗法

处方：风池、供血。伴呕吐者加内关，伴腹胀者加天枢、中脘、足三里。

操作：风池、供血同侧连接，正极在上，负极在下，选疏波，使头颈部前后摆动。每日1次，6日为1疗程，两疗程之间休息1日，适用于后天性脑积水。

三、按语

1. 本病应经磁共振检查，如有小脑扁桃体下移者，不宜用电项针疗法，易引起小脑扁桃体下疝而死亡。

2. 脑囊虫导致的脑积水或颅内高压综合征，应慎用电项针，因脉冲电流使头抖动，会引起布隆征，导致昏迷。

第三节　脑性瘫痪

脑性瘫痪是指一组脑部病变所致的非进行性运动障碍。病因很多，但对患者中枢神经系统的伤害都发生在产前、围产期及出生后的婴幼儿阶段内。

胎儿在子宫内发育过程中，母体的很多种疾病，如感染、代谢障碍、先兆流产，接触某些化学药物、放射线，以及早产、多胎妊娠等都可以引起胎儿脑发育障碍。围产期中胎盘早剥、脐带脱垂或绕颈、难产致胎儿窒息、颅内出血等亦可成为脑瘫病因。出生后最常见的病因则是头部外伤、感染及核黄疸等。

中医学属"五迟"。

一、诊断

多开始于婴儿期，常因患儿运动发育迟缓而被注意。根据运动障碍的表现及体征，可分为以下类型。

1. 痉挛型　可表现为偏瘫、四肢瘫、单瘫等。严重者不能行走，或不能站、坐，肌张力增高，呈"剪刀步态"。可有癫痫、语言及智力障碍，此型约占脑瘫的65%，为最常见的一型。

2. 舞蹈徐动症型　有舞蹈样或徐动症动作。舌、面及身体各部都可见，并有运动障碍，常合并肌张力增高，亦可合并锥体束征。

3. 共济失调型　患者仅有小脑性共济失调表现。

4. 张力不全型　肌张力低下，头颈不能反起，四肢运动障碍，常有智力低下及失语。但有腱反射活跃及病理征，可明确为脑性损害。

5. 混合型　各型间很难区分。

各型脑瘫均不呈进行性加重，而随年龄增长有所改善，是本病的特点之一。头部CT、MRI显示发育不良、脑室扩大或脑穿通畸形。

二、治疗

1. 项针疗法　平补平泻。

处方：风池、供血、翳明。

操作：快速进针，每穴行针20秒后出针，3岁以上患儿可以留针10～20分钟。本法应与头针同时进行。每日1次，每次30分钟，其间行针2次，6次后休息1日。

2. 头针疗法

处方：运动区，平衡区，舞蹈震颤区，语言一、二、三区。

操作：针与头皮水平线成15°角，快速进针，深度达帽状腱膜下。3岁以内患儿用捻转平补平泻法，不留针。每日1次，每次30分钟，其间行针2次，6次后休息1日。

3. 毫针疗法

治法：近部取穴法，平补平泻。

处方：上肢　肩髃、曲池、外关、合谷、后溪。

　　　　下肢　环跳、阳陵泉、纠内翻、侠溪。

　　　　流涎　地仓、颊车。

方解：针刺肢体腧穴，可以反射性促进大脑发育，使脑功能好转。

操作：每日1次，每次30分钟，其间行针2次，6次后休息1日。

三、按语

1. 头囟未闭合的婴幼儿不可采用头针治疗。

2. 神经元受损是不可逆的，但一些临床研究证实，通过有效的方法治疗CCP，可促进脑电活动和神经递质的分泌，有可能激活其他神经元的代偿功能。

3. 头针、项针为主针刺疗法，对皮质功能有调节、改善和促进代偿的作用，从而使临床症状和体征得到改善。我们根据脑瘫患儿针刺前后头部MRI分析，认为针刺对脑组织影像学改变有促进恢复的作用。

第四节　轻微脑功能紊乱

轻微脑功能紊乱又称儿童多动综合征，学龄儿童的发病率可达5%，是由多种病因引起的一种脑功能失调综合征。目前认为与遗传因素、脑组织轻微损害、脑内神经递质代谢异常、微量元素缺乏等有关。预后良好，一旦脑功能发育成熟，多数患儿的活动过多会逐渐减少，部分患者仍有注意力分散、学习困难和性格障碍。本病中医学属"虚烦""妄动"。

一、诊断

多在5～8岁时引起注意，直到14岁，男孩居多。主要表现为注意力难以集中，情绪不稳，课堂小动作过多，难以自制。个性偏强、固执、不服从管教。纪律性差，和他人关系不和谐。智力正常或接近正常，但学习成绩多不良，翻手试验、跟膝胫试验等可为阳性。少数有家族史和脑损伤史，脑电图可以发现异常。

二、治疗

头针疗法　补法。

处方：情感区、舞蹈震颤控制区、运动区。

操作：每区各刺2对针，留针30分钟，捻针3次，每次1～2分钟。每日1次，6次后休息1日。

三、按语

1. 本病预后有两种可能，一种是成年后会自然好转；另一种是成人后仍有人格障碍、冲动任性、人际关系不良等。所以，应予积极治疗。

2. 本病疗程长，应进行综合治疗，如采用行为疗法、心理疗法、教育疗法、药物治疗等。

3. 淘气的孩子不是多动症。一般淘气的孩子对喜欢的电视动画片可以看1小时而不厌烦，注意力仍很集中。

4. 儿童抽动症的患儿，部分可能有多动症状，但儿童多动症本身无抽动症状，应予鉴别。前者应以儿童抽动症治疗为主。

5. 最新研究认为，患者大脑中与运动和注意力有关的Putamen区域血流量不足。临床治疗时加用活血药是正确的选择。

第十七章
变性病及自主神经疾病

第一节　运动神经元病

运动神经元病是主要影响脊髓前角细胞、脑干运动神经核及锥体束的运动系统慢性进行性变性疾病。病因不清。另外，有5％～10％的患者有家族史，其中一部分患者有过氧化物歧化酶基因发生突变，无法产生足够的酶分解过氧化自由基，过氧化自由基损伤了运动神经元。还有人认为是重金属损伤了运动神经元。近年来提出本病可能是一种慢性病毒感染。中医学属"痿证""风痱"范畴。

一、诊断

隐袭起病，逐渐进展，多发病于30～60岁，男多于女。一般均无客观感觉障碍。不同类型的临床表现：

1. **进行性脊髓性肌萎缩**　病变部位累及脊髓前角运动细胞。肌萎缩可一侧或两侧同时开始，从远端向近端延伸，伴肌束颤动。肌力减退，肌张力降低，腱反射消失，锥体束征阴性，但全身感觉正常。本型进展缓慢，常达10年以上。可死于呼吸肌麻痹。

2. **进行性延髓（球）麻痹**　病变主要累及脑干，特别是延髓的脑神经运动核，表现为其所支配的肌群萎缩无力，以吞咽、构音障碍及舌肌萎缩、束颤最常见，且症状多为进行性加重，但不伴有肢体的运动障碍。进展较快，多在1～3年死于并发呼吸肌麻痹和肺部感染。

3. **原发性侧索硬化**　本病最少见，起病多在成年后，病变常先侵犯下胸段的皮质脊髓束，出现双下肢的上运动神经元瘫痪。倘若颈段皮质脊髓束也被波及，则双上肢也出现上运动神经元性瘫痪。如两侧皮质脑干束亦受累，则有假性延髓麻痹症。

4. 肌萎缩性侧索硬化　病损累及脊髓前角细胞与锥体束，因此出现上、下运动神经元损害并存的特征。颈膨大的前角细胞常先受累，逐步皮质脊髓束亦受累。首发症状为双侧或一侧手部无力笨拙，逐步出现肌萎缩，以大小鱼际、骨间肌、蚓状肌为明显而呈爪形手。肌无力及萎缩向前臂、上臂和肩部延伸，病变部位有广泛而明显的肌束颤动。上肢虽常有明显的肌萎缩，但由于锥体束同时受损，故可出现肌张力增高，腱反射亢进，病理征阳性。下运动神经元严重损伤时，锥体束症状被掩盖，上肢肌张力减退，腱反射减低或消失。下肢多为痉挛性瘫痪，肌张力增高，腱反射亢进，出现病理征。下肢肌萎缩和肌束颤动较轻或不明显。

此外，尚有婴儿、少年进行性脊髓性肌萎缩症，为隐性或显性遗传，酷似肢带型肌营养不良症，有肌束震颤，伴脊柱侧弯和弓形足。

肌电图呈典型的失神经电位。肌肉活检有失神经性肌萎缩的典型病理改变。脊髓CT或MRI均有助于诊断。

二、治疗

1. 夹脊电场疗法

处方：脊髓病变节段的上下两侧各一对夹脊穴。

操作：针柄接电针仪导线，同一组导线连同侧1对夹脊穴。正极在上，负极在下。弛缓性瘫者用疏密波，输出强度以双下肢瘫痪的肌肉出现节律性收缩为度；痉挛性瘫者用密波，输出强度以针刺局部的肌肉出现轻度痉挛为度。每日1~2次，每次30分钟，6次后休息1日。

2. 毫针疗法

治法：远近配穴法，补法。

处方：相应节段背俞穴、大椎、肩髃、曲池、合谷、鱼际、阳陵泉、足三里、绝骨、环跳。

操作：每日1次，留针30分钟，行针3次，10次为1疗程，两疗程之间休息3日。

三、按语

1. 本病针刺治疗可以缓解病情。

2. 运用中西药物针对病因治疗尚待继续研究。

3. 进行性延髓麻痹参阅第二十三章。

第二节　多系统萎缩

多系统萎缩（MA）是一组原因不明的神经系统多部位进行性萎缩的变性疾病或综合征。50岁以上人群MA患病率估计为20/10万，约1/3的病人最初被误诊为帕金森病。MA的高发年龄为50～60岁，常于病后7～9年死亡。男女发病率为1.9∶1。主要累及纹状体黑质系统、橄榄脑桥小脑系统和自主神经系统等。

一、诊断

临床可以先表现为帕金森综合征，或小脑性共济失调，或自主神经功能障碍，以后逐渐发展为三个系统的全部表现。

1. 帕金森综合征　主要表现进行性肌强直、运动迟缓和步态障碍，开始多为一侧肢体僵硬、少动，病情逐渐发展至对侧，导致动作缓慢、步态前冲、转变姿势困难、上肢固定、少摆动、讲话慢及语音低沉等，但震颤很轻或缺如，可有位置性震颤，表现酷似帕金森病，大部分患者用左旋多巴治疗无效。随着病情发展常出现步态不稳、共济失调等小脑体征，以及尿频、尿急、尿失禁、尿潴留、发汗障碍、体位性晕厥和性功能不全等自主神经功能障碍。CT检查可见双侧壳核低密度灶。MRI显示壳核、苍白球T2低信号，提示铁沉着，早期病例可与帕金森病区别。

2. 小脑性共济失调　以明显的脑桥及小脑萎缩为病理特点，多为散发病例，部分病例呈家族性发病，为常染色体显性遗传，称为家族性OPCA。

主要表现小脑性共济失调和脑干功能受损，如明显步态不稳、基底加宽、眼球震颤和意向性震颤，后期出现肌张力增高、腱反射亢进、Babinski征等锥体束征，波及延髓肌群出现吞咽困难、呛咳、构音障碍和舌肌束颤。可见强直、震颤、运动缓慢等锥体外系症状，可有性功能不良、尿失禁、晕厥，以及视神经萎缩等。病程中晚期MRI可清晰显示小脑、脑干萎缩，第四脑室和脑池扩张。

3. 自主神经功能障碍　与前交感神经元变性有关。

男性最早出现性功能减退、阳痿等，女性最早出现尿失禁。常表现为便秘或顽固性腹泻、尿失禁或尿潴留，局部或全身无汗或出汗不对称，体表温度异常等；颈交感神经麻痹可引起瞳孔不等大、眼睑下垂、虹膜萎缩及Horner征；迷走神经背核受损可引起声音嘶哑、吞咽困难和心跳骤停而猝死。卧位血压正常，站立时收缩压下降20～40mmHg或以上。早期症状轻，直立时出现头晕、眼花和下肢发软，较重者眩晕、体位不稳，严重者直立即发生晕厥，需长期卧床。多系统萎缩患者肛门括约肌肌电图可呈神经源性改变。

二、治疗

电项针疗法

处方：风池、供血、足运感区、运动区、情感区、平衡区。

操作：用两组导线分别连接同侧的风池、供血穴，正极在上，负极在下，选用疏波，每日1次，每次30分钟，6次后休息1天。

方解：风池、供血可以通过改善椎–基底动脉系统而改善脑部血流量，增加神经递质的释放。针刺足运感区、运动区、情感区、平衡区可以活化大脑皮质细胞，改善脑功能。

二便异常可参阅第七章第十节神经源性排尿障碍。

伴有吞咽障碍参阅第二十三章延髓麻痹。

伴有男性功能障碍参阅本章第三节自主神经功能紊乱。

三、按语

1. 针刺对抗衰老具有肯定的作用。针刺对本症治疗，具有两方面的作用。首先是改善脑部血液循环，改善脑的代谢，间接抑制痴呆的发展，维持残存的脑功能；二是活化脑细胞，减轻因痴呆而产生的各种症状。资料表明，针灸治疗老年性痴呆取得疗效时，脑电图脑波频率趋于增快，波幅增加，α波和β波指数增大，θ波指数减少。利用听觉刺激引起的条件相关脑诱发电位P_{300}潜伏期显著缩短。表明针刺后老年性痴呆患者大脑皮质兴奋性有所提高。针刺改善脑缺血患者脑血液循环，增加脑供血、供氧量，促进衰退神经元的能量代谢，从而改善了脑组织内能量代谢，促进脑组织的损伤修复与再生有关，可能亦为针刺治疗痴呆机制之一。

2. 电项针疗法对本病疗效显著，治疗时患者有头清目明、精力充沛之感。其机制是脉冲电流通过上行网状激活系统使大脑细胞得到活化，皮质的兴奋性增高，同时，椎-基底动脉供血增多，使脑血流量增多，因而思维活跃，尤其是对早期患者有明显疗效。实验证明，在记录无意义的罗列数字时针刺对增强注意力和记忆力有一定的作用，说明针刺在短时间内有助于恢复脑疲劳，增强脑功能。

第三节　自主神经功能紊乱

自主神经功能紊乱是神经科临床常见病。自主神经包括交感神经和副交感神经。其周围部分与脊神经由脊髓发出，主要分布于躯干、四肢，司理血管、腺体运动与感觉。由脑和脊髓发出的内脏神经，主要分布在内脏，控制与协调内脏、血管、腺体等功能。因不受人意志支配，故称自主神经。人体在正常情况下，功能相反的交感神经和副交感神经处于动态平衡制约中。

自主神经功能紊乱的内因，主要有性格内向、孤僻、情绪不稳定，对外界刺激耐受性差，适应环境、应付事物的能力不足等；外因为长期持久的强烈精神刺激，如家庭纠纷，恋爱挫折，事业失败或人际关系紧张，持久的脑力、体力劳动，睡眠不足等，使高级神经中枢过分紧张，大脑皮质内抑制下降，入睡难或不够深沉，容易惊醒或醒后又难以再睡。长期如此，大脑中枢神经功能失调引起皮质下神经内分泌紊乱。此外，遗传因素、素质因素、性别因素也均与发病有关。身体其他部位的病变也可累及中枢神经系统而引发精神障碍。

一、诊断

（一）临床表现

1. 患者常以自觉症状为主，常由情绪刺激而激发，虽然做过多次检查，但结果往往都比较正常，疗效不高或无效。

2. 精神表现为联想回忆增多、脑力劳动效率下降、体力衰弱、易疲劳等。

3. 睡眠障碍表现为失眠、多梦、精神不振、记忆力减退、注意力不集中、思维迟钝等。

4. 情绪表现为烦躁、焦虑、多虑、多疑、多怒、紧张恐惧、坐立不安、胸闷气短、喜叹气、喉部梗噎、咽喉不利等。

5. 头部不适感、紧束感，视物模糊，面部四肢难受，脖子后背发紧发沉，周身发紧、僵硬不适，四肢麻木，手脚心发热，周身皮肤发热，但体温正常，全身阵热、阵汗，或全身有游走性疼痛、游走性异常感觉等症状。

6. 胃肠功能紊乱，如没有食欲、进食无味、恶心、打嗝、呕吐、反流、腹胀、肠鸣以及便秘与腹泻交替发作。

7. 心脏自主神经功能紊乱，又称心脏神经症，以心前区疼痛、心悸、气短或换气过度、濒死感为主要症状。

8. 其他如女子月经不调，男子遗精、阳痿，尿频等。

（二）查体

1. 皮肤血管舒缩反应　临床上常用皮肤划纹试验检查。皮肤划纹征在正常人也可出现，只有持续时间过长或无论轻重划法都出现一种皮肤反应时，才有临床参考意义。白色划纹征为交感神经兴奋性增高，引起血管收缩所致。红色划纹征可能为副交感神经兴奋性增高，引起血管扩张之故。

2. 卧立试验　平卧位计数1分钟脉搏，然后起立后再计1分钟脉搏。由卧位到立位脉搏增加10~20次为交感神经兴奋性增强。由卧位到立位脉搏减少10~20次为副交感神经兴奋性增强。

（三）鉴别诊断

疑病性神经症，基本特征是持续存在的先占观念，认为可能患有一种或多种严重进行性的躯体障碍。病人的注意力更多地指向潜在进行性的严重疾病过程及其后果，患者趋向于要求检查明确其潜在疾病，害怕用药及其不良反应，常频繁更换医生寻求保证。

二、治法

1. 主症治疗：电项针疗法

主穴：风池、供血。

配穴：根据病症选穴。

方解：开窍醒神。电针疏波针感传入脑干网状结构上行激动系统，引起大脑皮质的兴奋性增强，调整皮质下自主神经中枢，治疗神经功能性疾病，如头昏、思维迟钝、记忆力减退、认知障碍、痴呆、震颤、嗜睡、轻度意识障碍等。当电流停止刺激后，大脑皮质兴奋性也减弱，渐渐地进入睡眠状态而又能治疗失眠症（必须上午治）。

操作：患者采用端坐位，体弱者采用仰卧位。将两组导线分别连接同侧的风池穴、供血穴，正极在上，负极在下，通以脉冲电流，采用疏波。电流量以达到头部轻度抖动为宜。每次治疗20～30分钟，每日1～2次，6次后休息1天。

2. 兼症治疗：电针疗法

（1）失眠、心脏神经症：主穴加内关、四神聪。

（2）胃肠功能紊乱

处方：上脘、梁门、足三里、三阴交。

操作：三组导线分别连接上脘–梁门、双足三里–三阴交穴，用疏波30分钟，每日1次，6次后休息1日。

（3）尿频、尿失禁、射精不能或遗精

处方：四神聪、肾俞、会阳；或肾俞、会阳。

操作：三组导线分别连接对侧穴，每日1次，6次后休息1日。

方解：四神聪穴对应中央旁小叶，是高级排尿中枢，可以调节排尿功能。针刺肾俞可以兴奋交感神经，抑制膀胱逼尿肌收缩，同时使尿道内括约肌收缩。会阳穴有阴部神经，可以使尿道外括约肌收缩而抑制排尿。用疏波可使精液排出而射精，用密波则抑制精液排出、止遗精。

操作：用电针治疗仪，正极接肾俞，负极接同侧会阳，治疗尿频、尿失禁、不能射精用疏波，治疗遗精用密波。留针30分钟，每日1次，6次为1疗程，休息1日。

本法适用于无抑制性神经源性膀胱的尿频、尿失禁、射精不能或遗精。

（4）排尿困难（尿等待）、尿潴留、阳痿

处方：中髎、次髎、会阳；或中髎、次髎。

方解：中髎、次髎对应的副交感神经，支配膀胱逼尿肌，有利于排尿。会阳既可以使尿道外括约肌收缩止尿又可以使前列腺血流加快，减轻增生而利尿。

操作：针下得气后，接脉冲电针机，同一组导线左右连接对侧次髎、中髎、会阳，用疏波，电流量由小到大，以针感传至外阴部位为佳，每日1次，6次后休息1日。

本法适用于尿潴留，特别是男性前列腺增生，既有尿频、尿淋沥，又有排尿困难或阳痿。

三、按语

1. 本病应积极地配合心理治疗。

2. 血液中的雄激素是性兴奋的基础，来自各种感官（视听）及意念形成的性兴奋，刺激大脑、脊髓的性中枢，产生性活动。

3. 性功能由三级神经中枢控制。

第一级，即性功能的最高中枢，是大脑皮质的边缘系统，初级中枢活动的调节者，促进或抑制下级中枢的活动。

第二级，即性功能的高级中枢，位于下丘脑和间脑的皮质下中枢及脑垂体。这里也是产生促性腺激素的部位，因而与内分泌功能有密切联系。

第三级，即初级中枢，位于脊髓，由交感、副交感神经调节。从第二、三、四骶髓发出的副交感神经通过盆腔神经分支调控勃起功能（骶2、骶3即次髎、中髎），从第一、二、三腰髓发出的交感神经，经肠系膜下神经节分支（腰2、腰3，即肾俞）和阴部神经（会阳）调控射精功能（图7-2、图7-4）。电流刺激该中枢及其分支有利于其勃起和射精功能增强。

第四节　肢端动脉痉挛症

肢端动脉痉挛症又称雷诺病，是由于血管神经功能紊乱所引起的肢端小动脉痉挛性疾病。病因不清，与自主神经功能紊乱有关。有些继发于某些疾病，称为雷诺现象。本病易发于青年女性，尤其是神经过敏者。病人暴露于冷空气中、情绪激动均可诱发。中医学属"脉痹"。

一、诊断

起病缓慢，一般在受寒后，尤其是指（趾）与冷水接触后发作，故冬季多发。常四肢远端（主要是手指）对称性发白，继而发绀，常从指尖开始，渐及手指甚至手掌，伴有局部冷、麻、针刺样疼痛或其他异常感觉。桡动脉及足背动脉搏动正常或减弱，发作持续数分钟后自行缓解。皮肤转为潮红，然后转为正常，温度升高。不发作期间，除手足有寒冷感觉外无其他症状。

二、治疗

1. 电针疗法

处方：曲池、外关、内八邪、太溪、太冲、足三里。

操作：选疏波，频率为1Hz，正极在上，负极在下，每次15～30分钟，每日1次，10次为1疗程。亦有报道用密波者。

2. 夹脊针疗法

处方：主穴　颈$_5$至胸$_1$夹脊穴、腰$_1$至骶$_2$夹脊穴。

　　　　配穴　外关、合谷、后溪、足三里、太溪、太冲、侠溪。

方解：针刺夹脊穴可以调整交感神经系统功能，而使血管痉挛缓解。

操作：泻法，每日1次，留针30分钟，10次为1疗程，两疗程之间休息3日。

三、按语

1. 目前尚难准确判断针灸疗效，但总的来说，适应证只限于发病的初期。

2. 本病中药疗效较好。

第十八章
肌　病

第一节　多发性肌炎

多发性肌炎是一组广泛的骨骼肌炎症性疾病。一部分伴有皮肤的炎症，即为皮肌炎。

目前认为，本病属于自身免疫性疾病。体液和细胞免疫机制的异常是主要发病机制。本病可伴发癌肿或感染后起病，部分病人合并有类风湿关节炎、系统性红斑狼疮、结节性动脉周围炎等自身免疫性疾病。本病可见于任何年龄，但中年以上好发，女性约为男性1倍。

中医学中，肌炎在急性期以疼痛为主，属"痹证"；慢性期以肌肉萎缩无力为主，则属"痿证"。

一、诊断

急性起病者有全身症状，如发热、咽痛、倦怠，数周内肌力减退，以近端为主，多对称，伴肌肉捏压痛，活动时加重，常有吞咽、发音或呼吸困难；重症病例可继发肌红蛋白尿性肾病。亚急性起病者病势较为隐匿，在数月内进行性肢体近端无力，疼痛较轻。慢性病例从下肢近端无力开始，疼痛不明显，在一至数年内缓慢波及肩胛带、颈肌、咽肌等。无论起病急缓，肌萎缩通常发生较迟，约60%的病人有皮肤病损。血沉大多加快，血清酶学检查、肌电图、活检可帮助诊断。

二、治疗

1. 毫针疗法
治法：近部取穴，急性期用泻法，慢性期用补法。

处方：肩髃、曲池、外关、合谷、髀关、风市、梁丘、阳陵泉、足三里、悬钟。

方解：针刺可以活血止痛，扶正驱邪，调整免疫功能。

操作：每日1次，每次留针30分钟，6次为1疗程，两疗程之间休息1日。

2. 电针疗法

处方：同上。

操作：急性期用密波，慢性期用疏密波，电流量以病人能耐受为度。每日1次，留针30分钟，6次为1疗程，两疗程之间休息1日。

第二节　重症肌无力

重症肌无力是一种由于神经、肌肉间传递障碍而影响肌肉收缩功能的慢性疾病。各种年龄均可发病，但以10～40岁为最多见。40岁以前发病者以女性为多，中年以后发病者则以男性较多。

西医学认为，本病为神经肌肉传递功能障碍，属自身免疫疾病。本病可能由于病毒感染或其他非特异性因子感染胸腺后，导致胸腺中带有乙酰胆碱受体（AchR）的肌样细胞成为抗原，使大量T淋巴细胞致敏并产生抗体，在补体C3激活参与下，AchR减少。当神经冲动下传时，乙酰胆碱不能充分与受体结合，影响运动终板去极化，造成肌肉收缩无力，易疲劳。约15%的病例发现有胸腺肿瘤，其余病人中80%也显胸腺淋巴滤泡增生。另外，约有5%伴有甲状腺功能亢进，提示与内分泌有一定的关系。中医学依据症状属"痿证""睑废"范畴。

一、诊断

（一）临床表现

起病隐袭，偶有急性起病者。主要症状为横纹肌稍经活动即感疲乏。发病初期，肌无力经休息可以暂时恢复，晨轻夜重。后期则肌无力恒定，全天无明显变化。受累肌肉的分布，因人而异。眼外肌的无力占90%以上，其次为延髓支配肌、颈肌、肩胛肌、上肢肌、躯干肌和下肢肌。眼外肌障碍则呈斜视和复视，眼睑下垂，睁眼无力。其他肌受累时，表情动作无力，咀嚼无力，吞咽困难，饮水返呛。严重时下颌下垂，常以手托腮，舌运动不自如，发音不清，谈话片刻声调即低沉。病情重者，头前倾，举手不过头，行走困难，但腱反射多存在，无感觉障碍。胆碱酯酶抑制剂治疗有效，这是一个重要临床特征。少数患者后期有肌萎缩。如急骤发生呼吸肌无力以致不能维持呼吸时，称肌无力危象，需及时抢救。

（二）实验诊断

1. **肌疲劳试验**　反复睁闭眼后肌无力而睁眼困难。

2. **新斯的明试验**　成人用0.5～1.5mg，肌注半小时内症状显著好转。

3. **腾喜龙试验**　腾喜龙2mg，静脉注射，观察20秒，如无反应，无出汗、唾液增加等不良反应，则用30秒时间缓慢再静脉注射8mg，1分钟后症状好转为阳性。对婴儿可给药0.5～1mg，皮下注射。

4. **X线胸片、CT胸腺检查**　有助于诊断。

5. **实验室检查**

（1）血清AchR抗体测定。

（2）电刺激试验。

（三）分型

根据受累部位和严重程度，可分为下列类型。

1. 眼肌型：局限于一侧或双侧眼外肌，约占三分之一，包括一些儿童。另外，有些患者自眼型开始，在2年内发展成为全身型。

2. 轻中度全身型：约占三分之一，损害遍及眼外肌、其他脑神经支配肌、四肢和躯干，但不累及呼吸肌群。

3. 急性重症型：占十分之一，进展迅速，在6个月内达高峰，有严重全身障碍，包括呼吸肌无力，有肌无力危象。

4. 迟发重症型：占十分之一，进展缓慢，病程在2年以上，有严重全身障碍，包括呼吸肌无力，有肌无力危象。

5. 肌无力伴肌萎缩型。

二、治疗

1. 毫针疗法

治法：远近配穴法，补法。

处方：阳白、攒竹、曲池、外关、足三里、三阴交。

吞咽困难　廉泉、外金津玉液、风池。

项肌无力　肩髃、天宗。

面肌瘫、咀嚼无力　下关、地仓、颊车。

方解：针刺对细胞免疫和体液免疫均有调整作用。

操作：留针30分钟，每日1次，6次为1疗程。

2.电针疗法

处方：同毫针疗法。

操作：4组导线，同侧连接，正极在上，负极在下，选疏波，通电30分钟，每日1次，6次为1疗程。

三、按语

本病中药配合针刺治疗效果好。

第十九章
其他疾病并发的神经系统损害

第一节　酒精中毒

神经系统由于受酒精的作用而产生复杂多样的临床表现，统称为酒精中毒。现将常见病症简要介绍如下。

一、诊断

（一）急性酒精中毒

当血中酒精浓度达（30～50）mg/100ml时，由于酒精对神经系统直接的、立即的抑制作用，大脑皮质功能首先受累而出现思维及行为上的抑制释放的表现。话多、好争辩、欣快、高谈阔论、缺乏判断及抑制能力、自我感觉良好，易冲动，发泄心中的积郁不满，继之言语呐吃、步态蹒跚、共济失调、呕吐、心律改变、复视、嗜睡等。有时可有突发暴怒及攻击行为。血中浓度达（200～300）mg/100ml时，皮肤苍白湿冷、结膜充血、瞳孔扩大。更进一步则意识障碍加深，进入昏迷，呼吸慢而呈鼾声、体温下降、周围循环衰竭，最后可因延髓呼吸中枢受抑制而死亡。

（二）慢性嗜酒者由于营养障碍所致神经系统损害

1. 威涅克-柯萨可夫综合征　主要由于维生素B_1缺乏而引起。威涅克脑病表现为精神症状：注意力和记忆力障碍、定向力障碍、淡漠、嗜睡，以至痴呆。眼外肌瘫痪及躯干性共济失调。早期可出现眼球震颤，常有前庭功能试验异常。柯萨可夫综合征又称酒精性遗忘，常与之同时发生，以严重记忆缺失及注意力障碍为主，常伴有虚构，时间、空间的定向力障碍，欣快感或对周围事物漠不关心，也可有各种幻觉。

2. **小脑皮质变性**　以下肢及躯干的小脑性共济失调为主要症状，上肢可正常或很轻微。症状在数周至数月内达高峰，然后相对稳定。

3. **多发性周围性神经病**　四肢末端感觉障碍及无力。

4. **营养性弱视**　几周内双眼视力进行性减退，视野检查可见双眼对称性中心性暗点，大多数眼底视乳头苍白或正常。

5. **其他**　以慢性进行性肢体近端无力为特征的酒精性肌病；以假性延髓麻痹及意识障碍为特征的脑桥中央髓鞘溶解症；以精神紊乱和识别障碍继之以各种神经症状为特征的胼胝体变性；以进行性精神衰退为特征的酒精性痴呆。

（三）戒酒综合征

1. **震颤**　粗大的震颤发生于早晨，饮酒后可消失，继续戒酒则加重，可伴有易激动、厌食、失眠、面及结膜充血、多汗、恶心、无力、心跳及呼吸增快、收缩压增高等。

2. **感知障碍**　出现噩梦、错觉及幻觉。幻觉常为视觉性，每次数分钟，持续数日。如为听觉性则持续较长，可历数周甚至数月，有时可伴有妄想。

3. **抽搐发作**　通常发生于戒酒后48小时内，可能为低血糖性。

4. **谵妄**　通常发生于戒酒后2～3日内，持续数小时至数天。表现为激动不安、粗大震颤、定向力丧失、思维及语言错乱，出现妄想、错觉及幻觉，伴有发热、多汗、心动过速等。死亡率可高达15%。

二、治疗

1. **毫针疗法**　慢性嗜酒者、戒酒综合征者根据临床表现，参阅有关章节，疗效较好。

2. **耳针疗法**

处方：双耳神门、皮质下、胃、肾上腺、内分泌、脑。

操作：寻找上述穴位，或用经穴探测仪探测敏感点，每次选2～3对穴，将王不留行压入穴位后用胶布固定。3日后再重新选穴。2～3次为1疗程。要求患者在饭前或有饮酒欲望时，按压耳穴至欲望消失。

第二节　一氧化碳中毒

凡含碳物质在燃烧不完全时均可产生一氧化碳。冬季烤火取暖时通风不良，煤气灶漏气，汽车排放废气及多种工业生产过程中，均可发生一氧化碳中毒。中医学属"中恶""中浊"范畴。

一、诊断

临床症状与一氧化碳的浓度及接触时间长短有关。

急性轻度中毒有头重、颞部搏动感、头晕、头痛、眼花、心悸、无力、恶心及呕吐等。中度中毒尚有颜面潮红，口唇呈樱桃红色，多汗，呼吸及心跳加快，烦躁不安，昏睡甚至昏迷。重度中毒则见深昏迷，阵发性抽搐，如不及时抢救可致死亡。测定血中碳氧血红蛋白以助诊断。

约9%的重度中毒患者经抢救恢复正常后，经过数日、数周甚至2~3个月的间歇期，又再度出现神经精神症状，称为急性一氧化碳中毒神经系统后发症，属一种迟发性缺氧性脑病。其主要临床表现为急起痴呆的背景上伴有精神症状（行为紊乱、精神错乱、欣快、出走和漫游等）、帕金森综合征、舞蹈样不自主运动、假性延髓麻痹、去大脑皮质综合征，常有强握、摸索动作，部分病例可有中枢性面瘫、轻偏瘫、失语、癫痫发作以及周围神经病等。多数病例有脑电图的弥漫性异常，其程度与临床症状的轻重平行，对评估其预后有价值。

长期吸入低浓度的一氧化碳，可产生头痛、头晕、失眠等神经衰弱综合征。

二、治疗

1.电项针疗法

主穴：风池、供血。

配穴：根据病症配穴。

方解：开窍醒神。电针疏波针感传入脑干网状结构上行激动系统，引起大脑皮质的兴奋性增强，调整皮质下自主神经中枢，治疗神经功能性疾病，如头昏、思维迟钝、记忆力减退、认知障碍、痴呆、震颤、嗜睡、轻度意识障碍等。

操作：患者采用端坐位，体弱者采用仰卧位。将两组导线分别连接同侧的风池穴、供血穴，正极在上，负极在下，通以脉冲电流，采用疏波。电流量以达到头部轻度抖动为宜。每次治疗20～30分钟，每日1～2次，6次后休息1天。

2. 毫针疗法　根据临床病症，参阅有关章节。

第三节　放射性神经系统损害

由于电离辐射作用于人体产生的疾病称为放射病。在短时间内受到大剂量辐射（如原子弹爆炸、核反应堆事故等）产生急性放射病。在较长时间内反复受到超容许剂量的照射或由于放射物质进入并蓄积在体内则产生慢性放射病，前者称慢性外照射性放射病，后者称慢性内照射性放射病。此外，部分恶性肿瘤患者于放射治疗后，经过一段时间在照射部位附近可产生迟发性神经系统损害。损害的发生及程度与辐射的强度、时间、次数，照射的部位、面积，以及个体敏感性有关。中医学属"虚损"范畴。

一、诊断

（一）急性放射病

一般分为造血型、胃肠型和脑型。脑型的初期主要呈自主神经功能紊乱。后期主要表现为定向障碍、感觉过敏、共济失调、震颤、肌张力增高、抽搐、假性延髓麻痹、角弓反张、昏迷等。

（二）慢性外照射性放射病

常表现为神经衰弱综合征及自主神经功能紊乱。尚可有代谢、内分泌和造血功能障碍，皮肤营养障碍及白内障等。

（三）慢性内照射性放射病

以神经衰弱综合征等全身症状为主，尚有局部器官（如骨、肝、肾等）的相应表现。

（四）放射治疗后神经系统局部损害

发病率为1.25%　～10%。早期反应的症状出现在治疗期间或刚结束时，表现为肢体麻木或有痛觉消失。迟发生损害常见于脑瘤、鼻咽癌、甲状腺癌、纵隔或脊柱肿瘤等患者。在局部照射后的3个月至5年内，逐渐出现进行性神经功能障碍。由于放射治疗的部位不同，又可分为：

1. 脑型　分为萎缩性及扩张性。前者表现为符合于照射部位的局灶症状；后者则除局灶症状外尚有颅内压增高的表现，常被疑为复发性占位性病变。其诊断较困难，有时需手术探查并作活体组织检查才能确诊。

2. 脊髓型　轻型有两类表现。一为头向前俯时产生从颈向四肢放射的疼痛，头复原位时症状即消失；另一类为臂神经或腰骶神经痛。重型者表现为照射相应节段（以颈髓为常见）的完全性或不完全性横贯性损害。

二、治疗

根据临床病症，参阅有关章节，疗效较好。

高维滨针刺十绝

第二十章
脊柱疾病及脊柱相关性神经病

第一节　脊柱小关节功能紊乱

脊柱小关节功能紊乱又称椎骨错缝，是因脊椎小关节的解剖位置改变，以致脊柱功能失常所引起的一系列临床表现。本节主要讨论脊柱小关节滑膜嵌顿和因部分韧带关节囊紧张引起反射性肌肉痉挛，致使关节面交锁在不正常或扭转的位置上而引起的一系列病变。

脊柱由脊椎、椎间盘及椎旁韧带所组成，三者共同维持脊柱的形态，并构成其功能活动的解剖基础。前、后纵韧带对椎间盘和椎体起保护作用，并对其运动范围加以约束；棘上韧带对棘突的活动有限制作用，保证各小关节活动于正常的范围之内。同时脊柱的正常运动有赖于肌力的平衡作用。

脊柱小关节即关节突关节，由上椎体的下关节突和下椎体的上关节突及关节囊组成，具有稳定脊椎、引导脊椎运动方向的功能。颈椎小关节的排列接近水平位，因此比较容易发生半脱位。胸椎间关节呈额状位，故胸部脊柱只能做侧屈运动而不能伸屈。腰椎间关节的小关节面呈斜位，即介于冠状和矢状位之间，关节囊较为松弛，可做屈伸和旋转各种运动。腰骶关节是先天性生理变异的好发部位。

脊柱小关节的解剖生理特点决定了本病的好发部位主要在腰骶关节，颈椎小关节次之，胸椎小关节最为少见。

因姿势不良或突然改变体位引起腰背肌肉损伤或脊柱小关节错位。同时，各种损伤刺激可刺激感觉神经末梢而引起疼痛并反射性地引起肌肉痉挛，进而可引起关节解剖位置的改变，发生交锁或扭转。长时期的交锁及各种炎性反应的刺激均可导致小关节粘连而影响其功能，刺激神经根产生感觉和运动功能障碍，刺激或压迫交感神经节后纤维，引起内脏自主神经功能紊乱。

一、诊断

大部分患者损伤后，腰背或颈项即出现疼痛，脊柱的主动或被动运动受到限制。疼痛程度随脊柱运动强度增加而加重，其疼痛区域常呈片状。有时可出现有关内脏的反射性疼痛。如胸椎上中段小关节功能紊乱，则常可出现心律失常、胸痛、呼吸困难、腹胀、食欲不振及胸、胆囊、阑尾或胃区的疼痛。

检查时大部分患者在背部体表的相应小关节区域有明显的压痛，并伴有关肌肉痉挛。腰椎滑膜嵌顿者可见到腰椎后凸或向患腰侧倾的强迫体位，站立时，髋、膝屈曲；卧位时，屈身侧卧；全部腰肌处于痉挛状态，轻微移动即可引起剧痛。胸椎病变时可有椎旁压痛。颈椎病变时颈 4 ~ 6 有明显压痛，颈肌痉挛，颈项疼痛，甚者可放射至肩背和胸部。

一般 X 线片上无明显阳性改变。

二、治疗

夹脊电针疗法

处方：病变节段的夹脊穴 3 对（图 3-31）。

方解：病变一般为 1 个或几个脊椎小关节，临床以主要病变的小关节旁的夹脊穴为主，同时再取上下各 1 对夹脊穴，共 3 对，通电后，对脊柱进行牵拉、松动，使脊椎小关节回位。神经根不再受刺激，肌肉恢复松弛状态。

操作：针刺时针尖方向斜向脊柱侧，得气后，将 3 组导线正负极左右交叉连接，选用疏波，电流量以局部肌肉出现节律跳动，患者能耐受为度。每次治疗 30 分钟，6 次为 1 疗程，一般 1 疗程以内均可治愈。

三、按语

关于导线的连接，笔者在临床上的体会是，治疗脊柱疾病或脊髓压迫症时，每对导线左右连接，而且每组导线的正负极交换位置较好。正极同在一侧，两侧的牵拉力量也就不等大，疗效差。这样对于脊柱关节、椎间盘的复位不利。但病变在心脏的背部或有心脏病者不宜。在上颈段病变选用电流量需适宜，且操作者不应离开患者，以防止发生意外。

第二节　慢性脊背痛

慢性脊背痛是指胸3至胸12脊神经支配区的脊柱及背部疼痛。本病是一组慢性疼痛性疾病，以中老年人多见，女性多于男性。本病与其长期的工作性质有关，长期低头、弯腰工作者多见。与睡眠姿势、床垫的软硬度也有关。上述原因造成脊柱关节正常结构遭受压力，椎间关节功能紊乱，骨关节炎、骨质疏松伴椎体病变，肌肉痉挛等，均可导致本病发生。

一、诊断

患者常有脊背部酸痛、钝痛，或针刺样阵发性疼痛，活动后可减轻，长时间坐卧可能疼痛明显。常伴有失眠、头昏、疲劳乏力、消化不良、腹泻、尿频等症状，女性可能有痛经。

体检时可有脊柱或椎旁压痛，常见于$T_3 \sim T_9$椎体。脊柱X线摄片部分病人可见脊柱轻度变形或轻度唇样增生。

二、治疗

毫针疗法

治法：近部取穴，泻法。

处方：病变部位相应的3对夹脊穴。

操作：取2寸针，针尖向内侧斜刺，患者产生麻胀感后即出针，针刺后令其活动脊背部10分钟。每日1次，6次后休息1日。

三、按语

1. 本病与骨质疏松引起的骨关节病有关。此外，病变局部肌肉和皮肤的痛觉感受器受到刺激，或骨质改变刺激了神经根，或引起竖脊肌肌肉的痉挛，都可发生脊背痛。

2. 本病不宜在$T_2 \sim T_7$节段通电治疗，以免电流经过心脏造成心脏骤停。

3. 本病经针刺治疗后可立即缓解，一般可维持6个月，有部分病人可因某种诱因而复发。

第三节　颈椎病

颈椎病是指由于颈椎肥大性骨关节病变、椎间盘变性、韧带及骨膜增生肥厚致使椎管或椎间孔狭窄，压迫脊神经或颈髓而产生的病症。属于中医学的"痹证""痿证""眩晕"等。

一、诊断

多发于中年或老年人，男多于女。颈部不适及头、颈、肩、臂、手的疼痛或感觉异常，出现斜颈或颈前屈位，是颈椎病的早期症状。

1. **颈神经根症状**　颈痛与肩痛最多。上颈段神经根受刺激时可有后枕部头痛；下颈段神经根受刺激时可有手臂痛，为刺痛、麻痛或见沉重感与肌肉酸胀感。症状持续存在，夜间加重。后颈与肘窝处常有压痛点，并见根性分布的感觉障碍，重者有手部相应的小肌肉萎缩。

2. **脊髓症状**　表现为双下肢无力、沉重感、麻木。大小便障碍多不明显或在严重期出现。四肢腱反射亢进，罗索里莫征阳性，巴宾斯基征阳性，偶有传导束型感觉障碍平面。

3. **椎–基底动脉症状**　在头部转动或仰头时容易引起眩晕发作、跌倒发作、晕厥发作或其他的脑干症状发作。

4. **颈椎摄片**　颈椎强直，骨赘增生，椎间孔变窄，椎体错位或脱位等。

5. **脊柱CT或MRI**　对诊断和定位有确诊价值。

二、治疗

夹脊电针疗法

处方：病变节段的夹脊穴 3 对。

方解：以主要病变椎体旁的夹脊穴为主，同时再取上下各 1 对夹脊穴，共 3 对，通电后，对脊柱进行牵拉、松动，使脊椎关节或椎间盘回位。神经根或椎动脉不再受刺激，肌肉恢复松弛状态。

操作：针刺时针尖方向斜向脊柱侧，得气后，将 3 组导线正负极左右交叉连接，选用疏波，电流量以局部肌肉出现节律性跳动，患者能耐受为度。每次治疗30分钟，6次为1疗程，两疗程之间休息1日。

三、按语

1. 针刺时针尖不宜过深及向外，以免伤及椎动脉。电流强度不宜过大，以免发生意外。

2. 病变一般为2个或几个椎体或椎间盘，临床取穴多以主要病变椎体或椎间盘所在的两侧夹脊穴为主，同时再取上下各1对夹脊穴，共3对。这样通电后，对脊柱的牵拉力量大，疗效好。

3. 颈椎变形程度较轻的病例针刺治疗效果较好，变形程度越高效果越差。

4. 本疗法疗效不显著，可能为椎间孔的上下间距窄，可用牵引疗法。

5. 电针夹脊穴可以解除局部肌肉痉挛，使局部组织张力下降，减轻局部组织椎体增生物、椎间盘突出物等对椎动脉、神经根及颈部交感神经直接或间接的压迫刺激，改善或解除椎动脉的血管痉挛、扭曲，从而改善脑血流，特别是对椎–基底动脉的血液循环有较好的改善作用。

第四节　腰椎间盘突出症

腰椎间盘突出症是腰腿痛常见原因之一，好发于30～50岁的体力劳动者。老年人由于椎间盘退变，平时锻炼少，偶因用力不当亦易罹此症。椎间盘退变失去正常的弹性和张力后，由于较重外伤或反复多次的不明显损伤，造成纤维环软弱或破裂，髓核即由该处突出。髓核从后韧带一侧（少数从两侧）的侧后方突入椎管，压迫或刺激脊神经根；也可从中央向后突出，压迫马尾神经。如纤维环完全破裂，破碎的髓核组织进入椎管，则出现广泛的马尾神经损伤，由于下腰部负重大，活动多，故腰4～5及腰5骶1间隙多发。本病属中医学的"痹症""痿症"。

一、诊断

腰痛和一侧下肢放射痛是本病主要症状。腰痛常发生在腿痛之前，亦可两者同时发生。放射痛沿坐骨神经传导，直达小腿外侧、足背或足趾。咳嗽、打喷嚏可加重腰痛和放射痛，活动后疼痛加剧，休息后减轻。病情严重者各种体位均痛，只有屈髋屈膝跪姿能缓解症状。合并腰椎管狭窄者，常有间歇性跛行。

脊柱侧弯，腰肌紧张，脊柱活动受限：按突出髓核与神经根的关系，发生不同方向侧弯；髓核在神经根内前方突出时，躯干一般向患侧弯，以减轻神经根的压迫；在神经根外前方突出时，躯干向健侧弯。

腰部压痛点及放射痛：患侧棘突旁有局限压痛点，伴有向小腿和足部的放射痛，此点有重要诊断及定位意义。

直腿抬高试验：患侧抬腿受限，并感到疼痛向小腿或足部放射即为阳性。有时抬高健肢可使患侧发生麻痛，系因患侧神经根受牵拉所致，亦有诊断意义。

神经系统检查：①腰3～4椎间盘突出（腰4神经根受压）时，膝反射减退或消失，小腿内侧感觉减退；腰4～5椎间盘突出（腰5神经根受压）时，小腿前外侧及足背感觉减退，伸屈拇趾及第2趾肌力常减退。②腰5骶1椎间盘突出（骶1神经根受压）时，小腿外后及足外侧感觉减退，第3、4、5趾肌力减退，跟腱反射减弱或消失。神经受压症状重者，患肢有肌肉萎缩。

X线显示脊柱侧弯，椎间孔狭窄。脊髓CT或MRI可显示突出的髓核。

二、治疗

夹脊电针疗法

处方：病变节段的夹脊穴3对。

操作：针刺时针尖斜向脊柱侧，得气后，将3组导线左右交叉连接，选用疏波，电流量以局部肌肉出现节律性跳动，患者能耐受为度。每次治疗30分钟，6次为1疗程，两疗程之间休息1日。

三、按语

1. 平时卧硬板床休息，放松腰肌，有益于腰椎间盘还纳。

2. 一般新近的病例疗效好，陈旧性病例多数可以缓解病情，部分病人疗效甚佳，有时一次即可见效。

3. 腰椎间盘突出的患者有时也可以压迫马尾神经而导致尿失禁或排尿困难。应同时治疗排尿障碍。

4. 部分病人因软组织阻碍了椎间盘还纳，所以治疗无疗效。腰5骶1间盘脱出者疗效差。

5. 中药外用可以减轻病变局部水肿，减轻疼痛，对脱出的椎间盘还纳无作用。

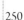

高维滨针刺十绝

6. 王升旭等根据临床资料统计，结果表明大部分腰椎间盘突出症可经非手术疗法治愈，治愈率在40%~70%。其作用机理在于改善神经根周围的微循环，消除炎性介质，抑制伤害性信息的传导，缓解肌痉挛，减轻或消除神经根炎症、水肿。此外，针刺还可通过促进外周炎性组织阿片肽的释放而发挥免疫调控作用，如β-内啡肽可增加单核细胞的趋化性，使NK细胞活性增加，起到消炎镇痛作用。采用电针病变部位双侧夹脊穴的方法，针刺及电刺激直接作用于病变神经根，取得良好的镇痛及治疗效果，优于传统取穴法。

第五节　椎管狭窄症

椎管狭窄症是指由于椎管狭窄使脊髓、脊神经慢性受压而致相应神经征象的疾病，多见于颈、腰椎。引起椎管狭窄症的常见疾病有脊椎骨关节肥大性病变，椎间盘突出，后纵韧带松弛，黄韧带肥厚、皱折，椎体半脱位，脊髓蛛网膜炎、囊肿、肿瘤，以及少见的软骨发育不良、畸形性骨炎等。本病根据表现属中医"痹证""痿证"范畴。

一、诊断

1. **颈椎管狭窄**　后头痛或颈部疼痛，疼痛位于双肩或放射到臂、手指或胸背。疼痛常因头颈及上肢活动而加剧，相应部位皮肤痛觉过敏或减退、肌肉萎缩、腱反射减弱或消失。

脊髓受压时可出现双下肢麻木、沉重，肌张力增高，肌力减退，腱反射活跃，有时可出现踝阵挛，病理反射阳性。小便、大便障碍也常见。部分病例上肢也有上运动神经元瘫痪体征。

2. **腰椎管狭窄**　行走时出现下肢疼痛及间歇性跛行、麻木或无力。下蹲或卧床休息后，症状可缓解或消失。弯腰则感舒适，后伸时疼痛加剧。有马尾或神经根受压症状，小腿部有根性感觉障碍，跖反射减低或消失，直腿抬高试验阳性，病变部位棘突或椎旁可有压痛。

X线侧位片上可见生理前凸消失，椎间孔狭窄，椎体前或后缘有唇样骨赘，椎体半脱位等改变。

脑脊液检查时，压颈试验可见椎管部分阻塞现象，蛋白量可增加。脊柱

CT或MRI扫描显示椎管及椎间孔狭窄。

二、治疗

夹脊电针疗法

处方：病变节段的夹脊穴3对。

操作：针尖刺向脊柱侧，得气后将3组导线左右交叉连接，选疏波，使局部肌肉有节律地跳动，每次30分钟，每日1次，6次后休息1日。

三、按语

1. 腰椎管狭窄的患者有时也可以压迫马尾神经而导致尿失禁或排尿困难。应同时治疗排尿障碍。

2. 针刺治疗腰部脊椎管狭窄和颈椎病，使用在神经根附近针刺并通电的方法，取得了满意的效果。通过X线和CT对刺入神经根的针尖位置进行观察，结果发现，腰部、颈部针尖的位置都在神经根附近。据此认为，脉冲电针法针刺治疗是由于可以缓解神经根出口附近和椎间关节周围肌肉和韧带的紧张状态，使关节松动、出口扩大从而症状得以改善。

第六节　颈性失音

由于颈部外伤、劳损及退变引起的发音障碍称为颈性失音。

迷走神经发自延髓外侧部，由椎动脉或小脑后下动脉发出的短周边动脉支配延髓外侧部的血循环，这些细小的营养动脉交通支少，多为终末微血管。由于各种原因导致的颈椎病引起椎-基底动脉血循环障碍，可出现后组脑神经（第Ⅸ～Ⅻ对脑神经）损害的症状。迷走神经损害，表现为喉神经（主要是喉返神经）功能不全，其运动支支配的喉肌发生功能障碍，引起声带麻痹。多由颈2、3节段颈椎病变引起。

一、诊断

轻者发高音费力，发音不持久，声调变低，重者声音嘶哑或完全不能发音。可有后组脑神经损害的表现及锥体束征。

脊柱检查可见C_2、C_3棘突偏歪，相应棘上韧带及椎旁压痛明显。

颈椎MRI检查可见C_2、C_3节段，椎体前缘增生、椎管狭窄。

二、治疗

夹脊电针疗法

处方：病变节段的3对夹脊穴，常用$C_{2\sim4}$夹脊穴。廉泉、发音、舌中。

操作：针刺时针尖方向稍向脊柱处，得气后将3组导线正负极交叉连接，选用疏波，电流量以局部肌肉出现节律性跳动，患者能耐受为度，每次治疗30分钟。然后廉泉、舌中分别刺入1寸，发音刺入0.2寸，各捻转15秒后出针，6次后休息1日。

三、按语

笔者治疗6例患者，经颈椎MRI确诊，夹脊电针治疗1次，即见发音清楚，声调提高，经6～15次治疗后基本治愈。

第七节　颈性咽部异物感

咽部异物感指咽部有异物存在的感觉，是临床常见症候群，可由急、慢性咽炎，食道失弛缓症，食道痉挛、狭窄或神经精神因素引起，也可由颈椎病引起。中医学称为"梅核气"。本节讨论由颈椎病变引起的咽部异物感。

咽部的感觉和运动由舌咽神经、迷走神经和交感神经构成的咽丛所支配。三叉神经的分支也支配咽部一些部位的感觉，咽部交感神经随着感觉神经的径路走行，支配咽肌的张力和黏膜腺体的分泌。

颈性咽部异物感，可能与下列因素有关：

1. 颈交感神经因颈椎内外平衡失调受刺激后，影响咽肌的张力和使黏膜腺体分泌障碍而产生症状。

2. 颈椎的病变刺激或压迫颈交感神经和椎动脉，引起椎-基底动脉供血不足，后颅窝脑神经核血液循环障碍，致第Ⅸ、Ⅹ对脑神经支配区的感觉和运动功能紊乱而产生症状。

3. 颈椎骨关节和软组织的创伤性反应，反射性引起颈项肌肉的保护性痉挛，牵张和压迫颈前组织而引起咽部异物感。

4. 颈椎椎体前移或大的骨赘刺激，或直接压迫。

一、诊断

患者常感咽部不适，有异物阻塞感，其状如痰块贴于咽壁，咳不出，咽不下。有的在吞咽气体或唾液时异物感明显，但进食、饮水并无障碍，也有的进食、吞咽都感到困难；还有的在工作紧张、思想分散或心情舒畅时，咽部无明显不适，在心情不畅时，咽部异物感觉往往突然出现或加重。患者每因上述症状反复不愈，疑虑甚重，精神紧张，因而出现心烦易怒、食少纳呆、呃逆等现象。有时咽部分泌物减少，患者则觉咽部干燥，有时亦有微痛。咽部淋巴组织增生较甚，悬雍垂肿厚。晨起漱口刷牙时恶心作呕。

患者咽部非常敏感，张口检查，或压舌部时，常易恶心作呕。咽壁各部充血，呈深红色。颈椎MRI常见$C_{4\sim7}$椎体前下缘唇样增生或错位，生理曲度改变，椎管狭窄。

二、治疗

夹脊电针疗法

处方：病变节段的 3 对夹脊穴，常用C_4、C_5、C_6或C_5、C_6、C_7夹脊穴，廉泉、治呛、吞咽1。

操作：针刺时针尖方向稍向脊柱处，得气后将 3 组导线正负极交叉连接，选用疏波，电流量以局部肌肉出现节律性跳动，患者能耐受为度，每次治疗30分钟，然后廉泉刺入1寸，治呛刺入0.3寸，吞咽1刺入0.2寸，分别捻转15秒后出针，6次后休息1日。

三、按语

1. 临床上咽部异物感较常见，应经MRI确诊后再进行治疗。
2. 本病针刺治疗效果显著。

第八节　颈性吞咽困难

由于颈椎疾病导致吞咽功能发生障碍时称为颈性吞咽困难，病人咽下食物时有梗阻的感觉，并常能指出梗阻的部位。

由于颈椎的结构特点以及和咽部的解剖关系，咽部的一些疾病和颈椎的病损密切相关。咽部的疾病波及其颈椎，可引起颈椎骨关节和软组织的继发病损，颈椎的病损一旦刺激和压迫支配咽部肌肉和黏膜腺体的神经，也可导致咽部一系列病理改变而产生症状。

1. 颈交感神经病变：颈上神经节位于第2至第3颈椎横突的前方，其分支咽支，自颈上节发出后进入咽壁与迷走神经和舌咽神经的咽支合成咽丛。颈中神经节位于第6颈椎横突水平。当颈椎的内外平衡失调，刺激颈交感神经时，可引起食道痉挛或松弛无力，病人自觉吞咽梗阻的范围广泛，并伴有其他自主神经功能紊乱的表现，如腺体分泌障碍、心律失常等。

2. 骨赘直接或间接的刺激：颈椎椎体骨赘机械性地直接刺激或压迫食道后壁，引起食道前后径狭窄。患者自觉梗阻部位与X线片所见骨赘位置基本一致，单纯椎体前缘骨赘上方积留及食道后缘骨赘压迹。

3. 颈椎骨赘压迫舌咽、迷走神经引起咽部与吞咽动作有关的肌肉无力，肌肉不同程度萎缩，造成吞咽无力。据观察颈椎病合并慢性萎缩性咽炎者相当多见，颈项部肌肉多表现无力及不同程度的萎缩，与吞咽困难也有关系。近年来，有人通过血管造影、手术直视和尸检证明颈椎病可导致椎-基底动脉受压，造成脑干等颅内供血障碍。而脑干下段的脑神经多与吞咽功能有关。

一、诊断

本病多见于中、老年患者，年龄在40～70岁之间。临床上除有吞咽困难外，还伴有其他各种类型的颈椎病症状。如吞咽困难伴颈项及上肢疼痛、脖子僵硬、活动受限等。

颈性吞咽困难有以下主要特点：无痛，反复发作，发病常与颈部不适有关，可自然缓解。

颈椎MRI检查：均有不同程度病变，颈曲变直，间盘突出，颈间隙变窄，椎体骨质增生，颈曲中断、成角等。

二、治疗

夹脊电针疗法

处方：病变节段的3对夹脊穴，常用C_2、C_3、C_4或C_5、C_6、C_7夹脊穴，

廉泉、治呛、吞咽1。

操作：针刺时针尖方向稍向脊柱处，得气后将3组导线正负极交叉连接，选用疏波，电流量以局部肌肉出现节律性跳动，患者能耐受为度，每次治疗30分钟。然后廉泉刺入1寸，治呛刺入0.3寸，吞咽1刺入0.2寸，分别捻转15秒后出针，6次后休息1日。

三、按语

1. 本病经常被误诊为进行性延髓麻痹，临床上应经MRI检查确诊。一般运动神经元所致者常有舌肌束颤，病情进展较快，病情无明显进展者即应考虑本病的可能。

2. 笔者曾治疗3例病人，疗效显著。

第九节　颈性舌下神经麻痹

由颈椎病引起的舌下神经损害称为颈性舌下神经麻痹。常由于：

1. 舌下神经接受颈上神经节和第1～2颈神经祥交通支纤维的支配，其中交感性缩血管纤维与舌下神经一起分布于舌的血管，而且舌下神经在颈部行径较长，下行于二腹肌腱、茎突舌骨肌及下颌舌骨肌、舌肌及其他肌肉、血管等软组织之间。因此，颈部软组织的损伤可造成肌肉收缩和痉挛，既可使舌下神经自身受挤压而损伤，又可刺激舌下神经交感缩血管纤维，使血管收缩而影响舌部的代谢和功能。肌肉持续的收缩痉挛也可导致颈椎错位而诱发颈椎病，使伸舌障碍进一步加重。

2. 颈椎的外伤导致颈部寰、枢椎半脱位，使位于颈1、2横突孔中的椎动脉受到牵扯而血流受阻，颈椎因平衡失调引起的位移，可刺激包绕在椎动脉周围的交感神经纤维而引起血管痉挛，使血流缓慢而供血不足。

3. 小关节错位、患椎失稳、骨质增生及椎间盘退变均可刺激或压迫椎动脉，影响血液循环，造成椎-基底动脉供血不足，出现一系列延髓损害的症状。

一、诊断

舌下神经麻痹多发生于一侧，表现为舌肌萎缩、瘫痪，一般无舌肌束颤，伸舌时舌尖偏向患侧，常同时伴有迷走神经及舌咽神经受损的症状，出现吞咽障碍、声带麻痹、构音障碍，不同程度的肢体麻木，舌肌力及感觉障碍，颈部疼痛。

颈椎MRI检查：均有不同程度病变，颈曲变直，椎间盘突出，颈椎间隙变窄，椎体骨质增生，颈曲中断、成角等。

二、治疗

夹脊电针疗法

处方：病变节段的 3 对夹脊穴，常用C_2、C_3、C_4或C_5、C_6、C_7夹脊穴，廉泉、外金津玉液、舌中。

操作：针刺时针尖方向稍向脊柱处，得气后将 3 组导线正负极交叉连接，选用疏波，电流量以局部肌肉出现节律性跳动，患者能耐受为度，每次治疗30分钟。然后廉泉、外金津玉液均刺入1寸，舌中刺入0.2寸，分别捻转15秒，6次后休息1日。

三、按语

1. 本病经常被误诊为进行性延髓麻痹，临床上应经MRI检查确诊。一般运动神经元所致者常有舌肌束颤，病情进展较快。

2. 笔者曾治疗5例该病人，经4周治疗后病情明显好转。

第十节　颈性震颤

震颤是身体的一部分或全部不随意的、有节律性或无节律性的颤动。中医学称为"肝风""颤证"。

颈性震颤发生的机制，目前尚不十分清楚，可能是由于颈椎病的刺激或压迫了交感神经和椎动脉，而产生直接或间接的脑缺血、缺氧，但不会引起黑质、苍白球及纹状体的病理性改变。颈椎病经过治疗，震颤可以消失，因此说颈性震颤是一种可逆性的变化。

一、诊断

缓慢出现单侧或双侧上肢远端有节律的震颤，在静止期出现，精神紧张时加重，不伴有肌张力的改变。一般先有颈椎病症状，然后出现震颤，临床上有少部分患者震颤出现于颈椎病症状之前。

脊柱检查：可见颈肌僵硬，棘突两侧可有压痛或条索状反应物，棘突偏歪，棘上韧带及项韧带有剥离钙化等。

颈椎MRI检查：可见颈曲变直、反张，颈椎间隙变窄，颈椎间盘脱出或膨出等。

二、治疗

夹脊电针疗法

处方：病变节段的 3 对夹脊穴，常用 C_2、C_3、C_4 或 C_5、C_6、C_7 夹脊穴。

操作：针刺时针尖方向稍向脊柱侧，得气后将 3 组导线正负极交叉连接，选用疏波，电流量以局部肌肉出现节律性跳动，患者能耐受为度，每次治疗30分钟，6次后休息1日。

三、按语

笔者在日本医学文献中见过治疗该病的报道后，也已治愈10余例。

第十一节　颈性抽动症

抽动症是以多发性肌肉抽动为主要表现的一种发作性中枢神经锥体外系疾病。由脊柱力学改变引起者，为颈性抽动症，临床上偶见。

颈性抽动症的病因，虽国内外均有报道，但目前仍不十分清楚，脊柱力学平衡的失稳、刺激或压迫椎旁交感神经节，反射性地引起高级神经活动中枢功能紊乱，使锥体外系产生病变而发生抽动。

一、诊断

多数为亚急性起病。早期表现为患儿较平时不安宁，容易激动，注意力分散，学习成绩退步。面肌的表现为皱额、努嘴、眨眼、吐舌、挤眉等，变幻不已。舌肌、口唇、软腭及其他咽肌的不自主运动可引起构音困难。头部亦可左右扭转或摆动。呼吸可因躯干肌与腹肌的不自主运动而变为不规则。

动作可因情绪激动或做自主运动而加剧，平卧安静时减轻，睡眠时完全消失。多数患者有情绪不稳定，有的则骚动不安或出现狂躁、忧郁的症状，周围的嘈杂声音或强光刺激均可使患者的抽动明显加重。

脊柱检查所见：颈及胸椎棘突可有偏斜，项韧带及棘上韧带可有剥离、压痛，椎旁可触及条索状反应物。

颈椎MRI检查：可见颈曲变直、反张，颈椎间孔变窄，颈椎间盘脱出或膨出等。

二、治疗

夹脊电针疗法

处方：病变节段的 3 对夹脊穴，常用C_2、C_3、C_4或C_5、C_6、C_7夹脊穴。

操作：针刺时针尖方向稍向脊柱侧，得气后将 3 组导线正负极交叉连接，选用疏波，电流量以局部肌肉出现节律性跳动，患者能耐受为度，每次治疗30分钟，6次后休息1日。

三、按语

1. 笔者通过文献见到有关按摩治疗该病的报道后，采用电针治疗3例均获显效。

2. 笔者观察这样的患者一般发生于18岁以后，MRI检查应有颈椎病的改变，才可考虑按本病治疗。

第十二节　颈性肩周炎

由于颈、肩部外伤、劳损、退变或受风着凉后，使颈神经根受到刺激或压迫，引起单侧或双侧上肢疼痛、麻木，继而导致肩关节疼痛及运动功能受限，甚至形成"冻结肩"者，称为颈性肩周炎或颈肩综合征。中医学称之为"漏肩风"。

肩部肌群由颈5至胸1脊神经支配，在皮质中枢的指挥下，协调完成肩关节的运动功能。颈椎的损伤、劳损、炎症刺激、骨赘或小关节错位造成脊柱内外平衡失调，刺激、牵拉或压迫颈脊神经，致使神经支配的一个或多个肌肉发生紧张、痉挛而产生疼痛。小关节的错位可使前斜角肌发生痉挛，交感神经纤维受刺激，则病肩血液循环不良，常有肩部冷感，受风遇冷后疼痛加重，久之，肩关节协调运动不同程度的受限，肌力减退，肌肉萎缩。由于活动障碍及交感神经受影响，肩关节中某些滑囊的滑液分泌异常而肿胀，形成肩关节周围无菌性炎症。由于肩部的疼痛，反射性引起肩周肌肉保护性痉挛，关节功能进一步受限而形成恶性循环。若仍不能及时合理地治疗，终致肌挛缩，肩关节粘连而使肩关节功能丧失。

一、诊断

早期：常见于中老年人，出现无明显外伤原因的肩痛和程度不同的肩活动受限，多为晨起发病，常伴有颈椎病的临床表现，如颈项疼痛，患侧肢体麻木、无力等。患者不能做持久的肩外展或前屈动作（如伏案书写、骑自行车时手扶车把、手提重物），需间断休息或不时甩动患肢以缓解症状，卧床时则需经常变动患肢的位置或将患肢置于头顶方感舒适，但肩关节活动范围正常。上述症状时发时愈，时轻时重，且与气候变化有关，可维持一个较长的过程。

中期：上述症状加重，患者持续疼痛，肩关节活动不同程度受限，尤以后伸动作明显，穿衣系腰带均感不便。患肩怕风畏寒，睡眠时常因翻身或变换患肢位置而引起剧痛。伴有上肢乏力，持物不能，甚至生活不能自理。检查见患肩肌肉明显萎缩，肩周多处压痛，冈下肌、三角肌、大小圆肌僵硬，触痛明显。肩关节活动明显受限。

晚期：肩关节疼痛略缓和，但肩关节运动功能严重受限或丧失，肩周肌肉广泛明显萎缩。此期患肢的怕风畏寒、酸胀麻木、无力等症状较显著，严重影响睡眠。肩关节周围严重粘连。

颈椎X线片显示颈曲改变，椎体退行性变及小关节错位等。

二、治疗

1. 电针治疗

处方：病变节段的 3 对夹脊穴，肩髃、肩髎、新极泉（腋前皱襞顶端外 0.3 寸）。

操作：针刺时针尖方向稍向脊柱侧，得气后将 3 组导线正负极交叉连接，选用疏波，电流量以局部肌肉出现节律性跳动，患者能耐受为度，每次治疗30分钟后，再分别刺入肩髃、肩髎、新极泉，捻转至产生麻胀感后出针。然后令其做肩部功能锻炼。

2. 功能锻炼 对于巩固疗效、预防粘连、恢复功能起重要作用，要持之以恒，循序渐进地进行肩部功能锻炼。

（1）爬墙锻炼：面对墙壁，用双手或单手沿墙缓缓向上爬动，使上肢尽量高举然后再缓缓向下回到原处，反复进行。

（2）体后拉手：双手向后反背，由健手拉住患肢腕部，渐渐向上抬拉，反复进行。

（3）外旋锻炼：背部靠墙而立，双手握拳，上臂贴身屈肘，以肘部作为支点进行外旋活动，反复进行。

三、按语

本病临床较常见，笔者曾治疗数例均获显效。

第二十一章
颅脑损伤

第一节　脑震荡

脑震荡是颅脑受到暴力直接或间接作用后，引起的一种轻度的脑部损伤。中医学属"瘀血头痛"范畴。

一、诊断

头部外伤后，立即发生一过性意识障碍，轻者为意识模糊，重者可昏迷，但一般不超过30分钟。醒后有头痛、头晕、逆行性遗忘，对受伤当时及受伤前后事情经过不能回忆。可伴有恶心、呕吐、耳鸣、无力等症状，一般数日后消失。生命体征基本正常。

神经系统检查一般无阳性体征，腰穿检查颅内压多正常或稍低，脑脊液化验正常。头部CT或MRI检查无异常改变。

二、治疗

电项针疗法

处方：主穴　风池、供血。

配穴　头痛加太阳，失眠加四神聪，心悸加内关，恶心加足三里。

操作：将2组导线连接同侧穴，正极在上，负极在下，选用疏波，每次通电30分钟，6次后休息1日。

根据临床病症，参阅有关章节。

第二节　脑外伤后综合征

脑外伤后综合征又称脑损伤后神经症，是指脑外伤后半年以上或数年，遗有一系列自觉症状，但神经系统检查无器质性损害体征。

中医学将脑外伤后综合征根据临床主症不同分别归属于"头痛""眩晕""心悸""失眠"等。

一、诊断

有明确的脑损伤史，半年以后仍有头痛、头昏、失眠、健忘、无力、心悸、易怒等症状，神经系统检查无器质性损害体征。

如病人头痛呈进行性加重，伴有恶心、呕吐及视力减退，眼底有视乳头水肿，或有神经系统损害体征，则应考虑慢性硬脑膜下血肿。脑超声波检查、头部CT检查有鉴别诊断价值，腰穿脑脊液压力测定正常或偏低，脑电图检查正常或轻、中度异常。

二、治疗

电项针疗法

处方：主穴　风池、供血。

配穴　头痛加太阳，失眠加四神聪，心悸加内关，恶心加足三里。

操作：将2组导线连接同侧穴，正极在上，负极在下，选用疏波，每次通电30分钟，6次后休息1日。

根据主症不同，参阅有关章节。

第二十二章
睡眠障碍

　　睡眠是一种重要的生理现象，属于保护性抑制。然而长期的睡眠习惯不良以及影响睡眠的解剖部位病变或生理功能紊乱均能导致睡眠障碍。

一、睡眠的分期

　　目前，在国际上通行的分期，是按照脑电图的变化、眼球运动情况和肌张力的变化将睡眠分成两大类。

　　1. 慢相睡眠（NREM）　总的来看，此期睡眠表现在脑电图上是慢波（又叫慢波睡眠），无明显的眼球运动，肌张力降低，但在程度上，此期各级又有很大差异。

　　第一级：此级睡眠中有30秒至1分钟的慢的钟摆样眼球运动。肌张力有所降低，常有身体飘浮感。此期较短，持续1~7分钟进入其他期。如在此级睡眠中将睡者唤醒，本人常否认自己曾入睡。此级属于思睡状态。

　　第二级：进入浅睡，肌张力显著降低，几乎无眼球运动。此时睡眠很好，若唤醒他，仍可能否认自己曾入睡。

　　第三级：脑电图上有棱形波，这是睡眠的重要标志之一。为中睡，已不易被唤醒，肌电图上完全平坦，说明肌张力明显受到抑制。

　　第四级：此级后期，棱形波消失，而0.5~2Hz的高幅慢波连续出现。此级睡眠最稳定，持续时间最长，是深睡，无精神活动，肌张力十分低下。

　　2. 快相睡眠（REM）　脑电图上显示觉醒波形的形态好像浅睡状态。觉醒期的脑电图出现低电位 θ 和 β 波，杂有间歇的低电位 α 波。这时入睡者感觉功能进一步减退，肌张力明显降低，比慢波睡眠更难唤醒，此期还伴随着快速水平方向眼球运动和低波幅的肌电活动，存在中枢神经和自主神经的大量活动，如血压、脉率的变化，阴茎、阴蒂勃起，冠心病的夜间心绞痛发作，十二指肠溃疡的夜间胃液分泌都在此期。约有80%的人在此期做各种各样丰富多彩的梦。所以有学者把快速眼动作为梦活动的标志。可以根据REM的出现，叫醒正在做梦的人，这样使他能更直接地回忆并更准确地报告梦的内容，一般人在快速眼动期中被唤醒后意识清晰，而在慢波期中被唤醒后则感倦怠。

3. 觉醒－睡眠周期　在整个睡眠过程中NREM和REM睡眠交替出现。以正常青年人8小时夜间睡眠为例分析，开始为睡眠潜伏期，接着进入NREM睡眠，并迅速由第一级依次进入第四级并持续下去。在入眠后60～90分钟内，出现第一次REM睡眠，持续几分钟后，进入下一个NREM睡眠。形成一个NREM－REM循环周期。以后，平均90分钟出现一个REM睡眠，每次REM睡眠持续时间逐渐增加。整晚共有4个NREM－REM周期，每个周期持续时间将近2小时。在8小时夜间睡眠中，REM共约100分钟，儿童要长，第四级睡眠不足60分钟，其余大部分时间是第二级睡眠。在每个周期的REM和第二级睡眠阶段，均可出现短暂觉醒期，但醒后一般不能回忆。

决定睡眠质量主要在于第四级睡眠和REM睡眠的比例。这个比例的重要性已由睡眠剥夺试验证实。剥夺后的睡眠，必以增加第四级睡眠和REM睡眠的比例作为"补偿"。临床上，各种睡眠失调或药物对睡眠的作用，也主要在于第四级睡眠和REM睡眠比例的变化。

老年人的睡眠潜伏期延长，可以完全没有第四级睡眠。第一次REM睡眠延迟出现，各次REM睡眠持续时间差不多，因而比青年人表现为入睡困难，同时中途醒转也更为频繁。

现代研究认为，兴奋和抑制是神经细胞两个最基本的特征。在脑干的尾端，有许多散在的神经细胞，其中，脑干蓝斑核和中缝核是产生和维持睡眠的特异中枢，它们通过神经纤维相联接，交织如网，称为"网状结构"。它的功能是激活整个大脑皮质，维持大脑皮质兴奋水平，使机体处于觉醒状态。当大脑皮质兴奋所需要的营养和能量被逐渐消耗时，它向上的冲动减少，大脑皮质神经细胞的活动水平就降低，由兴奋转入抑制并且扩散到大脑皮质以下较深的部位，表现为睡眠。

如果这种平衡状态被打破，或其活动规律受到干扰，应该抑制时不能抑制，而仍然维持兴奋状态，这就引起失眠。去甲肾上腺素（NE）与5-羟色胺（5-HT）是对于维持睡眠和醒觉状态起决定作用的一对递质。美国麻省理工学院的专家发现松果体分泌的褪黑素有致眠作用。

二、睡眠良好的标准

1. 入睡顺利，入睡时间在10~15分钟之内。

2. 整个睡眠过程中，从不觉醒。

3. 觉醒后有头脑清晰、身体舒服的感觉。

三、睡眠不良的判定

1. 入睡困难，入睡时间可长达30~60分钟以上。

2. 在睡眠中，至少觉醒1次以上。

3. 清醒后仍有疲怠不快、头脑昏沉之感。

第一节　失眠症

失眠是症状而非独立的疾病。中医学称为"不寐""不得卧"。虽然失眠症通常并不伴有疾病，但造成失眠的继发性原因很多。

1. **生理因素**　过饱或饥饿、疲劳、性兴奋、年龄增长，均可使睡眠效果发生变化而引起失眠。

2. **心理因素**　生活、工作中的各种矛盾和情绪状态所造成的焦虑、抑郁、紧张、激动、愤怒或纠缠于白天不愉快的事情，均可导致失眠多梦。

3. **疾病因素**　身体不适以及一些疾病等都会对睡眠产生影响。如关节炎、溃疡病、心绞痛、偏头痛、哮喘、心律失常等都可导致失眠。丘脑病变者可表现为睡眠节律的倒错，即白天睡眠，夜晚清醒不眠。

4. **不良的环境和习惯**　如噪声、光线强弱、热冷都可导致失眠多梦，临睡前剧烈运动及作息无规律或生活规律改变（如上、下夜班）都可影响睡眠。

5. **药物因素**　饮酒、服药、药物依赖及戒断症状均可导致失眠多梦。常见药物有兴奋剂、镇静剂、甲状腺素、避孕药、抗心律失常药等。

6. **个体功能状态差异**　不同的个体对梦感不同，即使同一个体在不同时期，功能状态不同，对梦感的程度也不尽相同。所以，有的人一段时间梦感强梦多，另一段时间梦感弱梦少。

神经系统疾病中伴有失眠症的，以脑部病变为多见，而脊髓病变则很少。

一、诊断

诊断标准包括入睡难、睡得短、觉醒多并且多梦。脑电图记录REM睡眠缩短，而NREM睡眠的第二级较长，第四级提前结束，觉醒的次数和时间略有增加，睡眠总时间并不一定减少。这些表现可因每晚失眠程度的不同而变化。此外，失眠者的生理性警觉反应水平提高，如睡眠期中的心率、体温都较睡眠良好者高，外周血管处于收缩状态。长时间失眠则体温、血压、心率、呼吸等发生一系列变化。主要精神活动变化较为明显，如在2日内无明显变化，3日以后记忆力、计算力、思维能力明显下降，容易激怒，进一步可出现幻觉与错觉。

二、治疗

1.电项针疗法

处方：风池、供血、四神聪、太阳。

方解：针刺调整大脑皮质的功能，使兴奋与抑制的转化恢复正常，并恢复其对皮质下各中枢的调节作用。

操作：将两组导线分别连接两侧，正极在上，负极在下，选疏波，以患者头部轻度摆动为度，每次30分钟，6次后休息1日，治疗时间必须选在上午。

2.毫针疗法

治法：上下配穴法，平补平泻法。

处方：四神聪、太阳、神门、三阴交。

操作：每日1次，时间选在上午为宜，留针30分钟，6次后为1疗程，休息1日。

三、按语

1. 治疗失眠症，首先应分析患者造成失眠的原因，减轻患者的心理负担，树立战胜失眠的信心。特别是消除上床时"我今晚再睡不着怎么办？"的心理状态，树立我啥也不怕的思想，是战胜失眠的关键一步。

2. 治疗失眠的关键在于恢复大脑兴奋和抑制的平衡。笔者主张，上午用电项针疗法使大脑皮质处于兴奋状态，晚间服用中药镇静安神有利于大脑皮质进入抑制状态，临床验证疗效甚佳。

3. 电项针疗法为笔者所创，临床应用多年，配合中药效果更佳。其机理是白天运用电项针治疗，脉冲电流通过网状结构上行激动系统，使大脑皮质功能兴奋性增强，恢复了兴奋过程与抑制过程的平衡，晚间大脑皮质兴奋性减低，抑制性增强而使之进入睡眠。下午采用电项针治疗有时因兴奋过高不利于前半夜入睡，因此以上午治疗为好。

4. 伴有夜间尿频的患者应当先治疗夜间尿频，否则很难奏效。

5. 服用中药治疗失眠症不宜采用传统的早晚各一次的服用方法，中药人参、党参、刺五加的作用均为先兴奋后抑制，早晨服药，使人白天处于精神振奋状态，夜间睡眠加深，但晚上服用，则会使人处于兴奋状态而加重失眠，故可改为早晨与午间服用。其他安神药为服用后直接起抑制作用，则宜只在晚间服用。

6. 失眠可分为实证与虚证。一般情绪激动、药物、饮食、外伤等引起的失眠，病因去除后即可安睡，仅使用中药效果不好。长期失眠者除做心理上的调整外，还需要一个中药与西药共用的阶段，待中药产生效果后，再将西药逐渐减量，不可骤停西药。

第二节　发作性睡病

发作性睡病是一种原因不明的睡眠障碍。起病年龄一般在儿童期至成年期，以 10～20 岁最为多见，男女发病率相同。中医学称为"多寐""嗜眠"。

一、诊断

除正常睡眠外，可在任何时间或场所（如行走、谈话、进食和劳动中）入睡，不可自制。每次持续数分钟至数小时，可一日数发。常伴有：

1. **猝倒症**　突发四肢无力，不能维持正常姿势而猝然倒地，意识清楚，历时短暂，常发生于大笑、恐惧或焦虑之后。

2. **睡瘫症**　睡醒后四肢不能活动，但睁眼、呼吸甚至说话如常，历时数分钟至数小时，可有濒死感。

3. **入睡幻觉**　入睡前可有与梦境相似的视、听幻觉，伴有恐惧感。

脑电图检查中可有睡眠脑电图表现，REM（快速眼动）睡眠可提早出现。

原发性睡眠增多症与单纯的发作性睡病相似，但白天的嗜睡可克制。一般入睡持续时间较长，24小时内的睡眠时间明显增加。部分病人有遗传史。

二、治疗

电项针疗法

处方：风池、供血、四神聪、太阳。

操作：将导线同侧上下连接，正极在上，负极在下，选疏波，通电30分钟，每日1次，6次后休息1日，治疗时间必须选在上午。

第三节　遗尿症

遗尿症是指夜间睡眠中出现不自主的排尿，俗称"尿床"。患者可无任何泌尿系统或神经系统器质性疾病，也属于睡眠障碍的一种表现。

正常膀胱排尿功能受大脑皮质控制，它经常发出抑制性冲动，抑制脊髓排尿中枢。当膀胱胀满时，产生冲动，向上传到大脑皮质的接受尿意区，此时大脑皮质解除对脊髓排尿中枢的抑制，兴奋膀胱逼尿肌而排尿。睡眠时，大脑皮质呈抑制状态，但对接受尿意的区域仍保持功能，当尿意刺激时，即惊醒而起床排尿。一般3岁以上儿童开始有这种功能。如这种神经调节功能未能正常发挥作用或发育不全，就会发生遗尿。研究表明，多发生在NREM的第三、四级睡眠。

遗尿分为器质性、生理性和功能性3种。

器质性遗尿见于泌尿系统先天性畸形、结石、感染等。如脊柱裂等所致的神经源性膀胱，这种遗尿一般伴有尿失禁。

生理性遗尿见于饮水过多，尿过敏、过浓，尿中含药物或酒，夜间保暖不够以致汗液减少、肾排泄增加，以及因膀胱附近组织病变（包括蛲虫病）而产生的排尿反射亢进，在睡眠中大脑皮质对膀胱的控制减弱时则发生遗尿。

功能性遗尿主要见于儿童或个别成人，持续性或间歇性地出现遗尿。即神经系统对膀胱功能的控制能力发育迟缓，达到正常儿童的发育程度时才停止遗尿。膀胱较正常人为小，膀胱内压阵发性增高，睡眠至觉醒比正常人迟缓，与做梦无关。

一、诊断

1. 功能性遗尿　往往在熟睡中排尿，有时一夜遗尿数次。遗尿是一时性的，又可持续数月，有时消失，有时再出现，还有持续到性成熟前自然消失的，但少数患者性成熟后症状依然存在。本病大多数患者除了遗尿，无其他症状，属功能性遗尿。

2. 隐性脊柱裂　属器质性遗尿。多无明显临床症状，到一定年龄后出现遗尿症，肛门括约肌松弛，双下肢无力，腰骶部疼痛。脊柱平片第5腰椎及第1骶椎棘突缺如。

二、治疗

电针疗法

处方：肾俞、会阳。

操作：导线连接同侧上下穴，正极在上，负极在下，选疏波，每次30分钟，每日1次，6次后休息1日。

三、按语

1. 功能性遗尿，针刺疗效很好。

2. 隐性脊柱裂患者在成长过程中，排尿障碍日趋明显，这是终丝在骨裂处形成粘连紧拉脊髓所致，需手术治疗。

第四节　不安腿症

不安腿症是指休息时两小腿深部出现难以忍受的不适感，槌打、按摩或活动后症状可暂时缓解者。

本病的病因和发病机理均不十分清楚，可能是由于中枢神经系统多巴胺功能紊乱所致。见于尿毒症、糖尿病、叶酸缺乏、贫血、慢性肺病、癌症、苄噻嗪类药物反应或长期露于外面受凉，或妊娠晚期并发此症。本病中医学属"血痹"。

一、诊断

好发部位以双下肢为主，一般先好发于一侧，以后再波及另一侧。上肢较少累及。女性患者较多。以中老年为主，并具有显性遗传，家族成员中近半数均有类似症状。症状仅出现于休息时，尤以夜间卧床入睡前，下肢深部在膝踝之间有各种难以描述的异常感觉，迫使患者必须做局部按摩，或改变体位，或下床行走，始能暂时缓解，严重时甚至通宵不能入睡。体表无阳性体征。

二、治疗

1.电针疗法

治法：近部取穴，补法。

处方：血海、足三里、阳陵泉、三阴交、悬钟。

方解：病由自主神经功能紊乱所致，针刺可调整其功能。

操作：每日1次，留针20分钟，6次为1疗程，两疗程之间休息1日。

2.头针疗法

处方：足运感区。

操作：每日1次，每次30分钟，其间捻针3次，每次1分钟。6次为1疗程，两疗程之间休息1日。

三、按语

针刺治疗本症有较好疗效，配合中药疗效更好。

第二十三章
延髓麻痹

延髓麻痹亦称球麻痹，包括真性延髓麻痹和假性延髓麻痹。真性延髓麻痹是由于延髓运动性神经核或延髓运动神经纤维病变所致，属于下运动神经元性瘫痪。假性延髓麻痹则是由于支配延髓运动核的上位运动神经元的病变失去对吞咽功能的调控，与延髓本身无直接关系，属于上运动神经元性瘫痪。但两者的临床症状却十分相似，都有舌肌、软腭、咽肌、喉肌麻痹，主要症状均为吞咽障碍及构音障碍。

延髓麻痹是神经科常见的疑难危重症，大约10余种疾病可以合并本症，其中以脑血管疾病尤为多见。国内报道发生率，急性期脑血管疾病占29%～74.6%，帕金森病占69.1%，阿尔茨海默病占84%，运动神经元病占51.2%。日本报道，在脑血管疾病的急性期（1周）占50%～70%，经过治疗，1周后约二分之一能恢复，亚急性期（2～3周，又称快速恢复期）后，进入慢性期（又称恢复期），9周后仍有5%的患者不能恢复，需要进行专门治疗护理，但也不能恢复到正常。常见的并发症，可造成营养成分摄入不足，易出现误咽、吸入性肺炎，甚至窒息，致使生活质量下降，病死率增高。因此，本病具有极大的治疗意义。

第一节　吞咽功能的神经支配

一、皮质吞咽中枢的部位与功能

目前的研究资料表明，吞咽高级中枢是多灶性、双侧性的，可能存在单侧化，但并不固定在某一半球。主要的吞咽代表区位于感觉运动区尾外侧、运动前区外侧、岛叶、颞极皮质、额极、额下回、岛盖、顶叶、顶下小叶、枕叶舌回、小脑、扣带回等。另外还有基底节等的参与。吞咽皮质多个部位之间相互联系，双侧大脑半球之间的吞咽中枢也相互联系，皮质区域接受来自口腔、咽机械感受器的传入，将信息整合之后，发出指令经皮质延髓束到延髓吞咽中枢，共同调节延髓吞咽中枢控制吞咽的口咽阶段。

二、皮质下通路

从孤束上传的感觉信息，将通过丘脑的中继，继续上传至与吞咽相关的皮质。而皮质发出指令又经皮质延髓束下达到延髓吞咽中枢的孤束核。

三、吞咽中枢的构成和功能

脑干的延髓吞咽中枢有两个区域：孤束核及其周围网状结构构成的背侧区域，疑核及其周围网状结构构成的腹侧区域。延髓吞咽中枢双侧对称存在，每侧都可以控制吞咽的咽阶段及食管阶段。每一侧中枢除支配对侧部分括约肌外，均支配同侧吞咽肌，并且对对侧的运动神经元有抑制作用，呈现一种交叉联系方式，以确保吞咽能够协调完成。而且双侧中枢联系紧密，同时与吞咽的脑皮质区域紧密联系。该中枢模式发生器主要是控制、调节吞咽反射，将食团从口咽转运到食管。

四、吞咽反射及参与吞咽的脑神经

（一）吞咽反射的反射弧由感受器、传入神经、中间神经元、传出神经和效应器构成。

1. 感受器和适宜刺激 诱发吞咽的适宜刺激是压力刺激，位于口咽部的黏膜中。最为敏感的部位是扁桃体脚。但有研究认为诱发吞咽反射的关键部位是由迷走神经的分支喉上神经支配的咽喉部黏膜。

2. 传入神经 适宜的感觉刺激如压力刺激经过三叉、舌咽、迷走神经传入。

3. 中间神经元——延髓吞咽中枢 传入神经的信息经脑神经到达脑干吞咽中枢（孤束核、疑核及它们周围的网状结构）。信息首先进入孤束核，其内的中间神经元再与位于脑干腹侧的疑核相联系，由疑核直接控制与吞咽有关的运动神经元的活动，并控制食管的活动。

4. 传出神经 疑核、三叉神经核、舌下神经核等吞咽运动核产生的运动信号仍由三叉、面、舌咽、迷走舌下神经传出，完成食团的形成。

5. 效应器 包括面肌、舌肌、咀嚼肌、咽肌、喉肌等，共同协调完成吞咽动作。同时吞咽器官及肌群的周围感觉也同时传入大脑皮质。由大脑皮质进行感觉运动整合后，调节脑干吞咽中枢的活动。

（二）参与吞咽的脑神经核包括迷走神经背核、疑核、三叉神经核、面神经核与舌下神经核。主要参与吞咽的脑神经包括三叉神经、面神经、舌咽神经、迷走神经、舌下神经。

1. 疑核中间的纤维加入迷走神经，支配软腭、咽、喉和食管上部的骨骼肌。

2. 疑核分出的舌咽神经支配茎突咽肌，舌咽神经掌管舌后1／3、咽部的感觉以及舌后1/3的味觉，并将感觉信息传入孤束核。

3. 迷走神经参与支配咽、食管肌的活动。大多数软腭肌和咽肌由迷走神经支配。迷走神经的特殊内脏运动纤维主要来自疑核，支配咽喉肌。迷走神经主要控制咽的内在肌，参与软腭上提、声带闭合、会厌反折。迷走神经也是环咽肌的主要支配神经。正常休息状态下，环咽肌处于强直收缩状态，切断迷走神经将使环咽肌放松不能，产生严重的吞咽困难。直接电刺激迷走神经可使环咽肌放松。

4. 三叉神经运动核位于脑桥中部的网状结构内，发出的纤维支配咀嚼肌、下颌舌骨肌、二腹肌前腹、中翼状肌等口的肌群。另外，还支配鼓膜张肌和腭帆张肌。咀嚼肌功能良好是完成咀嚼动作、形成食团非常重要的因素。下颌舌骨肌、二腹肌前腹是上提喉结构的重要肌群，并负责使喉结构在吞咽中上提的同时向前移动，即喉的前置。

5. 面神经核与面神经支配面肌，包括口轮匝肌和颊肌等口周围肌，另外还支配二腹肌后腹。

6. 舌下神经核与舌下神经支配颏舌肌、茎突舌骨肌、舌骨舌肌等全部的舌内肌与舌外肌。其中颏舌肌仅接受对侧皮质核束的支配。

7. 来自颈上神经节的交感神经发出咽支，直接进入咽壁，与迷走神经、舌咽神经的咽支共同组成咽丛，因此颈上神经节的咽支也支配咽肌和环咽肌。实验研究显示刺激颈上神经节在环咽肌水平产生瞬间压力升高，表明环咽肌肌张力增高。

第二节 吞咽功能的神经机制及分期

吞咽反射是原始反射，是人类的先天反射，这些不受意识控制的反应是人类一生下来就具有的。婴儿期的神经系统是由皮质下中枢控制的，大脑皮质成熟后逐步控制这些反射现象。吞咽反射的神经控制由皮质高级中枢启动和调节。

吞咽中枢接受由软腭（经三叉神经）、咽后壁（经舌咽神经）、会厌（经迷走神经）的传入冲动，还接受由大脑高级中枢经皮质脑干束的传入冲动。吞咽中枢的传出冲动经三叉神经运动核、面神经核、疑核和舌下神经核的轴突组成的神经，支配与吞咽有关的肌肉。

正常吞咽反射的过程在外观上可以看到喉结上下移动。此时是舌将食团推向舌根部，软腭上提，封闭鼻咽，防止食物向鼻腔反流。会厌反折封闭喉口，同时喉缩小声门裂防止食物进入喉腔。咽缩肌由上向下依次收缩，环咽肌松弛，食团进入食管。上述活动几乎是同步发生的。正常情况下无论食物黏稠度如何，整个过程不超过1秒。正常人吞咽后可能有少量食物滞留在会厌谷或梨状隐窝内。

吞咽的过程分为以下五期（图23-1～图23~4）。

1. **认知食物期** 即认识所要摄取食物的温度、味道、气味、硬度、一口量，以决定进食速度与食量，直至入口前的阶段。但脑干部位病变导致的意识障碍、额叶病变导致的摄食程序障碍等，常会使摄食–吞咽发生困难。

2. **口腔准备期** 口唇及前齿协调地将食物纳入口，舌将食物与唾液混合，咀嚼时，下颌做上下、回旋运动，此时软腭与舌根之间（口峡部）闭锁，避免食物进入咽部。

3. **口腔吞咽期** 咀嚼完成以后，舌上举，食块沿硬腭从舌尖被推至舌根，抵达诱发吞咽反射的部位。

4. **咽腔吞咽期** 食块抵咽，随之，口唇闭锁，下颌固定不动，旋即软腭和会厌分别闭锁该部与鼻腔、喉和气管的通路，引起瞬间吞咽性呼吸停止，同时，舌根向咽后壁推压，咽壁产生蠕动，咽上、中、下缩肌依次收缩，环咽肌松弛将食块送入食道。这一过程谓之吞咽反射。

5.食管吞咽期　食块进入食道后，由于食道内的负压作用和食管的蠕动作用，使食块沿食道下行入胃。

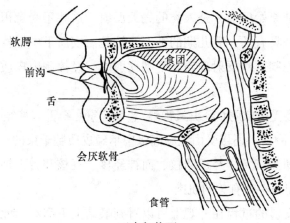

正中矢状面

图23-1　口腔准备期吞咽的生理过程

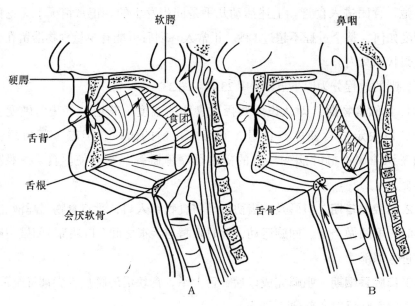

图23-2　口腔吞咽期吞咽的生理过程

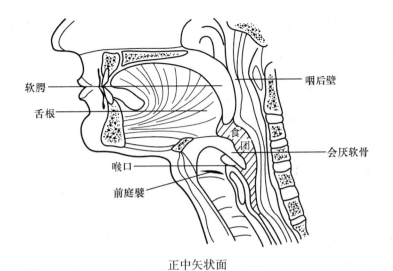

正中矢状面

图23-3 咽腔吞咽期吞咽的生理过程

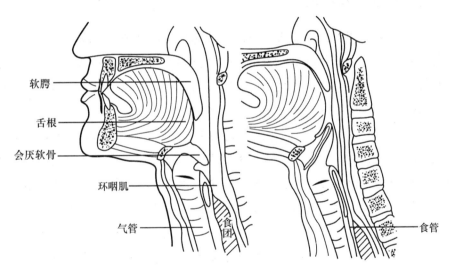

图23-4 食管吞咽期吞咽的生理过程

第三节 吞咽障碍的神经机制

一、双侧皮质损伤

可以损伤吞咽的各期。吞咽皮质异常通常导致吞咽启动不能，吞咽反射启动延迟，启动咽吞咽时的犹豫表现。有些皮质损伤导致咽肌收缩力减弱或低位食管括约肌异常。

二、皮质下通路损伤

皮质延髓束轻度损伤之后会导致吞咽的咽阶段延迟，严重者主动吞咽不能。如果是皮质脑干束损伤还会出现口、舌、咀嚼的障碍。

由于皮质中枢是通过兴奋延髓吞咽中枢的神经元来达到控制和调节吞咽作用的，当皮质或皮质下通路损伤后，导致脑干吞咽中枢达到阈下兴奋性水平降低而产生吞咽障碍。另外还会影响抑制性神经元环路，使延髓中枢失去高位中枢对其的抑制作用，环咽肌出现高反应性，表现为环咽肌放松不能，呈环咽肌失弛缓症。这一点类似于其他脑干反射的释放，如掌颌反射、下颌反射、吸吮反射等。

三、单侧半球损伤

单侧大脑半球皮质或皮质延髓束的损伤也可以导致吞咽障碍。有关这方面的内容，目前还没有权威的医学和神经科学方面的教科书以供参考。由于参与吞咽的后组脑神经由双侧上运动神经元支配，所以教科书上多认为单侧脑半球损伤不会显著影响吞咽功能。

但目前有很多国内外学者报道，认为单侧半球卒中后可以影响吞咽功能，只是症状轻或病程短。国内学者将单侧大脑半球皮质或皮质延髓束损伤可以导致吞咽障碍的原因做了综合分析，认为有以下几种可能：①这些被报道的单侧损伤患者，是否还同时存在小的腔隙性梗死病灶，或者由于短暂性脑缺血发作、高血压等造成皮质脑干束的变性，而在实际上导致了双侧皮质脑干束损伤，或成为隐伏的双侧皮质脑干束病变而目前的检查方法未能发现；另有学者认为单侧脑卒中吞咽障碍患者在经历一段时间后吞咽功能可逐渐自行恢复，也佐证了这一观点。②吞咽的中枢通路是双侧的，包括外周来的传入投射也是到达双侧初级感觉皮质，再到达初级运动皮质（也许在此之前先经过前运动区皮质），最后由双侧锥体束传出支配吞咽功能。单侧半球卒中之所以导致吞咽困难是因为单侧半球的吞咽通路不能单独控制吞咽中枢所致。③吞咽功能像语言功能那样存在显著的单侧化，即吞咽功能在一侧半球有"优势"。吞咽功能的一侧半球"优势"研究显示，半球卒中后有吞咽困难的患者，不论损伤的是哪一侧半球，抑或是皮质还是皮质下损伤，刺激其健侧半球，在咽部记录到的反应均小于半球卒中但无吞咽困难患者，所以认为皮质中的咽代表区在双侧半球是不对称的，存在"优势"吞咽半球，即该半球吞咽中枢的作用占主要地位。如果损伤了该优势咽中枢，正常吞咽就不能由健侧半球的非优势咽中枢维系，出现吞咽困难。总之，控制后组脑神经核的核上性控制存在显著的单侧化。

四、延髓吞咽中枢损伤

病变主要在咽阶段，导致吞咽启动的延迟。如果双侧延髓吞咽中枢损伤将导致吞咽反射消失，即不能完成吞咽动作。单侧延髓吞咽中枢损伤，仅损伤一侧往往也出现比较严重的吞咽困难，持续时间也相对较长。

五、锥体外系在吞咽困难中的作用

小脑和锥体外系异常也会干扰吞咽功能。锥体外系损害可能会导致咽阶段延长，这一点来自帕金森病人吞咽困难的启示。

六、感觉损伤在吞咽困难中的作用

卒中病人咽喉部感觉减退可能使咽喉黏膜感觉信息向丘脑和皮质传导的上行投射通路中断。会厌以上部位及会厌以下的咽部感觉减退，都可导致吞咽困难和误吸。

七、与吞咽有关的脑神经损伤在吞咽困难中的作用

1. **疑核及舌咽、迷走神经损伤在吞咽困难中的作用**　损伤会使其所控制的软腭、舌基部、咽、喉的横纹肌活动障碍。单侧疑核损伤会出现同侧咽肌麻痹、同侧声带麻痹及软腭麻痹，产生吞咽困难。但这种吞咽困难非常轻微，持续时间也较短。

舌咽神经损伤导致茎突咽肌麻痹，可能会出现喉关闭不全和误吸。

迷走神经损伤能对吞咽造成破坏性影响，因为它可损伤吞咽的多个方面，可造成咽缩肌麻痹、声带麻痹、杓状软骨肌功能异常，导致吞咽时声门关闭不全、咳嗽减弱和误吸。

2. **三叉神经核及三叉神经损伤在吞咽困难中的作用**　在脑桥，刺激三叉神经运动核能诱发吞咽。三叉神经核及其周围区域的更多作用是中继信息，

损伤后会导致吞咽的皮质下通路中断，产生吞咽困难。如果三叉神经脊束核及脊束受损，则口腔、口底、牙龈、舌、软腭的黏膜感觉减弱，食团到达口腔后部时不能触发吞咽，增加误吸危险。

3. 面神经核及面神经损伤在吞咽困难中的作用　唇或面肌功能障碍会导致口腔准备及口自主阶段的损伤。唇无力，则不能将食物维持在口中，导致食物流出或流涎。颊部不能与舌的活动相协调，影响咀嚼时食物在上下磨牙之间的固定，从而导致食团形成障碍。颊部不能将进入口腔前庭的食物推挤入口腔内，造成口内食物残留。颊肌无力还可影响吸吮、噘等动作的完成。

4. 舌下神经核及舌下神经损伤在吞咽困难中的作用　在口阶段时，舌不能辅助咀嚼动作，导致食团形成障碍；不能将食物维持在口腔内而可能提前溢入咽喉部，产生误吸，或者流出口腔。在口自主阶段，不能将食物推送进入口腔后部和咽部，导致吞咽启动不能。在咽阶段，舌根不能有力向后下收缩推进食团，影响食团在咽部的清除。

实际上脑卒中患者发生单纯脑神经损伤的情况很少见，多为脑干损伤影响脑神经核团的功能。

第四节　吞咽障碍的临床表现

吞咽障碍的主要危险是误吸。误吸是造成呛咳的主因，由于食团或唾液误入喉与气管所致。吞咽过程是舌将食团推向舌根部，软腭上提，封闭鼻咽，防止食物向鼻腔反流。喉整体上提，会厌反折，喉口关闭，同时咽缩肌收缩、环咽肌打开，食物咽下入食管。当食团进入咽部，但吞咽动作尚未开始，喉口未关闭时，可发生吞咽前误吸；吞咽动作开始后，喉关闭不全，部分食物进入喉会发生吞咽中误吸；吞咽动作完成后，喉开放，潴留于咽部的食物进入气管可以发生吞咽后误吸。

一、吞咽障碍在临床上的异常表现

从解剖部位上分为两种。一种是由双侧大脑皮质脑干束损害引起的假性延髓麻痹，是上运动神经元病变引起的痉挛性瘫，多为双侧病灶。另一种是由延髓吞咽中枢或舌咽、迷走和舌下神经核性或核下性损害引起的真性延髓麻痹，是下运动神经元病变引起的弛缓性瘫，多为单侧病灶，亦可为双侧病灶。

前者为皮质脑干束损伤影响了抑制性神经元环路，使延髓吞咽中枢失去高位中枢对其的抑制作用，咽缩肌出现高反应性，表现为咽缩肌肌力低下，肌张力增高，喉结构上提延迟、幅度不够或不能而吞咽障碍，还会出现其他脑干反射的释放，如掌颏反射、下颌反射等。多数病情较轻，恢复较易。后者为延髓吞咽中枢及反射弧损伤，表现为咽缩肌肌力、肌张力同时低下，或喉结构偏移、上提延迟、幅度不够或不能而吞咽障碍，病变日久还会出现咽部肌萎缩。因反射弧被破坏不会出现脑干反射的释放，掌颏反射阴性、叩唇反射阴性。病情较重，恢复较难。

二、吞咽障碍在各期的临床表现

双侧病灶时较重，单侧病灶时较轻。

1.口腔期 因面神经障碍而口唇不能闭合、流涎。三叉神经运动支障碍而不能咀嚼、张口困难、鼓腮不能。舌下神经障碍不能搅拌食物形成食团，不能将食团推向咽部，口内食物滞留与分次吞咽。迷走神经障碍软腭抬举不能而出现吞咽前误吸，食物进入鼻腔而发生鼻反流。

2.咽腔期 咽上缩肌无力会厌谷内存留食物可发生鼻反流。咽中、下缩肌无力会在单侧或双侧梨状隐窝内存留食物，食物反流，需重复吞咽，吐泡沫痰，喉结构上提异常，软腭和/或喉结偏移，吞咽启动延迟，会厌反折闭合喉口慢而误吸。严重者吞咽启动不能或为无效吞咽。

环咽肌打开不全或不能，则食物虽能从口腔进入咽腔，但不能进入食管内，咽部有梗阻感、食物反流，且易造成吞咽后误吸。

第五节　影响摄食-吞咽功能的其他因素

临床上还有以下因素影响吞咽功能。这些因素错综复杂，共同形成摄食-吞咽障碍。

1.意识、认知、情感功能等方面障碍 本症是由大脑皮质额叶功能障碍导致的摄食程序障碍，或脑干功能障碍导致的意识障碍所引起的认知期障碍，假性延髓麻痹患者常同时存在，使口腔准备期、食物推进期的吞咽障碍恶化。

主要症状有轻度意识障碍、注意力低下、食欲低下、摄食困难、不能抓取食物、不会张口纳食、吞咽犹豫，食物进口后不会咀嚼或反复咀嚼而不咽，在口中含留很长时间，进食时有强迫哭笑。无意中吞咽时可能不呛而将食物咽下。患者大多有循衣摸床、撮空理线的表现，掌颏反射及抓握反射阳性，严重者獗犬反射阳性。

2. 鼻饲导管留置时间过长 鼻饲导管常用于摄食吞咽困难患者，但也会带来以下不良影响：由于异物置留引起的慢性刺激和口呼吸引起的黏膜干燥，会使咽喉受损，产生感觉变化，咳嗽反射等受限制。唾液分泌亢进，难以保持鼻腔清洁，妨碍吞咽运动。时间过久还会引致环咽肌失弛缓症及咽憩室。

3. 气管切开 气管切开能确保气道通畅，易于吸痰，但另一方面，限制喉部上抬运动，吞咽时喉闭锁减弱，声门无法闭锁且声门加压减弱，使咳出力减弱，由于切开气管使呼气到达不了上部，流入气道口的唾液和食块无法咳出。

4. 药物 任何药品都有副作用，有时也会使摄食-吞咽障碍恶化，如对中枢神经系统有镇静作用的药物可抑制脑干功能，使吞咽功能低下；对平滑肌和骨骼肌功能有副作用的药物如抗胆碱药、三环类抗抑郁药、钙拮抗剂等，使食管括约肌松弛；引起口腔干燥的药物如抗胆碱药、健胃药、感冒药等，因而我们必须对药物种类和剂量进行调节。

5. 脱水、低营养状态 只要处于脱水、低营养状态就会降低吞咽功能，尤其对高龄患者来说，必须充分补充水分。进行摄食—吞咽训练也要经常注意脱水、低营养状态，及时补给。

6. 躯干、颈部的姿势 不能保持正确体位的患者会影响吞咽运动。躯干的稳定性影响颈部位置，而颈部位置影响口腔、咽腔吞咽功能。

7. 颈性吞咽困难 病人咽下食物时有梗阻的感觉，并常能指出梗阻的部位。其主要特点为无痛，反复发作，发病常与颈部不适有关，可自然缓解。吞咽困难的主要原因是由于骨质增生刺激颈旁交感神经节，从而引起脑干供血的改变。

8. 结节性甲状腺肿 肿大的结节向后压迫迷走神经的分支喉上神经内支引致咽缩肌麻痹时，可造成吞咽障碍。

9. 废用综合征 指长期卧床使本应活动的器官长时间得不到活动，导致功能衰退，吞咽肌肌力低下、下颌关节挛缩、坐姿保持困难、集中力低下、味觉嗅觉低下、食欲低下、进食中易疲劳等废用综合征与吞咽障碍也密切相关。

第六节　发声障碍与构音障碍的区别

喉部发出的声音为基音，受口、鼻、鼻窦、咽、气管和肺等器官的共鸣作用而增强和使之发生变化，叫做构音，成为所听到的声音。

发声障碍：是单纯的发声器官喉（声带）的功能障碍，由迷走神经的分支喉返神经麻痹所致。表现为声音低弱或无声。

构音障碍：包括构音器官鼻、口、唇、舌、咽部及发音器官喉的功能障碍，属于声道的可变部分。人发出清晰和有意义的言语声音依赖于它们之间灵活及协调的运动。构音系统中的任一环节出现问题，均可导致构音障碍。表现为发音困难，构音不清，音调及语速、节律等异常和鼻音过重等言语听觉特征的改变。与言语形成有关的肌肉麻痹或运动不协调都可导致构音障碍。由舌咽神经、迷走神经分支喉上神经、舌下神经麻痹所致。构音障碍又分为五种。

1.痉挛性构音障碍　由上运动神经元损害后发音肌肉的肌张力增加及肌力减弱所致，是假性延髓麻痹的症状之一。其特点是说话缓慢费力、字音不清、声轻调低、鼻音较重。常伴有吞咽困难及强哭强笑。

2.弛缓性构音障碍　由下运动神经元损害后发音肌弛缓无力所致，是真性延髓麻痹的一种表现。其特点是说话时鼻音特重，呼气发音时因鼻腔漏气而语句短促，字音含糊不清，伴有舌肌萎缩与颤动，舌肌及口唇动作缓慢，软腭上升不全，吞咽困难，进食易呛咳，食物常从鼻孔流出。

3.运动障碍性构音障碍　在基底节或锥体外系疾病中出现，由于发音肌的不自主运动和肌张力改变所致。例如震颤麻痹综合征的说话缓慢，发音低平单调，可有颤音及第一字音的重复，主要由发音肌强直所致，又称运动减少性发音困难。小舞蹈病病人说话发音高低长短、快慢不一，可突然开始或中断，是因发音肌不自主运动所致，又称运动过多性发音困难。

4.运动失调性构音障碍　是小脑或其脑干内传导束病变的结果。其特点是说话含糊不清，字音常突然发出（爆发性言语），声调高低不一，间隔停顿不当（吟诗状或分节性语言）。由发音肌的协调动作障碍所致。

5.肌肉病变所致构音障碍　重症肌无力的发音困难属于弛缓发音困难，病情有波动性，疲劳时加重，休息后好转。肌强直症的发音困难是运动减少性发音困难。

第七节 假性延髓麻痹

假性延髓麻痹是由双侧上运动神经元（运动区皮质及其发出的皮质脑干束）病损造成的痉挛性瘫痪，但急性休克期为弛缓性瘫痪。由于双侧皮质脑干束不能调节延髓网状结构的吞咽中枢，咽缩肌处于痉挛性瘫，使吞咽反射活动启动慢或不能所致。从病变的部位来说，大脑皮质运动区、皮质下白质、内囊、基底节、大脑脚、脑桥及延髓运动神经核以上（不包括神经核）的各个部位损伤，皆可出现假性延髓麻痹，但以内囊及脑桥为最多见（图23-5）。但也有文献报道，单侧核上性损伤也可导致吞咽障碍。由于病灶的范围广，波及脑桥者较多，所以吞咽障碍发生在咽腔期，也可同时发生在口腔期。

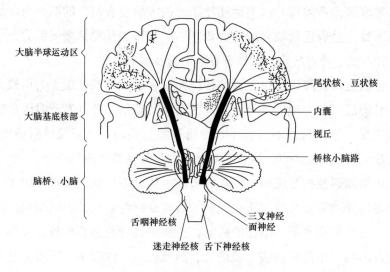

图23-5 假性延髓麻痹示意图

一、病因

病因中常见的是高血压及动脉硬化性脑血管病，尤其多见于反复发作的双侧脑血管病，如脑出血、脑梗死、腔隙性脑梗死、脑蛛网膜下腔出血等。

其他原因有脑炎、颅脑外伤、多发性硬化症、颅内肿瘤、急性或慢性缺氧性脑病、变性病（如运动神经元病）、放疗后脑软化、梅毒等。

二、诊断

1. 构音障碍 慢性起病者最早出现的证候是痉挛性构音障碍，由于口唇、舌、软腭和咽喉等构音器官的运动麻痹和肌张力增高两方面因素所致，先出现言语音调拖长而缓慢，字句简单，同语反复，言语时呼吸常中断。

2. 吞咽障碍 常见于急性起病者。

口腔准备期：由于皮质脑干束广泛损伤致中枢性面肌麻痹，口唇无力而流涎，咀嚼肌痉挛性麻痹，而不能咀嚼或咀嚼慢或持久地半张口而牙齿不能闭合，舌不会搅拌食物，口中的食物常常掉出。舌不能卷曲，食团不能形成。

口腔吞咽期：舌肌麻痹不能将食物推向咽部，软腭不能抬举，喉结上提差或不能。吞咽反射不能完成，食物存留在口腔（图23-6）。

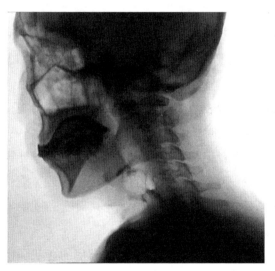

图23-6　假性延髓麻痹吞咽障碍在口腔期侧位

咽腔吞咽期：由于咽缩肌痉挛性麻痹，会厌反折不能或慢，吞咽启动延迟，口内食物残留而多次吞咽、仰头吞咽。流质饮食容易出现食物逆向鼻腔而返呛或误吸喉腔而出现呛咳。吞咽反射轻者仍然存在但较弱，在仰靠座位能进半流食，可以靠吞咽反射将食物咽下，这一点与真性延髓麻痹相反。重患吞咽启动不能，只能靠鼻饲流食维持生命。

由于本病为多发病灶，因此，还极易伴发意识水平低下、智力低下或痴呆而对食物无任何反应或对食物反应冷漠，即使食物被送入口中，也不会产生吞咽动作，只能将食物含在口中，此时属于摄食障碍。

3.临床检查时可以发现以下体征 脑干的反射改变，由于皮质脑干束损害，临床上常有某些生理反射活跃或亢进，如眼轮匝肌反射、下颌反射，病理反射阳性，如口轮匝肌反射、噘嘴反射、掌颏反射、吸吮反射、仰头反射、角膜下颌反射等。这些反射可在没有明显的大脑病变体征时引出，因而有早期诊断价值。

4.假性延髓麻痹伴随的其他症状与体征

（1）锥体束征：患者往往在损伤双侧皮质或皮质脑干束时，同时损伤双侧的皮质脊髓束，因而出现一侧或双侧的肢体瘫痪，并出现相应的病理性反射变化。

（2）感觉障碍：患者常可伴随出现感觉障碍，尤其是内囊型，出现偏瘫时常有半身感觉障碍。

（3）排尿障碍：患者往往在早期就出现排尿障碍，多见于大脑双侧弥散性病变时。排尿障碍主要表现为不随意的急迫性排尿，即无抑制性神经源性膀胱。

（4）情感障碍：患者表情淡漠，对周围事物漠不关心，对食物不产生食欲，在患者受到情感刺激时，则一反静止状态，表现为强哭强笑而不能自制。

（5）智能障碍：患者记忆力逐渐低下，先从分析、计算方面开始，进而忘却名称，词汇减少。对时间、地点的判断产生障碍。病情发展则开始不讲衣着、外表，逐渐发展为"随心所欲"，尤其对吃的欲望十分强烈，给人以"返老还童"之感。

（6）锥体外系症状：患者常可出现震颤麻痹的症状和体征。如肌张力明显增高，颜面缺乏表情，静止性震颤，躯干前弯，小间距步态，随意运动减少等。但极少出现锥体外系运动增多。

（7）小脑症状：患者有时会出现小脑症状，主要表现为坐、立、走困难，即躯干性共济失调，亦可出现运动性共济失调。这是由于与皮质脑干束一起走行的大脑–脑桥–小脑传导束受损所致。

第八节 真性延髓麻痹

真性延髓麻痹是脑干延髓的舌咽神经、迷走神经、疑核和舌下神经核或神经根或神经干病变所致的下运动神经元弛缓性瘫痪（图23-7）。由于病灶的范围小，大多数只在延髓，波及脑桥者少，所以吞咽障碍主要发生在咽腔吞咽期，口腔期少见。临床表现多为单侧病灶，病情较轻，亦可为双侧病灶，病情较重。常引起该病症的脑血管疾病，有代表性的为瓦伦贝尔综合征。

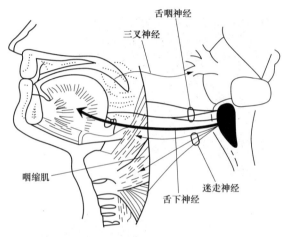

图23-7 真性延髓麻痹的病变部位

一、病因

椎-基底动脉病变、急性脑干型灰质炎、各种脑干炎、急性感染性多发性神经根炎、急性多发性硬化症、运动神经元病（进行性延髓麻痹型）、脑干空洞症、桥延部肿瘤等。

二、诊断

1.构音障碍 慢性起病者最早的症状是弛缓性构音障碍，患者在讲话时容易疲劳，以后逐渐讲话不清，声音嘶哑，以至完全失音。这是由于舌、口唇、软腭及声带的麻痹，导致构音障碍。

2.吞咽障碍 常见于急性起病者。

口腔期：患者有舌肌无力表现，少数还可有周围性面瘫及咀嚼不能。

咽腔期：开始患者多吐泡沫痰，由于病变侧肌力、肌张力低下而软腭、喉结偏向健侧，喉结不能上提或慢，吞咽反射启动延迟，会厌反折不能或慢。轻者常常于饮水、喝稀饭或快速进餐时误吸而呛咳，进半流食或成形食物尚好，常有多次吞咽，用力吞咽或清嗓子，重者吞咽不能启动或无效，会厌谷内潴留食物可发生鼻反呛，环咽肌松弛不全而在单侧或双侧梨状隐窝内潴留食物发生食物反流（图23-8），只能靠鼻饲进食。病变日久（2～6个月），咽部肌萎缩，梨状隐窝加深，食物潴留且反流加重，吞咽时有咕噜声、口臭，尤其有咽部梗阻感时，提示环咽肌失弛缓症开始形成。

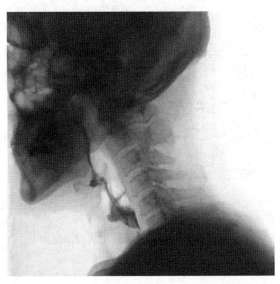

图23-8　真性延髓麻痹吞咽障碍在咽腔吞咽期侧位

3.临床检查时可以发现以下体征　一侧舌肌麻痹及舌体偏向病侧，软腭、悬雍垂抬举时向健侧偏移（茎突咽肌、咽上缩肌受损），喉结不会上下移动，且向健侧偏移（咽上缩肌、咽中缩肌受损），一侧咽反射减弱或消失。

4.真性、假性延髓麻痹的鉴别

共同点：都有舌肌、软腭、咽肌、喉肌麻痹，吞咽反射启动慢、动作幅度小，呛咳。

不同点：

真性延髓麻痹：病变在延髓运动神经核以下，下运动神经元弛缓性瘫痪。发病率低，约占脑血管病的4%。病情重，大多数患者需要插鼻饲，治疗难度大，治愈后基本不复发。大多单一病灶，一侧病症，病变以咽腔吞咽期为主。

开始时多吐泡沫痰，吞咽不能或食物反流，伸舌尚可或向患侧偏移，软腭抬举时向健侧偏移，喉结不会动或动得慢，喉结向健侧偏移。强哭强笑少见。掌颏反射、叩唇反射阴性。

假性延髓麻痹：病变在皮质脑干束以上，上运动神经元痉挛性瘫痪，发病率高，约占脑血管病的40%以上，病情重的少，大部分不需要插鼻饲，治疗难度小，治愈后常复发。两个以上病灶，两侧病症。病症以饮水进食呛咳为主，咀嚼、伸舌不能或慢，软腭抬举时慢，喉结不会动或动得慢，喉结不偏移。常伴有强哭强笑、认知障碍。掌颏反射、叩唇反射阳性，下颌反射亢进。

第九节　环咽肌失弛缓症

环咽部是由食管上括约肌与咽下缩肌等组成，可以随意吞咽，静息状态下，处于收缩状态，吞咽时将食团推至咽部，食管上括约肌、咽下缩肌松弛，食团进入食管，此过程约0.3秒（0.13~0.63秒）。

一、病因

环咽部肌群功能失调可因神经或肌肉病变所引起，如脑血管意外、肌萎缩性侧索硬化症、帕金森病、延髓型重症肌无力、胃食管反流、长期插鼻饲胃管刺激等引起吞咽活动不协调，或咽肌收缩无力，均可出现吞咽障碍。真性延髓麻痹时间过长，未及时治愈，鼻饲胃管刺激环咽肌痉挛而不能松弛；或假性延髓麻痹肌张力增高而使环咽肌痉挛，均可出现食物能从口腔进入咽腔，但不能进入食管，而潴留于梨状隐窝，提示环咽肌失弛缓症开始形成。

二、诊断

多发生于中老年女性，以性格急躁或焦虑者多见，患者主诉进食时吞咽困难、食物反流、多次吞咽，另有吞咽痛或食物下咽时颈部有梗阻感、气过水声，口臭，或因食物进入气管产生误吸而呛咳。钡透时梨状隐窝有呕吐液或食物潴留（图23-9、图23-10）。又称食管口痉挛。

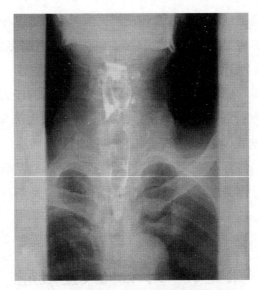

图23-9　食物潴留在梨状隐窝正位图

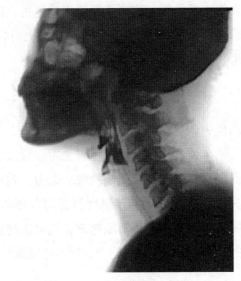

图23-10　食物潴留在梨状隐窝侧位图

第十节　进行性延髓麻痹

进行性延髓麻痹是运动神经元病的一个临床类型，病变主要侵犯脑干，特别是延髓的脑神经运动核，也可以合并其他类型，属真性延髓麻痹。其主要特点是双侧病变，起病缓慢，开始时一般先言语欠流利，以后慢慢出现饮水呛咳、进食困难、流涎、舌肌束颤、舌肌萎缩，上述症状逐渐进展，病情可达 2 ~ 7年，部分病例用中西药物及针刺治疗后病情可缓解，或病情稳定。

第十一节　摄食-吞咽障碍

本病是由大脑皮质双侧额叶功能障碍导致的摄食程序障碍，或脑干功能障碍导致的意识障碍、认知障碍所引起的认知期病变所致。假性延髓麻痹患者常同时存在。

主要有意识水平轻度低下（觉醒度低者经常处于嗜睡状态，意识内容窄者处于表情淡漠或苦闷状态）、反应迟钝、注意力低下、不语不动、食欲低下，不能抓取食物，不会张口纳食。或摄食行为中断，进食时有强迫哭笑。食物进口后不会咀嚼或反复咀嚼而不咽，食物在口中含留很长时间，吞咽犹豫，无意中吞咽时可能不呛而将食物咽下。患者常伴有易怒、违拗、循衣摸床、撮空理线的表现，掌颏反射及抓握反射阳性，严重者猁犬反射阳性。另外，脑器质性精神障碍导致的木僵状态、缄默症也常伴有不动不语、不吃不喝及违拗。

第十二节　延髓麻痹的诊断标准与疗效判定标准

一、真性延髓麻痹的诊断标准

1. 吞咽障碍轻者饮水有时或经常呛咳，进食成形食物时呛咳稍好，食物反流、吐泡沫样分泌物是其特点。重者完全不能吞咽。

2. 构音障碍为声音嘶哑，言语不清，重者失音。

3. 查体：大多数为一侧软腭不能上提或偏向健侧，喉结偏向健侧，且不能活动或活动慢。一侧咽反射减弱或消失，掌颏反射阴性，叩唇反射阴性，下颌反射阴性。

4.脑部CT或MRI检查病变部位在延髓。

二、假性延髓麻痹的诊断标准

1.吞咽障碍轻者饮水有时或经常呛咳，张口困难，舌不能把食物送至咽部，靠仰卧位可以缓慢吞咽，重者完全不能吞咽。常伴有咀嚼困难。

2.构音障碍为音调拖长缓慢、顿挫。

3.查体：喉结居中，不能活动或活动慢。咽反射弱，下颌反射亢进，掌颏反射阳性，叩唇反射阳性。

4.脑部CT或MRI检查为脑桥以上两个或多发性病灶。

5.常伴有强哭强笑。

三、吞咽功能分级评定标准

4级：饮水进食功能正常。

3级：饮水有时呛咳，进食尚好。

2级：饮水经常呛咳（每次可饮3小勺水以内，每勺约2ml），进食缓慢。

1级：饮水困难（饮5小勺水有3次呛咳），需靠鼻饲流食为主。

0级：饮水进食功能丧失，完全依靠鼻饲流食。

四、吞咽功能临床疗效判定标准

基本痊愈：吞咽功能评定在3级以上。

显效：吞咽功能评定提高2级。

有效：吞咽功能评定提高1级。

无效：吞咽功能分级无改变。

五、言语功能分级评定标准

4级：吐字清晰，言语流利，音量正常，表达明白，交流能力完全。

3级：吐字欠清晰，言语欠流利，音量小，表达内容明白，交流能力较全。

2级：吐字不清晰，言语不流利，音量弱，表达内容较明白，交流能力不完全。

1级：吐字不清，言语断续，听不清，表达内容不明白，交流能力丧失。

0级：不能发音，或完全听不清患者的言语。

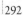

六、言语功能临床疗效评定标准

基本痊愈：言语功能评定在3级以上。

显效：言语功能评定提高2级。

有效：言语功能评定提高1级。

无效：言语功能分级无改变。

第十三节　延髓麻痹治疗

一、基础治疗

1. 治法：电项针疗法、头针疗法。

2. 处方：双侧风池、供血、翳明、头针运动区下1/3。

二、分期治疗

1. 口腔期（假性延髓麻痹）

（1）舌体运动不灵、挛缩、构音不清者加舌中、舌尖、廉泉、外金津玉液、发音。

（2）呛咳加治呛、吞咽1、发音。

（3）咀嚼不能者加下关、颧髎。

（4）面瘫加翳风、牵正、颊车、迎香、夹承浆。

（5）情感障碍加头针情感区。

2. 咽腔期（真性延髓麻痹）

（1）软腭偏移加病侧吞咽2、提咽。

（2）喉结偏移、呛咳加治呛、病侧吞咽1。

（3）食物反流加病侧发音、治反流。

（4）音哑加发音、增音。

三、环咽肌失弛缓症治疗

可先按咽腔期治疗，4~6周后仍无效，可手术行环咽肌切断术，松解环咽括约肌痉挛状态，然后再按咽腔期治疗。

四、摄食障碍治疗

同时加用头针情感区。

五、进行性延髓麻痹治疗

同真性延髓麻痹。

六、操作

选坐位。

1. 头针：选0.35mm×40mm毫针，针尖与头皮呈15°~30°角快速刺入头皮下或肌层0.1~0.2cm，留针30分钟。

2. 电项针：选0.35mm×60mm毫针，风池针尖微向下、向喉结方向刺入2cm，供血穴直刺向对侧口唇处约2cm，吞咽2、提咽均刺向咽部约2cm。将电针仪每根导线的正极接同侧风池穴、负极接同侧供血穴，选疏波（1Hz）以出现颈部肌肉做轻微运动，头略前后摆动，患者可耐受为宜，每次30分钟。

3. 上述针法结束后，行咽部穴针刺：选一根0.35mm×60mm毫针，舌中穴向下刺向舌体约0.1cm深后出针，反复5~6次，廉泉穴向舌根方向刺3cm，外津金玉液针尖向舌根方向刺入2~3cm，治呛穴针向前直刺0.3~0.5cm，吞咽1穴针刺时沿皮向外刺0.5cm，发音穴针刺时沿皮向外刺0.5cm，治反流穴针沿皮向内斜刺0.5cm，增音穴直刺0.3cm，各捻转10~15秒后出针，不留针。

4. 真性延髓麻痹一般只发生于单侧，只针患侧穴，如针双侧穴反而会使喉结偏移加重。

七、按语

1.有意识障碍者，需先下鼻饲胃管进流食，静脉输液，维持水盐代谢平衡，补充营养需要，待意识清醒后3日即可进行治疗。

2.如因病重，半仰卧位有困难或危及病情者可用仰卧位，先只针廉泉、外金津玉液、舌中、治呛、吞咽1，以恢复吞咽功能。

3.真性延髓麻痹病变在延髓运动神经核以下，为下运动神经元弛缓性瘫痪。假性延髓麻痹病变在皮质脑干束以上，为上运动神经元痉挛性瘫痪，但目前还未有针对肌张力增高的治法。药物治疗是针对病因起作用，可以改善脑部血液循环，促进神经再生，加快病变部位功能重组。电刺激疗法、功能训练也可以加快病变部位功能重组，而非对肌力降低、肌张力增高同时都有直接的治疗作用。

4.吞咽功能的测试一般都以饮水试验来判定，一般饮10小勺水有2～3次呛咳，即可进半流食，或进成形食物，呛咳反而会减轻，因为水及流食流速快，吞咽反射完成得慢，出现时间差所致，很多患者能进食后，饮水可能仍有呛咳。

5.练习饮水，可选用带刺激性的饮料，临床实践证明，有利于吞咽反射形成。

6.针刺治疗达到可以少量进食时，停针3日后进食会明显好转，因为针刺局部造成的肿胀减轻后吞咽会更顺利。

7.医生用食指、中指触及患者喉结，令做吞咽动作，如有喉结上下移动则疗效较好，不能上下移动则疗效差。

8.针刺吞咽、发声、治反流穴时，一定要防止误伤颈总动脉。取风池、供血穴时，要掌握一定的角度和深度，以防刺伤延髓和椎动脉。

9.长期插管可以影响咽部肌肉上举和环咽肌的松弛，并影响由口腔迅速将食团移动到食道所需的动力，所以胃管在必要时取出将会有利于吞咽动作的完成。针刺时应针对环咽肌使之运动。

10.经治疗，如在插胃管时已能吞咽半流食，不要急于拔掉胃管，应在更换新胃管时，可先试饮少量水，如呛咳较重可再下鼻饲胃管，经过一段时间治疗后，直至吞咽困难基本消失时再取消鼻饲，以防止营养不足，体力下降，脱水。

11.消瘦重者，真性延髓麻痹约2个月后，由于长期进食少，梨状隐窝加大，更易发生环咽肌失弛缓症、咽憩室，临床上表现为食物反流。此时，静脉补充氨基酸、葡萄糖、维生素C、脂肪乳、氯化钾等药物维持营养需要，有利于咽憩室病症好转，但疗程很长。

12.伴有痴呆、木僵的患者，即使有不自主的吞咽动作，但令其主动做吞咽动作时也不能配合，故疗效差。

13.治疗本病新穴较多，均为笔者依据咽喉部神经解剖生理，经临床反复验证后总结命名，望同道们继续探索。

第十四节　项针治疗延髓麻痹机制探讨

神经系统活动的基本形式为反射。反射是在中枢神经系统的参与下，人体对作用于感受器的刺激所发生的有规律的应答性反应。神经系统对体内其他系统的调节作用是通过反射活动来实现的，人体的各种活动基本上是反射活动。反射活动的形态基础为反射弧。反射弧由感受器、传入神经元、中间神经元、传出神经元和效应器五部分组成。

正常情况下吞咽反射为将食物从口腔吞入胃内的反射性动作。其反射弧的传入神经为来自软腭、舌、会厌、咽后壁和食管处的感觉纤维，经舌咽和迷走神经入延髓内的孤束核，再由孤束核发出纤维至疑核和舌下神经核，其传出纤维经舌咽、迷走和舌下神经到达舌、咽喉和食管上段的肌肉。这个反射动作需在大脑皮质的调节下完成。这里舌的伸缩活动是由颏舌肌和茎突舌肌完成的，由舌下神经支配。吞咽动作是由颏舌肌、茎突咽肌、咽上缩肌、咽中缩肌、咽下缩肌和环咽括约肌来完成的，由迷走神经和舌咽神经支配。发音动作是由环甲肌来完成的，由迷走神经支配。

延髓反射的传入神经元舌咽神经感觉纤维周围支直接接受舌后1/3、软腭、咽后壁、扁桃区、喉门、外耳道后壁及乳突附近的普通感觉，即触觉、痛觉、温度觉。迷走神经感觉纤维直接接受外耳道底、颅后窝的普通感觉。

项针疗法主穴：风池的穴位解剖浅层布有枕动、静脉，深层有椎动、静脉；翳明穴浅层有耳后动、静脉，深层有颈内动、静脉和迷走神经；治呛吞咽深层有迷走神经；廉泉穴内有舌动、静脉，舌下神经；外金津玉液布有舌下神经和舌神经。

项针疗法常用穴，风池、翳明、吞咽、治呛、发音、廉泉、外金津玉液、治反流等穴均在舌咽、迷走神经感觉纤维支配区内。针刺这些穴位，可以使针刺产生的兴奋通过传入神经元到达中间神经元（大脑皮质或延髓），这样中间神经元把兴奋进行分析、综合后发放出冲动或增加传出冲动至效应器（肌肉），使效应器发生反应或反应加强。即恢复了大脑皮质对皮质脑干束的正常调节，或恢复了上下运动神经元的传出功能，或恢复了只需经延髓完成的反射弧的功能。实验治疗后诱发电位的改善即证明了这一原理。

被破坏了的神经反射弧得到新建立起来的过程，是病变的神经组织功能逐步恢复的过程。神经组织功能的恢复与病变部位的脑血液循环得到改善有关。实验治疗后脑血流动力学的改善又证明了这一原理。

现代神经病理学对脑梗死的研究发现，缺血中心区的脑组织缺血超过一定时间，一般认为10～60分钟后就会坏死，现有的各种治疗似乎只能使梗死灶周围的处于功能丧失的脑组织，即所谓缺血性半暗带的功能得到恢复，而

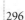

绝不可能使已经坏死的脑组织复活。梗死发生后，梗死区的周围围绕着一个功能障碍区，介于脑梗死区和正常灌流区之间，此带血流量减低，干扰了神经元的功能及其伴随的电活动，其膜功能保存，离子梯度仍可存在，Atrop 称之为半暗带，而缺血性半暗带是可逆的；局部神经元的低氧超极化（电衰竭）及相应的临床功能障碍是可逆的，而且这种可逆性具有时间限制，超过一定时间，就可能失去治疗时机。半暗带的持续时间以前认为是数小时，但新近发现也可持续数天、数月或更长。这些发现为脑梗死治疗的可能性增加了新的曙光。在此，对脑缺血性半暗带的处理是治疗的关键。及时有效的治疗，可使脑血流量、血氧供应和局部代谢得到改善，使这部分神经元的功能得到恢复，从而使皮质电活动重新出现或在原有低水平的基础上进一步增加。

针刺双侧风池、供血可以改善双侧的椎基底动脉和枕动脉的血液循环，针刺双侧翳明可以改善双侧颈内动脉和耳后动脉的血液循环。这已由脑血流动力学的实验所证实，同时，临床治疗中有一半以上的病患出现了后头部长新发、白发变黑发的现象，有1/3病患的老花眼明显减轻，均说明项针可以改善脑内及头皮的血液循环。

脑梗死所引起的吞咽及语言障碍除由于缺血等病变直接破坏神经功能单位所引起的以外，还与梗死灶周围的神经细胞功能受到抑制及其抑制作用的泛化有关。针刺可直接改善脑组织缺血、缺氧等病理状态，使可逆性神经细胞复活，纠正和解除抑制性泛化，并使被抑制的神经细胞觉醒。此外，针刺也可能加强了皮质功能区之间的协调和代偿，使脑梗死前处于"闲置"状态的脑组织功能代偿。针刺刺激项部腧穴，通过头部这一容积导体的作用，将刺激的电效应变为生物电效应传到大脑皮质，再通过大脑皮质区之间的联系纤维作用于相应区域，从而使受抑制的脑神经元的低氧超极化状态改善，使可逆神经细胞复活或休眠状态下的脑神经细胞觉醒，脑皮质功能区之间的联系、代偿功能得到加强，从而中枢神经系统传导过程得到改善，异常的诱发电位得以恢复，相应的临床症状亦好转。

总之，针刺治疗延髓麻痹的机制可能是多方面的，或者是这些诸多因素综合作用的结果。针刺对延髓麻痹病人的微循环、血液流变、脑血流动力等均有明显调节作用。可见针刺治疗延髓麻痹的机制是非特异性的、多元性的。其调和气血等作用，可在多系统、多脏器、多层次水平上发挥作用，对机体的多种生理功能都具有调节作用。

第二十四章
并发延髓麻痹的常见病病例介绍

第一节　急性感染性多发性神经根炎

马某，男，56岁，扎兰诺尔煤矿干部，2012年4月2日入院。

患者于2012年2月18日患感冒，1周后，渐渐声音嘶哑，进食困难，饮水返呛，张口、伸舌困难，当地医院给予鼻饲胃管进流食后，就诊于哈尔滨医科大学附属一院神经内科，经腰穿后诊断：急性感染性多发性神经根炎，脑神经型。经西药治疗40余天后，仍需鼻饲，转来我院治疗。

查体：双侧额纹、鼻唇沟消失，示齿、张口、噘嘴、伸舌不能，流涎，声音嘶哑，吞咽不能，咽反射双侧消失，体质消瘦。

诊断：急性感染性多发性神经根炎，脑神经型（周围性面瘫、真性延髓麻痹）。

治疗：

处方　双侧风池、供血、吞咽1、发音、地仓透颊车、翳风、牵正、阳白、夹承浆、外金津玉液，治呛、廉泉、舌中。

操作　风池、供血，留针30分钟。其间每10分钟捻针1次，每次1～2分钟。阳白、翳风、牵正、地仓透颊车、夹承浆，使用脉冲电针治疗仪，采用疏波，使面肌产生有节律的收缩，治疗30分钟。廉泉、外金津玉液、治呛、吞咽1、发音、舌中不留针，针进一定深度后行捻转手法，患者舌根部有胀、热感出针。

治疗3次后，可以缓慢少量饮水。6次后可以进流食，面部肌肉可以轻微抽动。12次后可以进半流食、面条等，口唇可以轻度噘起，舌可以轻度伸缩，流涎消失，发音不清晰，咽反射弱。继续治疗30余日，诸症消失，满意出院。

按语：急性感染性多发性神经根炎，又称格林–巴利综合征。本病是一种急性起病的周围神经及脑神经损害，伴以脑脊液中蛋白明显增加、细胞数正常为特征的综合征。病因一般认为与病毒感染或自身免疫有关。本病例为脑神经型，急性期宜中西医结合治疗，针灸药物结合治疗。四肢瘫者按中医痿证治疗。

第二节　腔隙性脑梗死（延髓为主）

董某，女，54岁，某市郊区农民，2013年10月19日入院。

患者1个月前开始嗜睡，渐渐声音嘶哑，饮水、进食呛咳，伸舌不全，流涎，左侧眼裂小，张口不全，右侧肢体轻度无力。经CT诊断：脑干腔隙性梗死。

查体：左侧眼裂小、瞳孔小，眼球略陷，左侧鼻唇沟略浅，张口无力，伸舌不能，软腭抬举左侧差，左咽反射弱，口腔内有少许残留食物。右上肢轻瘫试验阳性，霍夫曼反射阳性，梅尔反射弱，右下肢轻瘫试验阳性，膝腱反射活跃，巴宾斯基反射阳性。

诊断：腔隙性脑梗死（延髓为主）、真性延髓麻痹、霍纳征。

治疗：

处方1　供血、翳明、风池、左侧发音、吞咽1、吞咽2、治呛、廉泉、外金津玉液、舌中。

处方2　双侧头针运动区中下1/3。

操作　风池、翳明、供血、双侧头针运动区中下1/3，留针30分钟。其间每10分钟捻针1次，每次1~2分钟。廉泉、外金津玉液、治呛、吞咽1、吞咽2、发音、舌中不留针，针进一定深度后行捻转手法，患者舌根部有胀、热感出针。

经3次治疗，患者饮水、进食明显好转，流涎减轻。6次治疗后，吞咽困难消失，霍纳征（眼裂小、瞳孔小、眼球内陷）减轻，嗜睡也明显减轻，右上下肢轻瘫试验阴性。治疗1个月后仍有轻微霍纳征，余症均消失。自动要求出院。

按语：腔隙性脑梗死的部位不同，临床症状各异。本病例以延髓部位为主。因波及交感中枢神经纤维而有霍纳征，侵犯网状结构而有嗜睡，侵犯延髓而有真性延髓麻痹，侵犯下行皮质脊髓束而有对侧肢体轻瘫。

第三节　多发性脑梗死

孙某，男，53岁，司机，2013年9月3日就诊。

患者于2012年10月18日晨起自觉左侧肢体麻木，语言不利，流涎。经省商业职工医院诊断为脑梗死，静脉点滴脉通注射液1个月而愈。又于2013年8月6日出现右侧肢体无力，语言不清，流涎，且出现饮水咳呛，哭笑不止。经CT诊断为多发性脑梗死。先后经两家医院用西药治疗，同时3个针灸医师先后进行针刺治疗，均不见显效。

查体：意识清楚，语言含糊不清，情感难以自控，有时痴笑不止，饮水返呛，右下肢肌力4级，肌张力稍高，双膝腱反射活跃，巴宾斯基反射双侧阳性，掌颏反射双侧阳性，噘嘴反射阳性，下颌反射亢进。

诊断：多发性脑梗死、假性延髓麻痹。

治疗：

处方1　双风池、翳明、供血、吞咽1、外金津玉液，治呛、廉泉、舌中。

处方2　双侧头针运动区、情感区。

操作　治疗同前。

项针治疗1次后吞咽困难即感减轻，当即少量饮水未呛。3次后饮水、进流食返呛现象消失。只在饮水较急、较多时出现返呛。6次后吞咽返呛完全消失。经治月余，轻瘫痊愈，可以骑自行车。治疗2月余，痴笑症状也基本消失，回单位正常上班。

按语：由脑血管病造成皮质或皮质脑干束损伤产生的假性延髓麻痹，临床上十分多见，而项针治疗本病疗效十分满意。假性延髓麻痹的恢复比肢瘫、情感障碍恢复快。项针疗法已为假性延髓麻痹的治疗打开了一条通路。一般初学项针疗法者，即可以显效。

第四节　陈旧性脑梗死并发脑出血

刘某，男，48岁，黑龙江省宾县农民，2013年3月2日入院。

患者于2012年11月20日曾患脑梗死，左侧肢瘫，口角歪斜，语言欠流利，经治疗2个月而愈。昨日因生气后，头痛，呕吐，右侧肢瘫，小便失禁而入院。经CT诊断：右侧脑梗死，左侧内囊出血。

查体：意识呈嗜睡状态，血压180/100mmHg，唤醒后不能回答问题，饮水即呛，软腭运动不良，咽反射消失。掌颏反射左侧阳性、右侧强阳性，噘嘴反射阳性，下颌反射亢进，右罗索里莫反射阳性，右桡骨膜反射、膝腱反射活跃，右巴宾斯基反射阳性。右上下肢肌力0级、肌张力低下，项强，克尼格征阳性，右梅尔反射、桡骨膜反射、膝腱反射消失，病理反射未引出。

诊断：高血压性脑出血、陈旧性脑梗死、假性延髓麻痹、中枢性尿失禁。

治疗：中西药物常规治疗，患者半仰卧位，进行项针治疗。

处方1　天井、手三里、外关、合谷、髀关、阳陵泉、悬钟、双侧头针足运感区、双会阳、双肾俞。

处方2　吞咽1、治呛、廉泉、外金津玉液、舌中。

操作　处方1，用脉冲电针治疗仪，取疏波，通电后以偏瘫肢体肌肉出现节律性收缩为度。处方2同前。

治疗1次后患者即可少量饮水。当日针第二次后，即可少量进流食，并吃了两个水饺，因而未下鼻饲胃管。经3日治疗6次后，饮水返呛、进食困难消失，每日可正常进半流饮食。6日后可进成形固体食物。

经治疗6周后，右上肢肌力Ⅲ级，右下肢肌力Ⅳ级，扶持可以行走。小便可以控制，只是次数略多。患者要求出院。

按语：脑血管多次病变造成的假性延髓麻痹，滴水不进，在医疗条件差的县、乡镇医院被视为不治之症。笔者曾治疗9例均在3日之内可进半流食。以后渐渐撤掉胃管，停止补液而能正常进食。

第五节　脑出血术后

周某，女，53岁，黑龙江省物资局干部，2014年2月8日就诊。

患者既往有高血压病史，3个月前因过度紧张而突然头痛、呕吐、跌倒，渐渐进入昏迷状态。经省医院神经外科诊断为脑出血，属内囊外侧型。进行开颅手术，结扎血管，清除血肿。术后下鼻饲胃管，静脉补液，维持体液平衡，补充新陈代谢的生理需要，3日后意识渐渐清醒。3月余仍不能自行饮水进食，右侧上下肢瘫，言语不能，伴强哭，单位特派人来要求会诊。

查体：意识清楚，面色虚黄，右侧鼻唇沟略浅，右上肢肌力0级，右下肢肌力Ⅱ级，肌张力均低下，右梅尔反射消失，桡骨膜反射消失，右膝腱反射减弱，右巴宾斯基反射阳性，右半身痛觉减退。患者听不懂语言，亦不能说话。软腭运动不能，咽反射消失。掌颏反射右侧强阳性，左侧阴性，噘嘴反射阳性，仰头反射阳性，下颌反射亢进。

诊断：高血压性脑出血术后（左侧）、混合性失语、假性延髓麻痹。

治疗：在省医院继续常规西药治疗，下鼻饲胃管补充营养。每日进行项针治疗延髓麻痹1次。

处方1　双风池、翳明、供血、吞咽1、外金津玉液，廉泉、治呛、发音、舌中。

处方2　右侧头针运动区、语言一区、语言三区（左侧术后颅骨摘除不能行针）、双侧情感区。

操作　风池、翳明、供血、右侧头针运动区、语言一区、语言三区（左侧术后颅骨摘除不能行针）、双侧情感区，留针30分钟，其间每10分钟捻针1次，每次1~2分钟。廉泉、外金津玉液、治呛、吞咽1、发音、舌中不留针，针进一定深度后行捻转手法，患者舌根部有胀、热感时出针。

治疗3次后取出胃管，可以缓慢饮水及混合奶，稍有呛咳。继续治疗8次后呛咳基本消失。其他病症由省医院继续治疗。

按语：脑出血术后，患者生命得救了，但假性延髓麻痹所致的吞咽困难，中西药物均无效，项针疗法在此显示出特有的疗效。

第六节　进行性延髓麻痹

丛某，男，54岁，农场干部，2014年11月2日就诊。

6个月前开始言语不利，舌肌颤动，渐渐声音嘶哑，吞咽时有呛咳，在当地诊断不明。来哈尔滨经3家省级医院均诊断为运动神经元病，进行性延髓麻痹。但无治疗方法，请中医诊治。经3个月的针灸、中药治疗，病情仍未取得进展，后经病友介绍来我院治疗。

高维滨针刺十绝

查体：双侧鼻唇沟浅，示齿、张口差，舌只能在牙齿内，伸不出，舌肌束颤、萎缩，流涎，发音嘶哑，言语不清，吞咽时有呛咳，咽反射弱，咀嚼无力，食物反流。

诊断：运动神经元病，进行性延髓麻痹。

治疗：

处方　风池、翳明、供血、治呛、吞咽1、吞咽2、发音、廉泉、治反流、外金津玉液、地仓、颊车、下关。

操作　风池、翳明、供血、地仓、颊车、下关、吞咽2均留针30分钟，其间捻针3次，每次1~2分钟。吞咽1、发音、廉泉、治呛、治反流、外金津玉液，捻针1分钟后出针。使舌根部有胀、麻、热感，一般应进针1.5~2.0寸。每日1~2次。

经1周治疗后，流涎减少，言语较以前清楚，舌可以伸至口唇，吞咽时呛咳减少。治疗3周后，症状明显减轻。

按语：我们体会此病中西医都认为病因不明，是无法治疗的疾病，采用中医针刺治疗可以明显缓解症状，但停针后病情又会进展。

第七节　进行性核上性麻痹

高某，男，58岁，哈尔滨市人大干部，2012年3月2日就诊。

2年前开始视力减退，言语不流利，头向左斜，经市一院诊断为脑动脉硬化，治疗无效，以后走路不稳，智力减退，流涎，不注重衣着整洁。渐渐又出现两眼活动不灵，向前下凝视，发音不清，饮水返呛，进食呛咳，头颈部肌张力高。赴京经协和医院和宣武医院均诊断为进行性核上性麻痹（项部张力障碍性痴呆综合征、垂直凝视和假性髓麻痹综合征）。经西药治疗无效，转中医治疗也无效。近日看报纸报道项针治疗延髓麻痹后，特来求诊。

查体：主要体征同上。患者需两人扶持走路，向左斜颈，发音不清，流涎，软腭抬举不良，咽反射弱，双上肢肌张力增高，桡骨膜反射双侧活跃，膝腱反射双侧活跃，巴宾斯基反射双侧阳性，罗索里莫反射双侧阳性。

诊断：进行性核上性麻痹。

治疗：

处方1　双风池、翳明、供血、吞咽1、治呛、发音、外金津玉液，廉泉、舌中。

处方2 双侧头针舞蹈震颤区、运动区。

操作 同前。

经治疗5次后，饮水返呛、进食呛咳明显好转，情绪比以前稳定，走路也较前平稳，经15次治疗后吞咽困难消失，语言较清楚，斜颈有缓解，经30次治疗后病情基本稳定。

第八节 小脑后下动脉梗死

王某，男，53岁，交通局干部，2014年6月14日入院。

患者于2014年6月5日晨起自觉头晕，视物旋转，闭目消失，随即出现呕吐，经市一院做CT诊断为小脑梗死。经住院静脉点滴脉通、维脑路通注射液不见好转，因吞咽困难而一直下鼻饲胃管。6月14日转来我院治疗。

查体：意识清楚，搀扶可以端坐椅子上，但不能下地行走。声音嘶哑，呃逆频作，右侧软腭、咽肌麻痹，咽反射消失。左面部痛觉、右侧肢体痛觉减退。右指鼻试验、跟膝胫试验阳性，左侧桡骨膜反射、膝腱反射活跃，右侧巴宾斯基反射阳性。

诊断：左小脑后下动脉梗死。

治疗：中西药物常规治疗，静脉输液，下鼻饲胃管。

处方 双侧风池、供血，治呛，右侧提咽、吞咽2、吞咽1、发音、治反流，头针小脑平衡区、晕听区。

操作 针刺平衡区、晕听区后，当即可以下地走路，但步态呈醉汉步态。项针治疗3日后，取出胃管，病人即能缓慢少量进食。6次后可自然进半流食，行走呈轻度醉汉步态。继续治疗20次后，吞咽困难消失，挂棍可以缓慢行走。

按语：小脑后下动脉是椎动脉最大的分支。其血液供应延髓背外侧和小脑底面后部。缺血后损伤延髓疑核、前庭神经核、绳状体和脊髓小脑后束及小脑，所以产生真性延髓麻痹和小脑体征。

项针疗法可以改善椎动脉及小脑后下动脉血液循环，兴奋已麻痹的神经，使其功能得到恢复或改善。

第九节　重症肌无力

郝某，女，48岁，江苏省南京市人，2014年8月5日就诊。

患者自2月5日开始出现谈话时间较长，则声音嘶哑，发音不清，带鼻音。以后进食中逐渐不能顺利吞咽，说话发音不清，声音低弱。经南京某医院进行新斯的明试验阳性，诊断为重症肌无力。用溴吡斯的明、地塞米松治疗2个月无显效，转合肥市医院治疗也无效，后经人介绍来我院治疗。

查体：眼裂对称，眼球活动自如，瞳孔对光反射存在，额纹对称，睫毛征阴性，鼻唇沟对称，示齿正常。软腭抬举差，伸舌居中，无肌萎缩、肌纤颤。咽反射弱，吐字不清。新斯的明试验阳性。

诊断：重症肌无力，咽喉型。

治疗：

处方　双风池、供血、吞咽1、吞咽2、发音、外金津玉液，廉泉、舌中。

操作　双风池、供血、翳明穴留针30分钟，每间歇10分钟行针1次，每次1~2分钟。廉泉、外金津玉液、发音、吞咽、舌中穴进针后行捻转手法，局部产生热、胀感后即出针。

治疗1次，当即声音较前声大，吐字较清楚。治疗6次后吞咽食物顺利，声音清晰，患者自觉症状消失，巩固治疗10次后出院。

按语：重症肌无力是一种神经肌肉接头传递功能障碍的慢性病。主要特征为受累横纹肌易于疲劳，经休息或给予抗胆碱酯酶药物后可有一定程度的恢复。针刺治疗即刻效应显著，配合中药有良效。

第十节　多发性硬化

周某，女，33岁，鹤岗煤矿家属，2012年3月28日入院。

患者2年前曾因走路不稳，双眼睑轻度下垂，言语呈鼻音，饮水返呛，经哈医大一院诊断为多发性硬化，用西药激素治疗1月余，好转出院。近日症状复发而来我院求治。

查体：意识清楚，言语不清，有鼻音，双眼睑轻度下垂，眼球呈水平性眼震，视物发花，软腭活动弱，咽反射减弱。左指鼻试验阳性，左跟膝胫试验阳性，双下肢轻瘫试验阳性，双膝腱反射活跃，巴宾斯基反射左侧阳性，右侧强阳性，掌颏反射双侧阳性，噘嘴反射阳性，下颌反射亢进。

诊断：多发性硬化、假性延髓麻痹。

治疗：

处方1　双风池、翳明、供血，吞咽1、吞咽2、发音，治呛、廉泉、外金津玉液、舌中。

处方2　双侧头针运动区、小脑平衡区。

操作　同前。

治疗3次后，吞咽困难消失。10次后双眼睑下垂、眼震均减轻。语言鼻音明显减轻。视物较以前清晰，软腭活动、咽反射正常。左指鼻试验、跟膝胫试验弱阳性，双膝腱反射稍活跃，噘嘴反射弱阳性，掌颏反射双侧阳性，下颌反射阳性。继续治疗1月余，症状进一步好转，患者要求出院。

按语：

1. 多发性硬化是以中枢神经系统的多发病灶和缓解、复发交替为特征的脱髓鞘病变。

2. 本病病因一般认为是在环境和遗传的影响下，自身免疫障碍而发病。病毒感染在发病过程中可能起一定作用。本病在我国有增多趋势。

3. 西医多用免疫抑制或免疫调节药物治疗。针刺的疗效是肯定的，其机理尚待探讨。笔者已治愈此病5例，显效2例。

第十一节　慢性多发性硬化

张某，女，36岁，服务员，2013年5月6日入院。

患者8年前做饭时，自觉左脚麻木无力而上床休息，渐渐由脚及腿，左下肢及右下肢也麻木无力。小便频数，经常控制不住。走路需搀扶，吞咽困难，饮水返呛，言语顿挫。省市大医院均诊断为多发性硬化。治疗3月余稍缓解，次年又加重而到北京宣武医院就诊，也诊断为多发性硬化，治疗1个月后稍缓解而出院。以后一直无明显好转，常因吞咽困难、尿床而陷入苦恼中，近日慕名而来求治。

查体：患者体胖面白，表情苦闷，语言讷吃，易哭，软腭运动弱，咽反射弱，双上肢肌力Ⅳ级、肌张力稍高，双下肢肌力Ⅳ级、肌张力稍高，四肢腱反射活跃。罗索里莫反射双侧阳性，巴宾斯基反射双侧阳性，双侧指鼻试验、跟膝胫试验差，掌颏反射双侧阳性，噘嘴反射阳性，下颌反射亢进。

诊断：慢性多发性硬化、假性延髓麻痹、中枢性尿失禁。

治疗：

处方1　双风池、翳明、供血、外金津玉液、吞咽1、肾俞、会阳，廉泉、舌中、治呛。

处方2　双侧头针运动区、小脑平衡区、足运感区。

操作　同前。

治疗1周后，吞咽困难消失。2周后小便白天完全可以控制，下地走路较前有力。治疗2个月后，夜间尿床基本消失，走路仍双腿发硬，但可以缓慢行走。患者及家属非常满意，认为8年来从未有过这种好转状态。

按语：本病病程长，症状复杂，针刺治疗获得显效足以证明针刺确有扶正固本（调整机体免疫力）作用。因此，病情有了根本好转。

第十二节　鼻咽癌放疗后脑软化

邹某，男，47岁，牙克石林业工人，2014年6月3日入院。

患者1年前患鼻咽癌，经省肿瘤医院放疗、化疗后，癌肿消失，但渐渐出现眩晕、声音嘶哑、饮水返呛、走路不稳等症状。脑部CT见双侧大脑颞部低密度区。先后经哈医大一院、省康复医院用西药治疗无效，后来我院求治。

查体：站立不稳，走路左右摇晃，语言含糊，但可听清内容。言语中有顿挫且有唾液喷出。左侧鼻唇沟略浅，软腭抬举差，咽反射减弱，掌颏反射双侧强阳性，噘嘴反射阳性，下颌反射亢进，指鼻试验、跟膝胫试验阴性。

诊断：鼻咽癌放疗后脑软化、假性延髓麻痹。

治疗：

处方1　双风池、翳明、供血、外金津玉液，廉泉、舌中、治呛。

处方2　双侧头针晕听区、运动区下2/5。

操作　同前。

进行2次项针治疗后，即感吞咽困难明显好转，可以少量缓慢饮水未呛。

经3天6次治疗后，吞咽困难完全消失，语言较前流利，喷唾液现象消失，眩晕症状明显好转，可以自己缓慢走路。继续治疗46天，语言尚欠流利，走路缓慢，其余症状基本治愈，自行出院。

按语：针刺治疗放疗后脑软化获得显效甚至痊愈，说明项针疗法可以改善脑的血液循环，同时说明脑组织有再生能力或代偿能力。

第十三节　急性一氧化碳中毒

韩某，女，65岁，家庭主妇，2013年12月7日就诊。

患者夜间煤气（CO）中毒后昏迷。次日被家人救起，急送市一院高压氧舱治疗。清醒1周后渐渐出现发音含糊，饮水呛咳，进食困难。静脉点滴，下鼻饲胃管已2周。

查体：表情呆板，面容消瘦，面色灰暗，眼球活动尚好，伸舌不全、缓慢，软腭抬举差，咽反射减弱，掌颏反射双侧阳性，噘嘴反射阳性，下颌反射亢进。

诊断：急性一氧化碳中毒、假性延髓麻痹。

治疗：

处方1　双风池、供血、翳明、外金津玉液，廉泉、舌中、治呛。

处方2　双侧头针运动区、情感区。

操作　同前。

经治疗6次后发音含糊、饮水呛咳明显好转，拔出鼻饲胃管后可以缓慢进半流食。继续治疗10次后，吞咽困难完全消失，语言尚有不清，表情呆板也明显好转。治疗1个月后，诸症消失，痊愈出院。

第十四节　脊柱相关性吞咽困难

倪某，女，51岁，2013年10月12日就诊。

近1个月来，经常进食饮水时呛咳。1年前，曾患过声音嘶哑，经检查未见脑部疾病，按构音障碍治疗后好转。近2年来颈部疼痛，经常有落枕的感觉。

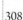

高维滨针刺十绝

查体：BP110/70mmHg，心电图检查正常，头部CT检查未见异常，五官科检查未见异常。

放射线检查：颈椎序列良好，颈3、4、5、6椎体前缘增生，脊髓囊受压变形，脊髓略受压，信号无异常。

诊断：脊柱相关性吞咽困难。

治疗：夹脊电针疗法。

处方　颈3、4、5夹脊。

操作　将3对导线正负极左右交叉连接3对夹脊穴，选用疏波，使颈部肌肉跳动，电流量以患者能耐受为度，每次30分钟，每日1次，6次后休息1日，经治疗1次，当即饮水呛咳减轻，经治疗1周后，病症消失。

按语：

1. 近年来脊柱疾病引发的脏腑器官疾病逐步被人们所认识。笔者曾治疗此类病例3例，疗效均显著。

2. 颈椎的前方是咽和食道，两者紧贴。食道起始处平对第6颈椎，由于负重大，活动多，在7个颈椎中第6颈椎最易退变老化，发生骨质增生。一般来说，颈椎后部的骨质增生因邻近脊髓、神经和血管，可引起手臂无力、疼痛、麻木和头昏、眼花、耳鸣等症状，而椎体前方增生的骨赘对食道不会引起明显症状。但是，如果椎体骨质增生速度过快，骨赘过大，前方组织便难以很快适应；而第6颈椎前方一段食道比较狭窄，受到压迫，诱发周围炎症、水肿，便会加重狭窄，出现吞咽困难症状。吞咽困难与颈部体位有一定关系。抬头时，颈椎处于伸直位，食道拉紧，骨赘顶住它的后壁，症状加重。此外，还可伴有恶心呕吐、声音嘶哑、头后仰时呼吸困难等症状。有时可能伴有脊髓、神经根及椎动脉受压症状。

第十五节　功能性吞咽障碍

华某，女，32岁，吉林市干部，2012年4月20日就诊。

患者1年来进食中常常出现呛咳，严重时呛得满面通红，并有短暂的意识不清，3~5分钟后恢复，因而每次进食时非常紧张。经白求恩医科大学、沈阳医学院附属医院检查未见器质性病变，无相应治疗方法。其爱人从报上看到报道后，陪同其来哈尔滨求余诊治。

查体：体态自如，表情自然，五官端正，语言正常，软腭抬举正常，咽反射存在，四肢腱反射对称，病理反射未引出。

诊断：功能性吞咽障碍。

治疗：

处方　双侧翳明、风池、供血、外金津玉液，廉泉、舌中、治呛。

操作　同前。

经1次治疗后，自觉咽喉部非常舒服，当日午餐、晚餐、次日早餐均进食吞咽非常顺利。经4次治疗均未发生呛水呛食现象，患者满意，回吉林上班。

第十六节　家族性遗传性吞咽障碍

王某，女，65岁，退休女工，2011年10月20日就诊。

患者自55岁左右开始出现饮水呛咳，以后逐渐加重，进食稀粥也呛咳，咽喉部有噎塞感。近2年来每次进食都呛咳，每次进食需30分钟以上。

其母在55岁左右时也患有同样疾患，现在其2个姐姐、1个哥哥均在55～56岁开始患有同样疾病。

查体：面容消瘦，伸舌居中灵活，软腭抬举正常，咽反射减弱，余无著征。

诊断：家族性遗传性吞咽障碍。

治疗：

处方　双风池、供血、翳明、吞咽1、治反流，治呛、廉泉。

操作　同前。

经1次治疗后，当即饮水4口未呛，回家后进食也未出现呛咳，连续治疗1周后，停针观察，未见复发。

第十七节　睡眠中呛咳

于某，男，53岁，2012年11月18日就诊。

3年来，经常在入睡10分钟左右出现呛咳、呼吸困难而惊醒，当时心慌，气喘。一般仰卧位时易犯，有时白天打盹时也可以出现呛咳而惊醒。晚饭进食较多，过度劳累后，晚间也易犯病。开始患病时，10余天发作1次，近半年来经常发作。

查体：BP120/80mmHg，心电图检查正常，五官科检查无异常。

诊断：睡眠相关性吞咽障碍。

治疗：

处方1　双风池、翳明、供血、外金津玉液，廉泉、治呛。

处方2　双侧运动区。

操作　同前。

经治疗1次，当晚稍有呛咳即醒，没有引起明显发作，继续治疗，从第2日起连续6日未发作。停针观察未再发作。

第二十五章
延髓麻痹患者的护理与康复

延髓麻痹患者的康复与护理是关系到患者预后的重要环节，需长期认真地进行。

一、吞咽吸入的防止

卒中患者白天尽可能抬高床头30°，进食时则为90°。鼓励患者经常咳嗽与深呼吸。饮水不要用吸管。在为病人喂食或进液时，要注意观察，一旦疑有吸入，即应用床边吸引器将口内与咽部食物吸出。

二、治疗性进食

在考虑治疗性进食时，应明确治疗对象的病因、吞咽障碍的程度和意识清醒水平，以确定是否适宜进行治疗性进食。当病人具有张口、吸吮、咀嚼能力，能够随意始发吞咽动作时，一般是吞咽障碍的治疗适应证。随意吞咽较差，但易兴奋的病人也是治疗的适应证。但吞咽启动延迟、兴奋性降低、随意吞咽能力降低的病人，治疗效果一般不理想，而且有较大的误吸危险。一些病人的健康状况良好，训练时不易出现误吸，可以耐受。有慢性呼吸系统疾病、肺炎或健康状况不佳的病人则不能耐受。同时要注意病人的清醒状态，理想的病人是意识清楚，至少表现出中度的注意力，对环境能够理解，对听觉、视觉刺激和简单指令可做出正确反应。

（一）体位

进食时的体位是气道保护最重要的因素之一。

1. 采用仰卧位，颈部前屈，稍向前倾约30°（图25-1），咽门变窄，气管在上，食管在下，使食物容易进入食道。也有学者认为这一体位可使会厌部分关闭气道。更重要的是由于重力作用，使食团保持在口中部和前部，防止在吞咽启动前滑入咽腔。如果病人吞咽延迟，头前倾，可使口腔容积扩大，保持食团于口内，等待延迟的吞咽反射的触发。如果颈部伸展时咽部和气管成直线，呼吸道张开，容易引起误咽（图25-2）。而颈部前屈时咽部和气管间有一定角度，不易误咽。此外，前颈肌肉放松有助于吞咽。

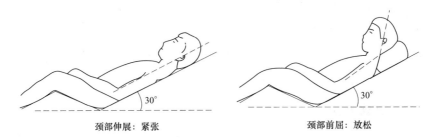

颈部伸展：紧张　　　　　　　　　　　颈部前屈：放松

图25-1　30° 仰卧位头部前倾姿势

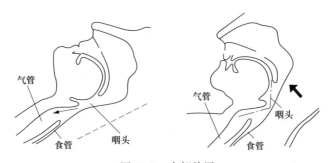

图25-2　头部前屈

2. 如果舌功能障碍，头后仰，可促进舌的传送。

3. 一侧咽麻痹，头转向患侧，可关闭患侧梨状隐窝，将食团运送到健侧咽。

4. 健康一侧在下、麻痹一侧在上的半仰卧位，在重力作用下食物落至运动正常的健康一侧，使吞咽顺畅。

5. 如果一侧舌麻痹、咽麻痹，头倾向健侧，使食物位于健侧口腔。

（二）食物的选择

过黏的食物易粘在后咽部，易掉渣的食物易引起呛咳，流食、液体因其不易控制而自行流动，易引起呛咳，最忌用液体和固体食物一同吞下而噎塞。一般以能形成食团者为好。作为适宜吞咽障碍者的食物，首要条件是易于口腔内移送和吞咽，不易误咽。其特征如下：

1. 柔软，密度及性状均一，有适当黏度，不易松散，通过口腔和咽部时容易变形，不易粘在黏膜上，选择满足以上条件的材料烹调加工，烹调时用粟粉、淀粉等适当勾芡，使食物容易形成食块。

2. 危险、难以吞咽的食物：干硬、难嚼或容易粘在黏膜上的食物，难以形成食块，不易移送，难以吞食。太滑溜的食物有窒息危险。不同性状混合的食物不仅难以形成食块，液体部分还会先流入咽部，极易导致误咽的危险。

3. 食物形态调整办法：对于轻度障碍，只要对普通食谱稍做调整就能使食物容易摄取。固体食物用榨汁机、擦板等加工，做成柔软、易嚼、易移送的食物。食物太干时，可加汤汁或勾芡。即使轻度障碍患者，水过多也容易引起噎呛或误咽，可用勾芡的办法来解决这一问题。

（三）进食方法

开始时，应食用容易吞咽的食物（如菜泥、蛋羹等），这些食物易于口内控制。病人将注意力全部集中于吞咽，而不是咀嚼或吸吮。当治疗师怀疑吞咽的协调性时，可使用冰条。如果出现误吸，病人一般能够耐受少量水。使用常用的金属勺给病人进食，每次进食为1/2勺。在给予食物时，应注意执行下列步骤，以刺激反射性吞咽（如果病人能够随意启动吞咽，下列前3项则不必做）。

1. 让病人注视，闻食物，刺激大脑高级中枢，让病人想着"吞咽"，想着食物放入口中发生的一系列动作。目的是使病人想吞咽。

2. 将勺子置于舌的中后部，要求病人把勺子推出。这需要舌骨肌的参与，在咽部吞咽时，舌骨肌首先被激活。

3. 将勺把抬起，把食物倒在舌上时，向下推，稍向后，抵抗舌的伸出（给予的阻力应与伸出的力量相同）。

4. 如果两三秒后没有激发起吞咽反射，可把勺子向外移，唇闭合把食物从勺子里耙出来。这时鼓励病人把注意力集中在食团的位置，把食团向后送，处于吞咽准备位置。

5. 给病人充分的时间（30~60分钟）处理食团。食团可刺激唾液的分泌和感受器，有助于启动吞咽。这时发生下列其中一种情况：①吞咽成功；②食物从口中流出；③呛咳。如果吞咽成功或食物从口中流出，可重复上述步骤，如果出现呛咳，气道保护尚好，可再次尝试。也可过一段时间再进行尝试。根据具体情况作出判断。成功的吞咽是口腔进食最基本的条件，没有一致的可靠的吞咽动作，病人便不能掌握更复杂的进食技巧。

（四）咀嚼

人类的咀嚼是唇、颌、面颊、舌复杂的肌肉协同运动。在食物搅拌的同时，伴有唾液的分泌。这些液体增加了口腔控制困难。即使病人有咀嚼力量，并不意味着可食需咀嚼的食物。如果一侧咀嚼明显无力，应使用健侧。治疗师把咀嚼的食物用压舌板或手指置于下磨牙上。对于脑性瘫痪的病人，进食增加了舌的一侧运动，从而减少了舌外伸，促进了咀嚼。

观察口中食物是否保持在恰当位置，汁液和增多的唾液是如何处理的。当食物已被咀嚼，将注意力由"咀嚼"转向"吞咽"。在病人操纵食团于吞咽位置时，某些咀嚼动作仍在继续。某些情况下，在注意力主动转移之前，吞咽会自动发生。直到咀嚼和吞咽完成后（触摸到喉上抬动作），才能再给少量食物。如果病人能够咀嚼一定质地的食物，则鼓励其咬食物，并将食物由切牙传送到磨牙。逐渐增加需要的食物，强调无力肌群的参与。

（五）饮水

控制和吞咽液体是吞咽障碍最突出的问题。液体易在吞咽开始前从口内流出或进入咽和气道。在某些情况下，即使病人表现出恰当的口腔控制，但在咽腔吞咽时，气道保护功能障碍限制了水的摄入。在饮水治疗时，用1～2ml水，如果在正确体位时，液体不断从口中流出，头可抬至水平位，防止头向后仰。试用茶杯时，要把水倒满。如果水不足半杯，病人就会头向后仰饮水。这种姿势增加了误吸的危险。将茶杯的边缘靠近病人的下唇，避免将水倒入口中，鼓励病人饮一小口水。如果饮小口水不可能，可将少量水沿着下齿前部倒入口腔。使用吸管需要口面肌群的适当功能，以及在口中产生不同的压力。开始时，使用短粗吸管，病人较易控制。开始阶段应饮少量水。牛奶和奶制品易与黏膜分泌物粘着，形成黏液。在正常情况下，一顿饭中要吃各种食物，可防止黏液的堆积。对于吞咽障碍的病人，避免单独食用奶制品。

三、呛咳的处理

呛咳是吞咽障碍的最基本特征。出现呛咳时，病人应腰、颈弯曲，身体前倾，下颌抵向前胸。当咳嗽清洁气道时，这种体位可防止残渣再次侵入气道。如果食物残渣卡在喉部，危及呼吸，病人应再次弯腰低头。治疗师在肩胛骨之间快速连续拍击，使残渣移出。还可采取Heimlich操作法（站在病人背后，将手臂绕过胸廓下，双手指交叉，对横膈施加一个向上猛拉的力量），由此产生的一股气流经过会厌，可"吹"出阻塞物。

治疗师根据病人吞咽功能的改善，规律性地增加食量，并记录病人每次摄食量，进食所用时间，咳嗽、喷食和其他症状。逐步增加进食种类，如泥状食物，不同温度、不同品味的液体。如果病人对这些治疗都能耐受，可以进软食，如面包、质地较软的蔬菜，同时注意观察病人情况。在决定拔出鼻饲管前，应咨询营养师，保证恰当的营养。

四、咽部残留食块去除法

吞咽运动无力时，食块常常不能一次吞下，残留在口腔和咽部。吞咽后能听到咕噜咕噜的声音，出声有湿性嘶哑时，可怀疑有食块、唾液、痰残留在咽部。有时患者自己会叙述残留感，但有时因感觉低下等原因，患者往往自我感觉不到。

这种情况下可以用以下方法去除残留物，在此之前，最好先用造影检查，确认哪种方法有效，并事先练习。

1. **空吞咽、数次吞咽** "空吞咽"指口中无食物时吞咽唾液；"数次吞咽"指吞入食物后多次进行"空吞咽"，通过"数次吞咽"去除咽部、食管的残留物。

2. **交替吞咽** 让患者交替吞咽固体食物和流食。在极少量水（1或2ml）或茶水的刺激下能引发吞咽。

3. **点头式吞咽** 颈部后屈时会厌谷变窄，可挤出残留物，接着，向反方向边做点头动作、边吞咽，可去除残留物。

4. **侧方吞咽** 转动或倾斜颈部，会使同侧的梨状隐窝变窄，挤出残留物。同时，另一侧的梨状隐窝变浅，咽部产生高效的蠕动式运动，可去除残留物（图25-3）。

五、环咽肌失弛缓症的训练

1. **颈部前突法** 即稍稍抬高下巴、颈部前突进行吞咽的方法。此时，梨状隐窝和食管入口处自动扩张，对环咽肌失弛缓症的患者有效。此法亦可用于环咽肌切断术后的患者。

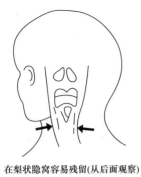

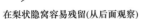

在梨状隐窝容易残留(从后面观察)

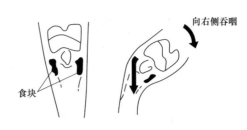

向右侧吞咽

食块

向右侧吞咽，左侧梨状隐窝内食物易去除。
去除对侧残留物方法相同

图25-3　侧方吞咽

2. 一侧吞咽法　即咽部一侧有麻痹，难以扩张，食物通过障碍时使用的方法。在患者偏瘫侧，肩部以枕垫高、颈部朝向同侧吞咽时，麻痹一侧的咽部变窄，相反，正常一侧的咽部扩张，食物容易通过正常一侧。

六、鼻饲

在脑卒中病人有球麻痹时，病人经试验性进食仍不能维持病人所需热量和水量时应用。鼻饲通常为由鼻饲管内注入少量液状物，完毕后将头抬高30°，保持2小时，在每次注入食物时要确定管在胃内，以免发生吸入。拔管时要先打点气，以免将管头食渣于抽出时落入气管。

鼻饲膳食可选用下列方案：

方案1：

（1）混合奶：鲜奶500ml，蛋黄1个，白糖15g，植物油12g，盐1g。大约1ml产生1kcal热量。

（2）混合粉：面粉50g，豆粉5g，食油5g，合之炒黄，如有腹泻，可炒焦，有收敛作用。大约每1g产生5kcal热量。

（3）米汤：大米或小米煮汤。

（4）菜汤：各种蔬菜切碎，加盐适量煮汤。

如患者体重60kg，每日补2000kcal热量。混合奶300ml，米汤50ml，菜汤50ml，混合粉20g。合之可产生热量400kcal，每日5次，可补充患者每日所需热量。

方案2：鸡蛋4个，奶粉100g，砂糖200g，鲜牛奶加至1000ml。调成流质，适量加盐煮沸后用等量米汤稀释。这种流食每1000ml含热量2200kcal。可满足一般病人的1日需要量，如再加入多种维生素，可长期服用，不会发生营养障碍。

方案3：卧床病人口服膳食：大米粥每100g产生353kcal热量，鸡蛋每100g产生180kcal热量。可满足一般病人的1日需要量，如再加入多种维生素，可长期服用，不会发生营养障碍。

食物中适量加盐，如腹泻、消化不良可用米汤代肉汤。总入量配成800～1200ml，分4次给予。中间给予水、果汁，液体总量在2500～3000ml，有发热应增加水量。

表25-1　常用食物热量表

食物	热量
稻米100g	353kcal
谷米100g	359kcal
面粉100g	352kcal
猪肉（肥瘦）100g	580kcal
牛肉100g	172kcal
鸡肉100g	110kcal
鸡蛋100g	180kcal
鲤鱼100g	115kcal
牛奶100g	70kcal
奶粉100g	522kcal
苹果100g	58kcal
橘子100g	56kcal
白糖100g	397kcal
植物油100g	900kcal

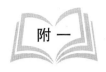

我的中医临床科研之路

　　介绍一下我学习中医与临床科研的经历，以帮助初学中医者对于中医的认识能尽快地从必然王国走入自由王国。

　　在校 5 年的时间里我粗略地学习了中医基础课、四大经典和临床各科课程，同时也粗浅地学习了西医学的基础课和临床课，在头脑中初步地形成了两套医学理论框架。经过 1 年实习，学会了常见病的中医、西医诊疗常规，但对于两种医学之间的联系、各自的特色优势在头脑中不清楚。采用中医方法看病基本上是按书本上的方法进行辨证论治，用西医方法看病基本上也是按书本上的方法，简单地诊断用药。

　　在临床实习中有很多事情对我很有启发，对我以后的学习方法和方向起到了启迪作用。如跟随卢老师看了一位尿频、尿急、尿痛的女患者，卢老师开了银翘散，当时我想她并没有卫分证，怎么能按温病卫分证进行治疗呢？3 天后，患者复诊，症状明显好转，卢老师讲解清热解毒药可以杀细菌，尿道细菌少了，所以病情好转了，这件事使我明白了按西医辨病使用中药治疗也是可以的，疗效也很好；跟随韩老师诊治女性附件炎，他运用少腹逐瘀汤加清热解毒药，既活血散瘀治炎性肿块，又解毒消炎治病因；跟随于老师实习用血府逐瘀汤治风心病心悸、气短有良效，明白了行气活血药有增强心肌收缩力、改善心功能的作用；跟随郑老师学习治疗肝硬化，使用丹参活血软坚，可以改善门静脉高压，缓解肝淤血，缩小肿大的肝脾，用牡蛎软坚散结是因为牡蛎可以防止肝脾纤维化；跟随常老师实习明白了补阳还五汤活血化瘀是因为可以扩张血管，改善脑血液循环，增加脑血流量而治疗中风。上述治疗给我的启发是，临床上很多名老中医都在用西医学理论诊断疾病，然后根据疾病的病因病理，依据中药药性和药理作用，运用中药进行治疗，而且疗效很好。而中药治疗疾病的机理也是可以用西医学理论、现代语言来阐述的，可以使患者更好地接受治疗。这些使我对中医药诊疗疾病的机制有了进一步的认识，然而这些认识还很肤浅，仅仅是开始，但在头脑中却有了一个想法——中医治疗疾病的机制会逐渐地用现代科技理论来阐述清楚的，中医治疗疾病是大有研究之处的，深入的研究后可能会出成果。我觉得用现代语言来表述中医治病的方法及机制是中医发展的方向，我们应当逐渐学会。

1970年毕业后，我被分配到龙江电工厂职工医院工作。开始上班时主要是在中医科门诊工作，基本上是根据患者主诉的症状进行辨证，按书本上的证型选方用药。患者也不少，整天处于茫然状态，当时的想法是只要辨出证、用上药就会有疗效，可事实并不是那么回事，很多患者说没有疗效。书本上的知识，当自己亲自去应用时，却不那么好使，这是什么原因呢？是中药不好使？还是病没诊断明白？心里挺不是滋味。轮到值急诊班时要运用西医方法诊治疾病，也只能是在常见病上进行简单的诊治，因为对于西医学的诊断方法，本人还很不熟练。2年后我进入内科病房工作，主要是用西医学的诊治方法治疗疾病，同时也运用中药治疗部分西药疗效不显著的疾病。经过1年的时间，使我对西医学的诊断及治疗方法有了进一步认识，觉得西医学的诊断是比较明确的，可以明确疾病的病因、病理、预后等，必须要学好西医学的诊断方法，为中医治疗服务。这个时期我学习了两本书，使我终生受益。一本叫《疾病防治学》，这是一部最早的有关中西医结合防治疾病的书籍，书中从中西医两个角度对每一个疾病进行论述，给中西医学工作者在临床工作中进行中西医结合治疗疾病提供了可行的方法，尤其给我这样年轻的中医工作者以很大启发，使我坚信中西医结合治疗疾病是很有前途的。第二本书是《中药研究文献摘要》，书中收集了已发表的中药药理研究成果，为我们临床运用中药治疗疾病提供了理论依据。这个阶段使我临床治疗疾病疗效提高较快的原因，是我每周周日必到市图书馆阅读主要的中医药期刊，从中学习了一些中医药的新治法。在病房工作期间，我用中药治疗肾炎尿毒症2例、肝硬化腹水1例，疗效较好，都是按照期刊上介绍的方法，采用中西医结合治疗所取得的初步成果。给我感悟最深的有三点：一是实际临床工作中不懂西医学诊断方法是行不通的，中医的诊断不具体不确切，很难说明疾病的性质，也难以判断预后。二是使用中药治疗，必须要掌握中药的药性，掌握患者的疾病性质，如虚实寒热。如本人曾治疗一例老年慢性气管炎患者，体质虚弱，心中烦热，因使用生石膏药量过大，达50g，次日患者周身发凉，气短加重。另一患者颈部淋巴结肿大，使用黄芪3日后淋巴结肿大加重，又改用清热解

高维滨针刺十绝

毒药后 3 天，肿大减轻。所以，在临床工作中辨病辨证要相结合。三是根据西医学的病因病理，按着中药药理使用中药治疗，疗效也很好，如肾炎尿血，使用止血药疗效不显著，使用中药活血法，即通因通用法，疗效很好，因为肾炎是肾毛细血管痉挛甚至形成微血栓，活血法有治本之功。当时我已意识到如何更好地进行中西医结合防治疾病，将是我要终生研究的课题。

又一年的时间，我感觉收获很大，懂得了新型中医应当既会辨病，又会辨证，才能提高疗效。要想能不断地提高自己的医疗水平，还是需要定期阅读中医药期刊，从中学习使用中医药治病的新方法，才能跟上时代步伐。我想今后一定要做到疾病诊断现代化、治疗现代化。即首先确立诊断，使用中药治疗既要辨证，又要以现代中药药理为依据进行选方用药。

1974 年 5 月我开始在黑龙江中医学院附属医院学习神经病学，9 月我又参加了哈尔滨医科大学附属一院神经内科中西医结合小组的工作，开始跟随国内著名神经病学者——葛茂振教授学习神经病学。首先我把该院图书馆中自 1949 年以来的中西医期刊全部浏览了一遍，将杂志中有关中医论述神经病的文章进行了摘录，撰写了"祖国医学医籍中有关神经病的记载"一文。经过 2 年的门诊及病房学习，记录整理了 200 余份关于神经病中医药治疗有效的典型病历，先后发表论文 5 篇，详细介绍了重症肌无力、多发性硬化、风湿性脑炎、血管性头痛、大动脉炎等疾病的治疗经验，为以后运用中药、针灸治疗神经病打下了基础。

1977 年我已比较熟练地掌握了神经病学的有关诊治方法，尤其是常见神经病中医辨病辨证论治的规律，并参加编写中西医结合教材《神经病学》一书中的中医治疗部分。通过学习神经病学，我明白了现代神经病学重诊断、轻治疗，主要依靠三大素（维生素、抗生素、激素），治疗方法单一。而中医药治疗神经病有很多有效的治法，尤其活血法、补益法、清热解毒法、祛风除湿法等，对一些神经病有较好疗效，这就是中医治疗神经病的特色和优势。我坚信运用西医学方法诊断疾病，使用中药治疗疾病，再运用西医学理论阐述疗效机制一定可以出成果，应是自己终生努力奋斗的目标。那个时期我还是定期浏览中西医学期刊，收集整理中医中药治疗神经病的成果，并开始总结自己运用中药治疗神经病的成功经验。

1982 年 10 月，我被调回黑龙江中医学院附属医院针灸科（神经内科），并开始系统地学习《针灸学》，从大量的文献报道中我意识到针灸治疗神经病疗效很好。经过 3 年的临床实践，我认为针灸治疗神经病有的治法过于陈旧，对于有的疾病疗效不好，应当以神经解剖学、腧穴解剖学为基础，以神经生理病理学为依据，研究针灸治疗神经病的新方法、新方案。

1985 年 5 月起我负责太平区中医院医疗联合体工作，有机会能开始独立研究针灸、中药治疗神经病的新方法。当时主要是研究如何运用电针治疗神经系统常见病，如中风偏瘫治疗应分为三个阶段，当时教科书中基本上自始至终就使用一种针法，有时痉挛期越针刺痉挛越重。我开始研究通过电针刺激瘫痪肌的拮抗肌治疗肢体痉挛，疗效很好。同时研究运用夹脊电针治疗颈椎病、腰椎病，这种针法可以拉动肌肉、拉动颈腰椎关节使之松动，而减轻或消除椎间盘对神经根或脊髓的压迫。并开始用电针项部及耳周穴治疗耳鸣。此期间我开始关注针刺治疗延髓麻痹的方法和疗效。同时阅读国内主要中西医药期刊——《中国中医药报》《中国针灸》《上海针灸杂志》《针灸学报》《中医杂志》《中国中西医结合杂志》《中草药》《中国中药杂志》《国外医学·中医中药分册》等，从中汲取对我有用的新技术、新治法，并不断地应用到临床中，明显地提高了有些疾病的疗效。而且我从中摘录大量资料，为日后编写著作打下了基础。

1989 年 3 月黑龙江中医学院附属医院成立针灸推拿分院，我担任针灸一病房主任，1992 年 8 月改称黑龙江中医学院附属二院，使我能开始按我的临床思维进行临床医疗、科研工作。在临床中我最感兴趣的是针刺项颈部腧穴治疗延髓麻痹，并研究在脊髓病灶处的夹脊穴上下通电治疗脊髓性截瘫和排尿障碍，对不完全性截瘫疗效较好。

1992 年我在省中医局立项"电针治疗脊髓空洞症的临床研究"，开始进行科研工作。

1993 年 3 月由我独著的《针灸绝招——项针治疗延髓麻痹》由中国中医药出版社出版，6 月由我独著的《神经系统疾病针灸疗法》由中国医药科技出版社出版，9 月我开始立项"项针治疗假性延髓麻痹的临床与机理研究"。

1995 年 2 月由我独著的《神经病中西医结合疗法》由中国医药科技出版社出版。该书主要收集了国内主要中医药期刊对神经病的治疗报道，结合我自己的经验编辑而成。其间，我阅读了《脊髓损伤基础与临床》一书，知道了国外也在进行脊髓电场疗法治疗脊髓损伤的基础与临床研究，从中我明白了在脊髓病变处上下通电可以形成脊髓电场，在电场作用下，脊髓神经可以

高维滨针刺十绝

再生，使我多年运用夹脊电针治疗脊髓性截瘫的理论依据在此处找到了答案。于是，我将夹脊电针治疗脊髓性截瘫的方法称为夹脊电场疗法，把治疗颈、腰椎病的方法仍称为夹脊电针疗法，以示两种疗法的区别。

1996年1月，根据教学改革的需要，对针灸学专业学生提出了学习神经病诊断及治疗的要求，为此我主编了教材《神经病中西医治疗学》，由中国中医药出版社出版。

1996年3月，由我独著的《针灸三绝——项针、夹脊针、气功针刺法治疗神经疑难病》一书由中国医药科技出版社出版。同时，根据中医教学要突出地方治疗特色的要求，我主编《针灸临床学》，1996年3月也由中国医药科技出版社出版，书中介绍了一些我们在临床上采用针灸治疗疾病的特殊治法，彰显了黑龙江省针灸治疗特色。

1997年9月，科研成果——项针治疗假性延髓麻痹的临床与机理研究，荣获了黑龙江省科技进步二等奖。延髓麻痹是神经科常见的疑难重症，西医尚无治疗办法，只能通过鼻饲营养维持生命。1985年，我开始观察针刺治疗延髓麻痹的效果，认为中医针刺治疗此病症大有优势。1991年，开始深入地研究假性延髓麻痹，依据"近部取穴"原则，选取项颈部腧穴，因此将其命名为"项针疗法"。当时主要是对项颈部传统腧穴的疗效进行临床观察，经2年研究后，认为风池、翳明、廉泉、外金津玉液对该病症确有疗效，但总有一部分鼻饲插管患者疗效不满意。我考虑，首先应改善病变部位的血液循环，恢复神经功能，再重新建立吞咽反射和构音功能。于是我到解剖室解剖观察项颈部的各层次结构、血管和神经分布，吞咽时各部位的活动情况，又经3例患者在X线下做钡剂吞咽功能实验后，提出了治本治标的不同腧穴，治本腧穴为风池、供血、翳明，治标腧穴为廉泉、外金津玉液、吞咽、发音穴，前者可以改善脑血液循环，后者可以改善和恢复吞咽功能和发音功能。其中，供血、吞咽、发音穴为我提出的新穴。在针刺手法上我观察到缓慢提插捻转法有利于神经肌肉运动功能的恢复。临床上观察到大部分患者经2周治疗后，后头部的白发转黑，生长出新发，老花眼有明显好转，证实该组穴位确有改善脑部血液循环的功效。在此基础上，1993年9月我开始立项对假性延髓麻痹进行临床和机理研究，通过100例患者疗前疗后的对比研究，总有效率达96%。其机理研究证明，项针可以改善脑血流量是脑神经功能得到改善的基础。

该奖标志着中医药学在治疗某些疑难病上具有优势，此期间我深深地体会到，在正确的临床思维指导下，不断地学习，积累丰富的临床经验，善于总结就可以取得成果。针灸学这门古老医术是有发扬光大潜力的，中西医结合、走中医现代化之路是正确的，中医药学必须要创新，创新是中医药学发展的动力，创新才能出成果。

1997年11月由我独著的《针灸三绝》一书因市场反应较好，再次印刷。

1998年8月，在《针灸三绝》的基础上，经过补充发展由我独著的《针灸六绝》一书出版。书中补充了电针、头针和电项针疗法。电项针疗法由我首创，是以项颈部解剖学、生理学、病理学理论为依据，运用电针具有的治疗作用而形成的独创的新针法。采用项部腧穴通以脉冲电流故称为"电项针疗法"。其对脑干网状结构上行激活系统有兴奋作用，有活化大脑皮质神经元的作用，并有改善脑部血液循环、脑脊液循环，松动颈椎关节的作用，对于治疗脑项颈部疾病，如失眠、耳鸣、头昏、眩晕、脑积水、颅内压增高、早期认知障碍均有良效，并且曾使已被宣判为"无可救药"的1例去大脑皮质状态患者清醒了过来，使7名颅压高、脑积水患者临床治愈，避免了手术治疗。本法是很有前途的治疗脑项颈部疾病的新疗法。

高维滨针刺十绝

2000年10月，科研成果——项针治疗真性延髓麻痹的临床与机理研究，也荣获了黑龙江省科技进步二等奖。真性延髓麻痹是难中之难，对假性延髓麻痹有效的穴位，对真性延髓麻痹疗效不显著。从1997年开始，我又再次从尸体解剖入手，并在X线下观察到真性延髓麻痹病变部位在咽腔吞咽期，而假性延髓麻痹病变部位在口腔吞咽期，治疗假性延髓麻痹的穴位解决不了咽腔吞咽期的吞咽功能，于是又针对恢复咽腔吞咽期的吞咽功能提出了治呛、提咽、治反流三个新穴，从而解决了咽腔吞咽期的提咽、吞咽困难、食物反流问题。并且观察到真性延髓麻痹病变部位多为单侧，不需针刺双侧。经对60例病人的临床研究证明，总有效率达96.66%，结束了真性延髓麻痹不能治愈的历史，因其学术水平居国内外领先地位，是在国内外首次提出了治疗真性延髓麻痹的方法，得到了国内中西医专家的一致认可。

2001年4月，由我独著的《神经病中医新疗法》由军事医学科学出版社出版，该书用翔实的资料证明，要想真正掌握中医药治疗神经病的新方法并有所创新，就必须掌握神经系统的解剖、生理，神经病病因、病理，针灸的治疗机理、中药药理等基础知识，并及时地阅读中西医杂志，掌握中西医药学新动态。该书从编写的形式和内容上都力求创新，突出中医治疗特色，力求以中西医学理论为基础，运用现代科学的理论和方法，不断地把中医治疗神经病的临床经验和科研成果加以汇总。我参阅近10年的文献资料，编写成这本独具特色的中医治疗神经病的专著。书中介绍了在运用中药治疗疾病时，从中医理论入手，辨证处方，同时又要研究处方中每一味药的现代中药药理作用，研究其药物作用与这一疾病的现代病因病机是否吻合。主张对单味药、复方药等进行科研开发，提取有效成分进行临床研究，形成药源优选、质量标准化、工艺先进、疗效可靠的新剂型。书中收集整理了中医各种治法的现代药理作用，尤其对补脾益气、补肾益髓、活血化瘀等治法进行了深入的探讨，从中药与免疫学、神经递质、血液流变学的关系上探索中药的治疗作用。例如，具有补脾益气作用的中药成方治疗重症肌无力，具有增强T细胞、抑制B细胞的作用，使之既不产生自身免疫反应，又可以使增生的胸腺萎缩，因而疗效显著。具有补益脑髓作用的中药成方治疗儿童抽动综合征，可以调整脑内各部位的神经递质含量，改善脑神经的功能，临床疗效满意。上述两种疾病服用西药治疗副作用大，且要长期依赖治疗，而服用中药时可停用西药，又无任何不良反应，一般治疗6个月以后，中药也可停服，具有治本作用。活血通络方治疗血管性头痛，一般在20分钟后显效，而且不需长期服药，其疗效在国内未见同类报道。该药通过调整脑内神经递质的含量，改善脑血管的舒缩功能，而达到治愈头痛的目的。"消囊丸"一般服用10～15天即可使头痛、癫痫发作停止，该方具有杀灭囊虫、消除水肿、消散病灶的作用。具有补益脑髓、生肌起痿作用的"脑髓再生丹"临床用于治疗脊髓性截瘫、大脑发育不全、脑萎缩均有良好疗效。动物实验证明，其治疗脊髓损伤可以消除水肿，改善脊髓血液循环，减轻大鼠脊髓损伤后坏死程度及残存组织的轴突密度，有效促进大鼠脊髓损伤后EP潜伏期和波幅恢复，提高MEP运动神经传导速度。临床研究观察到，其可以促进脊髓损伤后的肌萎缩明显好转，使肌力明显增加。具有温经通络作用的成方治疗雷诺症、手足紫绀症疗效独特，其原理是本方含有具"回阳救逆"作用的活性极强的去甲乌药碱和扩张血管作用的丹参酮等成分。

2002年1月，我被聘担任国家级规划教材《经络腧穴学》和其配套《经络腧穴学习题集》副主编。

2002年8月，"夹脊电场治疗脊髓性截瘫的临床与基础研究"又荣获了黑龙江省科技进步二等奖。该项研究表明脊髓不完全性截瘫恢复期采用夹脊电场疗法具有肯定确切的疗效，为针灸治疗神经疑难病打开了又一条通路。从大白鼠的脊髓损伤基础研究开始到临床上的治疗成功，从理论到实践证明了脊髓神经在电流经过时产生的电场作用下是可以再生的，因而使几十名脊髓损伤、脊髓炎、脊髓发育不良所致的不完全性截瘫患者重新站立起来，大部分患者恢复了二便功能。

　　2002年12月，由我独著的《神经病针灸新疗法》由人民卫生出版社出版。本书是在《针灸六绝》的基础上充实而成，书中探讨了"偏瘫的机制""周围神经疾病的机制"，以及偏瘫的三期六阶段理论，提出了治疗中枢性偏瘫的电针拮抗针法，可大大提高临床疗效。偏瘫主要是病人的拮抗肌肌力和肌张力同时低下，不能拮抗瘫痪的主动肌肌力、肌张力增高而造成的异常运动模式。根据Brunntrom提出的偏瘫恢复过程分为三期六阶段：电针拮抗肌上的腧穴，选用疏波可以增强拮抗肌的肌力、肌张力，同时降低主动肌肌力、肌张力，能使偏瘫肢体的大关节自主活动，再通过电针拮抗肌来进一步纠正肢体小关节的异常运动模式，使足内翻、前臂内旋、手指伸屈困难、偏瘫肩等可获得满意疗效。这一治法非常符合偏瘫的恢复过程，既可以加速解除瘫痪肌的休克期，又有利于瘫痪肌的肌力、肌张力向好的方向恢复。康复治疗的目的，即在于促进病人的运动功能按上述顺序尽快纠正其异常运动模式，否则会出现或加重误用综合征。这是针刺治疗偏瘫的新理论、新方法，是传统针刺方法与现代康复医学理论的完美结合。

　　书中对针灸治疗延髓麻痹的方法又进行了深化，提出真性延髓麻痹病变大多为单侧，治疗时只应针刺病侧，针刺健侧反而加重病情。进而提出了更加具有操作性的治疗方案，可明显地提高临床疗效。书中对电针治疗神经源性排尿障碍也做了详细的介绍。临床上发现很多中老年人，尤其是患有中风的病人，二便失禁或排尿困难者很多，以往针灸、中药治疗不甚满意，而且针灸治疗取穴较多。我在研究了神经源性排尿障碍的机理后，化繁为简，选穴少而精，并使用电针治疗，一般1~3次后基本上能获得满意疗效，7~10次基本治愈。根据治疗机理，举一反三，异病同治，将这一方法应用于治疗男性前列腺增生引起的排尿障碍、性功能低下，脊髓发育不良引致的双下肢轻瘫及排尿障碍，也收到了意想不到的疗效，解除了很多以往被认为需要手术治疗患者的疾苦。

高维滨针刺十绝

2004年8月，科研成果——针刺项颈部腧穴治疗真性延髓麻痹的临床研究，通过了科技部组织的专家评审。

2005年3月，"针刺项颈部腧穴治疗真性延髓麻痹的临床研究"荣获国家科技进步二等奖。项目研究表明，项针可以改善脑部血液循环，增加脑血流量，改善或恢复脑部神经传导功能。项针治疗真性延髓麻痹的学术水平，居国内外领先地位。再一次证明，中医针灸可以治疗急重疑难病，中医药学必须运用现代科技的理论和技术来进行创新。创新是中医药学生命力的源泉，创新将推动中医药学走上科技新高度。我也进一步懂得了中医药的科学研究选题必须适合当代社会需求和发扬传统医学自身的优势，这是能使中医科研工作者科研工作取得成功的经验。

2006年5月，科研成果——项针治疗假性延髓麻痹的临床技术操作规范及疗效再评价，通过国家中医药管理局鉴定并被确定为中医适宜技术推广项目，向全国推广。再一次表明了项针治疗延髓麻痹在国内外的学术领先地位。

2007年5月，《针灸六绝》第二版由中国医药科技出版社出版，该书的再版又一次说明本书的科学性、实用性得到了广大针灸学、神经病学工作者的认可。书中介绍的夹脊电针治疗颈椎病、腰椎间盘突出症及脊柱相关性神经病，是通过电针的脉冲电流拉动肌肉、椎体使椎间关节松动，使椎间盘复位，一般1~3次显效，使很多患者免去了手术之苦，证明小小银针是可以治疗大病的。该法目前是保守治疗方法中的最佳选择，操作简单、疗效确切、安全可靠。

2007年6月，我系统地学习了《中药药理与临床运用》一书。之前我曾先后反复地学习过10余本中药药理书籍，唯有这本书最好，从文献到应用，再到药理，博古通今，有理论有经验，按书中的内容去应用，每每应验。我想如果目前的中医大夫都能达到书中的学术水平，将会使中医学登上一个新台阶。可惜未被更多的中医人所知道，但我想书中的很多学术观点、知识内容迟早会被后人所认可。可喜的是我从中学到了很多知识，也帮我解决了很多疑难病的治疗。

2008年11月1日，我应邀赴美国参加纽约国际中医峰会，论文"项针治疗中风后假性延髓麻痹的临床研究"在纽约国际中医峰会特刊发表，并在大会宣读，会后举办了"针灸六绝——针灸治疗神经病"讲座。讲座的内容在学员中引起较大反响，被学员赞誉为"国宝级针灸技术"。

2009年8月，"项针治疗假性延髓麻痹的技术操作规范及疗效评价"获黑龙江省科技进步三等奖。

2011年5月，我编著的《神经疾病现代中医治疗》由人民军医出版社出版。该书在介绍神经解剖、神经检查法、定位诊断、腧穴现代研究、针刺现代研究、针刺配穴处方方法、常用针刺新疗法和中药药理的基础上，以我42年的临床经验和科研成果为主，重点介绍了神经病常见症状及120余种疾病的病因、诊断和中药及针刺治法，探讨了中药、针刺治疗神经病的现代机制及规律。书中的"针灸六绝"治法突破了原有的模式，完全是自主创新的针刺新技术。

2011年6月开始我陆续地做了以下六件事，并总结出了"针刺十绝"。

一是思考中医针灸治疗神经病的方法如何大道至简以及治疗标准化、理论现代化的问题。首先我将电针治疗神经源性排尿障碍、延髓麻痹的穴位做了简化，对有些疾病反复临床实践，不断地将文献中复杂繁琐的内容去伪存真、化繁为简、异病同治，形成了新的中医治疗方法，便于学习者掌握与操作，使其疗效确切、疗程短、操作简便，安全性、规范性、可重复性高，并不断总结针刺、中药治疗神经病的常用新治法，揭示中医治疗神经病的基本规律，使中医治疗神经病的理论与技术不断地现代化，通过发表论文、出版著作进行推广，为中医药学学术发展作出贡献。

二是研究项针治疗喉肌麻痹，或称声带麻痹、喉返神经麻痹，主要表现为发音障碍。目前，西药、中药、手术均无治疗办法，而针刺治疗确有独到的优势。本法是在治疗延髓麻痹过程中发现，发音穴有明显治疗声音低下的作用。经解剖后分析认为，当喉返神经受到损害或与喉上神经外支同时受到损害时，即可出现声带外展、内收或肌张力松弛三种类型的麻痹。临床上因左侧喉返神经行程较长，故以左侧声带麻痹多见。

而发音穴分布有喉上神经外支，支配环甲肌、咽下缩肌。治反流穴分布有喉返神经上段又叫喉下神经，支配环甲肌以外的所有喉肌及声门裂以下的喉黏膜。增音穴也在喉下神经上段，都对发音功能有治疗作用。在针刺手法上，观察到缓慢提插捻转法有利于神经肌肉运动功能的恢复。经临床试治，疗效十分显著，一例因脑梗死引起的急性失音1个月的患者，治疗1次立竿见影，3次治愈。另一例失音12年病例，经治疗6次后，发音清晰，表达明白，以后的患者屡治屡验。

三是研究电针加滞针动法治疗眼肌麻痹。临床中发现针刺治疗眼肌麻痹经常出现眼部出血，究其原因与针尖刺到眼部细小浅表的动、静脉有关。如果针尖只刺到眼肌的附着点（中医称曰经筋），并拉动其运动，令眼肌产生收缩，既可以使眼球运动又可减轻出血。该法采用直径0.20～0.25mm的毫针，针与眼球成45°，刺向目内眦的内直肌治疗动眼神经麻痹；针与眼球成45°，刺向目外眦的外直肌治疗外展神经麻痹；刺向内明穴的上斜肌治疗滑车神经麻痹，疗效显著且减少了眼球内出血的机会，而且有时往往一次显效，疗效十分满意。本病目前也是西药、中药均无治疗办法，手术治疗也并不满意，而针刺治疗确有优势。对于本病，我的最新体会是在针刺手法上采用缓慢提按捻转法有利于神经肌肉运动功能的恢复，向下按时使针身产生弧形能使眼肌产生明显收缩，疗效好；相反采用快速捻转提插法不能使眼肌产生明显收缩，疗效差且易出血。因为慢速捻转能使针身缠住肌纤维而一起上下提按，有利于眼肌运动，相反快速捻转则针身不能缠住肌纤维一起运动，疗效差。

四是研究应用两台电针治疗脊髓病变后不完全性瘫及排尿障碍，取得了满意的疗效。夹脊电场疗法，一台选用密波治疗病灶，另一台选用疏波治疗排尿障碍，效果明显提高。治疗颈段、胸段、腰段的病变10余例均有显效。

五是电针治疗胃食道反流症。针刺对胃肠功能具有双向调整作用，当胃肠处于痉挛状态时针刺后可使之松弛，胃肠处于过于弛缓状态时针刺后可使之收缩。加用电针后疗效更显著，10余例胃肠功能紊乱的胃食道反流症、腹泻患者屡治屡验。

六是应中国针灸学会、世界针灸学会联合会培训部、黑龙江省针灸学会等邀请自2011年6月至2014年8月到乌鲁木齐、大连、哈尔滨、北京、广州、杭州、青岛、成都讲学，推广我的研究成果"针灸六绝"。

2014年11月1日，我应邀赴西安全国中医脑病学科大会讲授"针刺治疗延髓麻痹"，受到代表及大会的一致好评。

回首自己学习中医、运用中医的成长过程，觉得要学好中医、用好中医应当做好几件事：

一是学习中医时要会提纲挈领，深入浅出，要掌握中医理论的要点、各家学说的观点，临床运用时要会举一反三，触类旁通。

二是工作后一定要多读中西医药期刊、报刊及反映新成果的书籍，从中汲取对自己有用的东西，经过应用转化成为自己的本领，始终站在中医药学术发展的前沿。

三是临床研究时要以现代科学技术为工具，不断地总结中医药治疗疾病的辨病辨证规律，去发展创新，形成成果，发表论文、出版著作，使中医药学逐步地走向标准化、现代化。思维方法僵化，创新思路匮乏，没有"悟性"，死钻主观上想象而客观上不存在的东西是不会出成果的。

高维滨针刺十绝

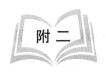

我对中医药学的认识

中医药学是以中药、针灸、推拿、养生等方法来进行祛病强身的，而且确能治疗一部分西医学目前还不能治疗的疾病，在养生保健、疾病康复方面也确有独到之处。现代医学是研究人体解剖、生理、病理及其治疗疾病方法的科学，是世界医学的主流，世界上任何民族医学的精华部分，都要成为现代医学的补充，中医学也不可能例外。时间将会证明这一点。

学医行医50余年，经过不断的理论学习与临床实践，使我对中医药学的认识有了自己的想法，简单地介绍如下。

一、关于中医继承与创新的问题

继承是基础，创新求发展。

1. 继承　一是学习中医药院校规划教材所规定的内容，其内容已经比较完善与系统化，学习后可以形成一套完整的中医辨证思维方法。二是根据自己所从事的专业，重点研读几本历代名家的学说和著作，了解这一领域的来龙去脉。三是向老中医药专家学习他们的学术思想、临床经验及技术专长，努力地将其形成新治法、新技术。

2. 创新　从社会发展进步的角度来说中医药学必须与时俱进，从自然科学发展的角度来说中医药学必须不断创新，才能跟上时代潮流。运用现代科学技术，遵循医学科学发展规律，探索中医药学的科学内涵，形成中医新诊疗体系和符合中医药学特点的科技创新体系，推进中医药现代化，建立一套既能体现中医药学科学规律和学术精华，又能反映现代诊疗技术的新中医药理论体系，是中医药学发展的希望所在。我们广大的医务工作者、医学研究生所从事的科研工作，就是在创新。没有前人的创新，就没有今天的继承，没有今天的创新，就没有明天的繁荣。清代王清任在《医林改错》中提出的"活血化瘀"治法成为了今天广大中医、西医治疗心脑血管疾病的主要治法。

血瘀证——活血化瘀法经陈可冀、李连达院士多年研究，于2003年荣获国家科学技术进步一等奖，这是中医药学史上的第一次突破。屠呦呦从中草药青蒿中提取出青蒿素治疗疟疾，获得2015年诺贝尔医学奖，都是中医药学创新的结果。

3. 创新的方法

（1）掌握多学科的知识打好基础：知识结构决定思维，思维决定成败。

首先强调的是要加强多学科基础知识的学习，强调知识结构的优化，未接受现代科学技术教育的人，不会运用现代医学手段的医生，不懂得现代人体解剖学、生理学、病理学、诊断学、药理学的纯中医，思维是单一的、狭隘的，他不可能有现代思维，也就很难创新。创新应是以现代医学为理论基础，熟练地掌握疾病的病理生理学机制，运用现代科技手段来不断地总结某一疾病的中医治疗规律，创造出新的中医诊治体系。

高维滨针刺十绝

（2）不断地学习与自己专业有关的期刊、杂志和书籍里的新理论、新技术，并与自己所从事的医疗、教学、科研工作进行联系，不断地丰富和提高自己的理论和技术水平，才能与时俱进地去创新。

（3）临床诊治疾病时走中西医结合的道路。在临床诊治疾病时应当辨病辨证论治相结合，治疗疾病时以中药药性与药理作用相结合，不断探索中医药治疗疾病的规律与机制，不断发明新的中医药诊疗技术与方药，努力提高中医药临床疗效，使中医药学理论更加完善。

（4）针灸学创新要针对某一个疾病的病因、病理，以腧穴解剖学为依据来研究腧穴的治疗作用，以针灸的作用机制为根据来研究针具、针刺方法、治疗方法或治疗方案。临床针灸治疗时，要辨病与辨症取穴相结合，近取为主、远取为辅，擅于发现新穴，治疗方法要由繁至简、举一反三、异病同治，不断地规范疾病的治疗方法或方案。

二、关于中西医结合的问题

中西医结合是中医药创新发展的途径之一。在临床诊治上以辨病辨证论治相结合，中药药性与药理作用相结合，腧穴解剖治疗作用与针刺新技术相结合，这是现阶段初级的中西医结合诊疗方式。中西医治疗的对象是同一的，其疗效机制是相同的，只是治疗方法不同。中西医结合是对中西医药学各自优势的相互补充和发挥，大量的临床实践和科研成果证明，在某些疾病上中西医结合防治的效果优于单纯西医药或中医药，有时中西药并用比单用西药或单用中药疗效好，副作用少。中西医结合在临床上疾病命名应以西医学病名为准，疾病的病因病机病理诊断应以西医学为主导，对疾病的症候进行中医辨证分型，此即西医辨病，中医辨证。治疗时，则应遵循中医药为主导、西医药为辅助的基本治疗思路。

（一）现阶段中西医结合运用中药治疗疾病时，主要是采用辨病辨证、辨病立法、专病专方、西药中药互补相结合的诊治方法。因为这样既具备中西医的双重诊断，又能体现和突出中医辨证论治的特色和优势，不仅可以提高医疗质量，又可进一步探索和发现中医药疗法对某些疾病的治疗方法和规律，因而是发展中医药学极为重要的模式之一。

目前，中医诊治所面对的患者大部分是已有明确西医诊断的患者，他们的目的是想从中医角度解决治疗问题。而单纯的中医辨证所辨出的某一证型可见于多种疾病，如肾阴虚可见于神经衰弱、肺结核、肾炎、肝炎等，一个补肾阴的方子怎能治疗这么多种疾病。所以在临床运用中药治疗时，首先要辨病，即先明确西医诊断及依据，了解该病的病因、病理，根据病因病理，再运用中医辨证的方法，明确疾病的性质即阴阳、寒热、虚实、表里，明确疾病的证型即疾病的发展阶段，再根据证型确定治法，选用药物时要兼顾中药药性、主治作用和现代中药药理作用，还要注意中药的毒性及不良反应，经过上述的综合考虑后才可确定最后的处方。例如，一个偏瘫患者，首先应确诊该病是脑梗死还是脑出血。经检查确诊为脑梗死，发病时血压高，心肺肝肾功能正常，经中医辨证为中风肝阳化风型，治以平肝息风、活血通络，选用天麻钩藤饮加减。又如，一个面神经麻痹患者，经查体及化验检查认为，该病是因病毒感染而引起的面神经炎，中医辨证认为是风寒侵袭，经络闭阻，治以疏风通络，解毒活血，选用解毒活血汤。

按照过去中医的诊治过程，只辨证不辨病是否可以呢？一般情况下，中医辨证是辨疾病的表象，而不是疾病的病因及病理，只经中医辨证治疗有些疾病临床症状会有好转或者临床治愈。但有些疾病并不一定好转，有时可能反而会加重。因为中医学理论的形成是以古代朴素的唯物论和辩证法为指导，通过"取象比类"的黑箱理论形成的。她只是观察到了疾病发生、发展变化的现象，而未揭示疾病发生、发展变化的本质。因而，治疗疾病有时会治标而不治本。例如，神经内科疾病肝豆状核变性，患者的表现是手足及肢体扭动，中医辨证为肝肾阴虚、虚风内动，治以滋补肝肾、养血息风，选用补益肝肾及息风药，如珍珠母、龙骨、牡蛎、磁石等，按理法方药没错，结果却使病情加重，原因是肝豆状核变性是患者血及脑部豆状核中血铜增多所致，而贝壳类及矿物质的息风药中都含有铜，因而使病情加重。又如，一个患者气管感染，发热、咳嗽、气短，运用清热解毒、止咳平喘药，不见明显好转，经化验检查后，发现是支原体感染，加用抗支原体的中药后病情明显好转。又如糖尿病患者，辨证为上中消，选用白虎汤加味，患者服后，口渴症状明显好转，但血糖并没有下降，原因是生石膏、知母对口渴症状有效，但不能降糖，方中如加用生地、山药、枸杞、葛根等有降糖作用的中药，疗效就会明显。再如，一个支气管扩张的患者，咯血，血色紫黑又有血块，中医辨证为血瘀，根据"祛瘀生新"的理论，用活血法治疗，结果患者咯血不止，几近失血性休克，后经止血药及输血才免于一死，这就是只辨证未辨病的结果。那么"祛瘀生新"的治法是否错误呢？不是，是该法不适合某些脏腑的出血性疾病，而对子宫出血性疾病有效。祛瘀生新法对月经病及产后病的经血或恶露不止带有血块者用之有效，因其活血可使子宫内膜脱落，子宫复位加快而止血。上述病例反映出传统的辨证论治有一定的局限性，没能揭示出疾病的本质，症状可能缓解了，但病因未能得到治疗。

高维滨针刺十绝

　　临床上只辨病不辨证是否可以呢？一般情况下，掌握了疾病的病因病理，按中药药理作用选用中药，也可以收到较好的疗效，但有时不辨明疾病的寒热、虚实、表里，不考虑中药的药性寒热温凉，不考虑中药补虚泻实的治疗作用也会使病情加重。按照辨证论治辨明疾病的寒热虚实来处方用药，大方向正确，疗效就可能提高，一时尚未见效，也不会犯原则性错误，而加重病情。例如，老年性慢性支气管炎所致咳嗽、稀痰、心中烦热、喘动肩背、面色灰暗，使用生石膏清肺热，会使患者喘咳加重；使用沉香降气止喘也会使病情加重，因为该患是老年性慢性支气管炎，中医辨证属肺肾气虚、肾不纳气，兼有虚热，证属虚证，如按肺实热、实喘治疗均属治则上的错误。又如重症肌无力是自身免疫性疾病，表现为眼睑下垂、周身无力，西医选用激素进行免疫抑制治疗有效。现代药理报道中药夏枯草有抑制体液免疫增强的作用，可以治疗免疫性疾病，但用夏枯草治疗重症肌无力后，病情会加重，因为重症肌无力中医辨证属脾气虚、中气下陷，应治以补中益气、升阳举陷，而夏枯草属苦寒的清热泻火药，犯了治则上的错误。再如，治中风使用再造丸（回天再造丸、人参再造丸），方中有麝香、麻黄、肉桂、附子、人参等58味中药，其中辛、温、热之品占2/3，辛温热会伤阴，阴虚阳亢，肝阳上亢，肝阳化风，可加重中风病情。临床上不辨证使用该药后，大多数患者会出现血压升高，少数人造成脑出血，使病情进一步加重。现在中医临床已停止使用此药治疗中风。还有人参、黄芪，性温，能提高免疫功能；附子、肉桂，性热，能提高内分泌功能，不辨证来使用这些药物，如果病人是气虚阳虚体质，服后疗效会很好，如果病人是阴虚内热体质，服后则会出现不适感或不良反应。

八纲辨证是宏观的、方向性的，它指明了病人的体质和病情的大方向，临床上运用八纲辨证可以避免实证用补药、虚证用泻药、热证用热药、寒证用寒药这些原则性错误。所以，我们要坚持辨病辨证相结合。尤其对于近些年来用现代仪器检查出来的许多临床微观问题，例如血黏度增高、蛋白尿、血尿、肝功能变化等，必须用辨病辨证相结合所产生的中医药科技新成果来加以解决。

辨证是将某一疾病发展变化的过程分为几个阶段，即表现为几个证型，根据不同证型采用不同治法，此即"同病异治"。如典型的脑梗死疾病发展变化可分为三期。第一期为脑休克期，此时肌张力、肌力均低下，治疗应尽快采用具有活血化瘀、活化脑细胞功能的药物，常用活血、补益的中药丹参、川芎、赤芍、当归、黄芪、首乌、女贞子。第二期为痉挛期，此时肌张力增高，肌力低下，治疗应活血化瘀，活化脑细胞，加入缓解肌张力的中药，常用息风止痉药。第三期为恢复期，此时肌张力缓解，肌力低下，治疗应用活血化瘀、活化脑细胞、增强肌力的中药。在这个治疗过程中还要考虑是否有高血压，如有高血压则自始至终加平肝息风药。活血化瘀、活化脑细胞是针对病因的治疗，是辨病论治；调整肌张力、肌力的治疗是针对症状的辨证治疗。再如面神经炎急性期临床上可分为两大证型，一类是感受风寒使面部血管痉挛，面神经缺血而致面瘫，中医治疗用祛风活血法。另一类为病毒或细菌感染，中医要用解毒活血法治疗，但是在急性期病理表现有神经水肿和脱髓鞘改变，严重者有轴索变性，西药治疗必须采用激素，中药可使用祛风湿、补益药，其有类似激素样作用，这都属于病因治疗，是辨病论治。慢性期神经变性、肌肉萎缩，此时应补脾生肌，活血通络。这种辨证论治的方法就是中医的"同病异治"，这是符合疾病发生发展变化规律的治法。

关于"异病同治"，是依据病因病机相同，而疾病的表现由于病变部位的不同而症状各异，治疗时针对病因病机采用相同的治法，而针对不同病变部位所表现的不同症状再加用不同的治法，选用不同的中药。如自身免疫性疾病重症肌无力、多发性硬化、格林-巴利综合征、类风湿关节炎等，它们都是由于免疫复合物沉积到身体各个部位引起相关组织、器官的病变，其临床表现是多种多样的。我们认识到了这一疾病发生的本质，根据病因病机选用具有调节免疫功能的中药，这类药大多数为补益药，如沙参、白芍、天冬、麦冬、青蒿等来针对病因病机治疗，再加用治疗各种疾病不同表现的中药，如重症肌无力加黄芪、血藤，多发性硬化加厚朴、生地，格林-巴利综合征加首乌、女贞子，类风湿关节炎加姜黄、秦艽等，临床上收到相当满意的疗效。临床疗效告诉我们，根据中药药理选用中药治疗疾病也是我们研究中药治疗疾病的一条思路、一种方法。

治法确定后处方选药时，还要对方中的每一味药是否有毒性或不良反应，逐一进行核对，特别是对长期服用的中药更要注意是否会有蓄积中毒的问题。关于中药毒性和不良反应问题，我深有体会，也深受其害。有的老中医说，只要辨证准确，中药就没有毒副作用，这是无稽之谈，是因为他对西医学、中药药理学一无所知。有无毒副作用是由药材本身所含有的化学成分所决定，与辨证准确与否毫无关系。例如，何首乌伤肝，关木通、补骨脂、马兜铃伤肾的报道已屡见不鲜。从这个角度上来说，中医药学理论必须现代化，才能适应现代社会人们保健的需求，中医药大学培养的学生必须掌握现代中医药理论知识，否则就会被时代所淘汰。

另外，我们选药处方一定要坚持少而精，主药为君，针对病因、病机、主症发挥治疗作用，次药为臣为佐，防止毒性或不良反应。且忌开大方，开大方说明你不知道哪味药起主要治疗作用，而药味多也可能会互相抵消药效，更不能通过研究总结出什么科技新成果来。

关于药量，在掌握中药药理、毒理与不良反应的前提下，可以适当加大主药药量，不应因循守旧而使疗效不显著。还有中药治疗起效较慢，远期疗效较好，适用于慢性病治疗，也适用于长期服用西药后而不良作用较大的疾病的治疗。例如重症肌无力，服用肾上腺皮质激素维持治疗，并发症很多，服用中药2~3个月后效果越来越好，这时激素可以逐渐减量直至停用。长期服药时，根据"效不更方"的原则，主药可以不变，次药可以稍加改变，特

高维滨针刺十绝

别是在对中药药理作用不了解的情况下，不可随意加减，以免影响疗效。

中药治病还要遵循"天人合一"的自然规律，例如人的睡眠与觉醒规律。中药人参、党参、刺五加有先兴奋后抑制的作用，服用这类中药调整睡眠应当在早午时间服用，睡前服用反而会引起兴奋不能入眠。而安神药不宜早上服用，服用后头脑不清醒。以往的医生用中药治失眠，不懂药理，不让患者按睡眠与觉醒规律服药，而是采用早晚均服用的方法是错误的，这只能给予患者心理上的治疗，并没有真正发挥中药的治疗作用。

中药药理研究是在实验动物身上进行的，然而动物与人毕竟是有区别的，动物实验的结果不完全与临床实际相符合的情况经常发生，同样一种中药的几次实验结果可能完全相反，也是屡见不鲜的。这时应以临床实践为准，临床才是检验中药药理作用的试金石。

综上看来，如果我们能将辨病、辨证与中药药性、药理作用四者有机地结合起来，中医临床疗效将会提升到一个新高度。

（二）现阶段中西医结合临床运用针灸治疗时，要辨病辨症取穴相结合，近取为主，远取为辅，创新腧穴，由繁至简，举一反三，配合不同手法或不同针具，以调整人体的功能状态。具体治疗时还要因人而异，因病而异。

辨病即是通过检查确立诊断，明确疾病的病因病机、病变部位而以近部取穴为主，因为腧穴的近治作用最主要。在掌握腧穴解剖、腧穴治疗作用的基础上，再采取远部取穴，能配合主穴起治疗作用。具体应用时可以形成多种配穴法，如上下配穴法、前后配穴法、按神经分布配穴法等。

辨症即根据病变的症状、腧穴的主治作用而对症取穴，再选用不同手法或不同针具纠正其病症异常，如采用毫针治疗时要运用补泻手法，采用电针治疗时要选择电针的波形、频率及电流量大小，以有利于疾病向好的方向发展。另外，有些特种针法，如头针、项针、电项针、夹脊针等，本身就对某些部位的疾病在治疗上有特殊的治疗作用，可直接选用。

选穴处方要遵循少而精的原则，根据病因选取主穴，穴位多则可能会互相抵消治疗作用。如中风后痉挛期下肢足内翻，电针阳陵泉、纠内翻，选用疏波可以纠正足内翻，如再加上足三里、太冲则纠内翻作用消失，治疗作用被抵消了。腰椎间盘突出压迫神经根引起坐骨神经痛，不用电针腰椎夹脊穴，只针刺腿部穴，这是舍本求末，疗效不好，而电针腰椎夹脊穴只需六根针，通过电针拉动，使腰椎间盘回位，突出减轻，则疼痛缓解。又如电针治疗无抑制性神经源性排尿障碍，以尿频、尿急、尿失禁为主症时只选肾俞、会阳穴，通以脉冲电流的疏波，一般1～3次即显效。而选用下腹部穴中极、曲骨治疗尿频、尿失禁会使病情加重，因为在电流作用下，下腹部穴会引起膀胱收缩，加重排尿。如以神经源性排尿障碍尿潴留为主症时选中髎或下髎，通以脉冲电流的疏波，一般1～3次即显效。举一反三，异病同治，应用上述穴位加上会阳穴治疗前列腺增生引起的尿潴留也有显效。因为会阳穴在电流的作用下改善了前列腺的血液循环，减轻了前列腺增生的程度，因而缓解了前列腺增生引起的尿潴留症状。

针刺手法因病情而异，如面神经麻痹初期神经有炎性水肿和脱髓鞘改变，重者有轴突变性，针刺时手法宜轻，电针应选疏波，1周以后可以选用疏密波，以利于炎性水肿和神经脱髓鞘、轴突变性的恢复。

这里特别要强调的是还要掌握每种疾病的发生发展变化规律，选穴和操作要有利于疾病向好的方向转化。如脑梗死所致偏瘫是一种异常运动模式，而不是过去所认为的单纯肌力、肌张力高低的问题。我们应当按其恢复规律去治疗，促进其快速解除异常运动模式。西医学将其恢复过程分为脑休克期、痉挛期、分离期（恢复期）三期。脑休克期弛缓性瘫时，针刺应有利于加速脑休克期的解除，常选用电针。痉挛期时应防止和纠正上肢内旋、手指屈曲、下肢足内翻、划圈步态。分离期时应注重手指及足的功能恢复，我们的治疗应当符合其恢复规律。

治疗某些疾病还要遵循"天人合一"的自然规律。如治疗失眠症患者，我们应当知道觉醒和睡眠的规律，一般情况下，两者随昼夜周期而互相转化，我们的治疗应当有利于它们之间的转化。一般针刺治疗应当选在上午时间，针刺后使大脑皮质处于兴奋状态，而晚间要进入睡眠时使用中药镇静药应当在睡前1～2小时服用，有利于加快大脑皮质由兴奋向抑制的转化。

时代在发展，疾病谱也在变化，这就要求我们不断地发展新理论、新腧穴、新针法，以适应疾病的需要。例如，假性延髓麻痹的病变在口腔吞咽期，以往治疗口腔吞咽期的吞咽障碍只有廉泉穴，为了提高疗效又增加了外金津玉液、吞咽、发音穴，疗效明显提高。真性延髓麻痹的病变在咽腔吞咽期，部位在喉结及以下，传统腧穴人迎安全性差，那么我们就根据病因病机及病位，根据局部解剖，提出了治呛、治反流新穴，非常好地解决了真性延髓麻痹不能治愈的问题。又如中风后足内翻是个非常常见的症状，以往针足三里、

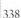

太冲只能加重足内翻，所以我们提出了新穴纠内翻或悬钟非常好地解决了这一问题。以往的针灸医生不懂疾病发生发展变化的规律，没有科学的理论作为指导，不分疾病的早期晚期和轻重，患者来了就针，自始至终只用一种针法，针好针不好，均不明其原因，在科学技术现代化的今天，是远远落后了。

三、中医药学的理论体系必须要实行标准化、现代化，才能进一步提高中医药学的学术水平和服务能力，并走向世界

任何一门学科标准都是建立在理论和实践的成果基础上的，是衡量该学科成熟度的重要标志，是体现学术发展和技术水平的重要指标，也是推动学术进步和国际交流的有效方式。中医药学标准化是中医药学术发展的必然。中国地域广大，中医药学历史悠久，因而形成了各种流派及学说，其中既有精华也有糟粕，必须去伪存真，使之逐步标准化。中医药标准的制修订，是不断地将中医药科学技术的新成果和从实践中积累的成功与失败的经验，加以总结和提炼，形成最佳、最新的证据来指导对病人的临床诊断与治疗，是临床诊疗能够规范化开展的重要保障。

辨证论治是中医学的基本特征之一，是中医药学的精髓。辨证论治规律个体化诊疗特征表现虽然很多，但它离不开基本证候类型的范围，并一定有其共性规律。中医诊疗个体化，不是强调医者"千人千面"的个体经验，更多的情况是强调"大同小异"的个体特征和规律。这些就是中医药标准形成的重要基础。当然，专家经验传承在中医药数千年的发展中亦占据着不容忽视的地位，临床医生的经验也是医学决策的重要参考指标。因此，制定中医药诊疗标准既要以循证医学的依据作为基础，又要注重中医特色，制定符合中医药临床实践的标准。中医临床实践指南的制定可以规范中医医疗行为，有了疾病的诊断标准、疗效判定标准、基本的治疗方法，才能提高中医临床医师的平均诊治水平，节约医疗卫生成本，使病人获得更大收益。同时，通过制定中医临床实践指南可以有利于推广中医医疗技术，而且标准化必将推动中医药学全球化。因为世界各国的中医有了共同的中医药理论体系，才能有中医药学术的共同语言来进行交流。

世界上任何一门学科，在发展的过程中都是根据新理论与技术的进展，不断地重构、完善其理论体系而向前发展的，中医药学也必须"遵古而不泥古"，与时俱进，创新发展。中医药学是一个宝库，宝库里的物资也要去粗取

精，去伪存真，对其原有的理论与技术加以提炼、升华，对其基础理论、疗效机制开展多学科的研究，不断地简化治法、创新治法，以提高临床疗效，提高中医药学的学术水平。并且还要用现代语言来阐述中医药学的理论知识、治疗特色和优势，使广大患者能理解、能接受，这是中医药学走向标准化、现代化、国际化的必由之路。在中医针灸学领域，国内外的针灸学者已经在探讨和实践着这一方向，为完善和重构针灸理论体系及其标准化、现代化、国际化而不断地努力着。从1993年6月由我独著了《针灸绝招——项针治疗延髓麻痹》，及以后陆续主编了《神经系统疾病针灸疗法》《针灸三绝》《针灸六绝》《神经病针灸新疗法》等，都从针灸治疗神经病这一方面贯穿了这一思想。这一思想与学术界和主管部门的看法是一致的。中国针灸学会会长、世界针灸学会联合会主席、《中国针灸》主编刘保延在《中国针灸》2016年第一期卷首语发表了"回归本源、基于临床、吸纳新知完善和重构针灸理论体系的思考"一文。他说："随着针灸的国际化，对针灸感兴趣的学科越来越多，研究的深度、广度不断扩展，针灸的许多临床应用方法得到现代医学、现代科学的研究，其机制、原理得到不同程度的揭示，并给这些传统的针灸疗法赋予了新的概念，明确了其临床适应范围、简化了使用方法，这些方法虽然源于针灸，但其理论解释已完全不同于传统针灸理论，尤其是不同于'大方脉'的理论体系。"真是一语中的，道出了目前中医针灸理论与临床严重脱节的实际问题，"鉴于此，完善、重构针灸理论体系，已经成为针灸持续发展的关键"。该文吹响了针灸学理论体系正式迈向现代化的号角，中医针灸学理论与技术将会迎来新的发展时期，中医针灸学理论与技术将会更好地造福于人民。2016年2月18日国家中医药管理局下发了《关于加强中医理论传承创新的若干意见》一文，认为"中医核心理论现代诠释与现代科学基础薄弱，理论对临床的指导作用弱化。临床应用不系统，难以满足人民群众日益增长的健康需要"。因而提出了中医理论传承创新的必要性、方法和目标。看来中医理论创新发展的时期即将来临，期望着这一天的到来。

四、中医药学的科研重点在临床研究

动物实验的结果与临床研究的结果出入很大，所以，我认为要先通过临床研究肯定某一个疾病的疗效与治疗规律，然后再探讨其疗效机理，形成完整的理论体系。临床研究中既要研究常见病、多发病，更要研究疑难病，才

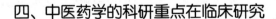

能彰显中医药学的特色和优势。

多年来我一直坚持在临床中边治疗边科研。自1989年开始，我依据人体解剖学、腧穴解剖学、病理生理学为基础，运用项针疗法治疗假性和真性延髓麻痹，夹脊电场疗法与脑髓再生丹治疗不完全性脊髓性截瘫，夹脊电针疗法治疗颈椎病、腰椎间盘突出症，电针治疗神经源性排尿障碍、前列腺增生，电针治疗中风后痉挛性偏瘫等取得了显效，先后荣获国家级科技进步二等奖一项、省级科技进步二等奖三项、省级科技进步三等奖一项；我又根据疾病的病因病理、中药药理作用，运用中药治疗重症肌无力、多发性硬化、血管性头痛、儿童抽动症、雷诺症等取得了满意疗效。

1999年我又依据项颈部腧穴解剖、主治作用，采用电针治法，提出了具有活血、醒神、利水、松动颈椎关节等治疗作用的电项针疗法，显著改善脑的椎–基动脉血液循环，增加脑血流量；活化脑细胞功能，促进脑细胞功能代偿；促进脑水循环，改善脑部代谢；松动颈椎关节，缓解颈椎相关病变。临床上治疗脑梗死、脑缺血发作、早期痴呆、眩晕、耳鸣、脱发、失眠症、抑郁症、脑积水、轻度意识障碍等取得了显效。

2011年，我又在国内外首次运用电针加滞针动法治疗眼肌麻痹，采用毫针治疗喉肌麻痹，疗效好，又安全，操作简单，很有推广应用价值。

实践是检验真理的唯一标准，疗效是硬道理，上述例证即证明了我的这一临床思维是正确的。我坚信中医药学是一门医学科学，她必定会按照医学科学的发展规律去创新发展。我们正处在中医药学大发展、机遇与挑战并存的时代，这个时代要求我们必须使中医药学理论与技术不断地创新发展，形成标准化，才能使中医药学走向世界。

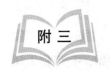

从 医 年 谱

1965年9月就读于黑龙江中医学院（现黑龙江中医药大学）中医系。

1970年8月就职于哈尔滨龙江电工厂职工医院（在中医门诊和内科病房轮换工作）。

1973年10月开始在黑龙江中医学院附属医院骨科、针灸科（神经内科）进修学习。

1974年9月参加哈尔滨医科大学附属一院神经内科中西医结合小组工作（成员有葛茂振、毛翼凯、黄柄山、高维滨），每周一次门诊、一次病房，辨病辨证治疗神经病，我负责中医治疗的病例记录工作，2年时间共记录200余典型病例。其间学习了《神经病定位诊断》《神经内科学》及《神经系统疾病》等书。并在哈尔滨医科大学附属第一医院图书馆系统地查阅和整理了新中国成立以后中西医学杂志报道的有关中医对神经疾病的论述。

1977年9月在哈尔滨太平区西学中班负责教学工作2年。其间参加了哈尔滨医科大学附属第一医院神经内科中西医结合小组，负责编写中西医结合教材《神经病学》中的中医治疗部分。

1979年1月在哈尔滨道外区文化馆中医学习班讲授中医学，并负责教学工作（业余）。

1979年"重症肌无力的免疫性中药治疗""多发性硬化的免疫性中药治疗"，在哈尔滨医科大学建院三十周年论文集上发表。

1981年3月"中药治疗重症肌无力6例"，在《黑龙江中医药》第3期上发表。

1982年4月"温阳益气法治疗无脉症"，在《中医药学报》第4期上发表。

1982年10月被调回黑龙江中医学院附属医院针灸科（神经内科），开始系统地学习、研究针灸治疗神经病的工作。

1983年10月晋升为主治医师。

1984年9月参加编写教材《针灸内科学讲义》，由黑龙江省出版总社出版。

1985年1月"针灸治疗疑难病5例"，在《针灸学报》第1期上发表。

1985年8月哈尔滨太平区中医院成立医疗联合体，任负责人。

1986年3月开始为针灸专业学生讲授《针灸内科学讲义》。

1986年8月开始带教美国留学生。

1986年9月开始为中医专业学生讲授《针灸学》。

1987年"静电针灸仪治疗中风后偏瘫60例疗效分析"在《中国针灸》第4期上发表。该论文是本人参加静电针灸仪研制、临床观察病例的总结。

1987年7月被聘为黑龙江省医学气功科学研究会副主任委员。

1987年8月开始带教西班牙留学生。

1987年9月医学气功教研室成立，任主任。

1987年10月任黑龙江省气功科学研究会学术委员会主任委员。

1988年12月开始筹建黑龙江中医学院附属医院针灸推拿分院。

1989年3月黑龙江中医学院附属医院针灸推拿分院成立，任一病房（神经内科）主任。

1989年5月开始带教日本留学生。

1990年"针刺项颈部腧穴治疗延髓麻痹"，在《黑龙江中医药》第2期上发表。

1990年5月开始带教韩国留学生。

1991年3月兼任针灸临床教研室副主任。

1991年7月主编《医学气功学》，由中国医药科技出版社出版。

1991年9月被黑龙江省人事厅聘为副主任医师。

1991年10月被聘为中国国际针灸考试中心针灸学命题组专家，参加了首届国际针灸考试中心针灸学命题工作。

1991年11月《新晚报》以"呛食呛水有了克星"为题首次报道了我科项针治疗假性延髓麻痹的新闻。

1992年8月黑龙江中医学院附属二院成立，任一病房（神经内科）主任。开始担任黑龙江省针灸学会理事。

1992年10月任黑龙江中医学院高级职称评审专家。

1993年2月《家庭保健报》以"'麻痹'领域里的拓荒人"为题，报道了我科项针治疗假性延髓麻痹疗效非常满意的新闻。

1993年脊髓压迫症的夹脊电针疗法，在《International Journal of Clinical Acupuncture》1993年第4期上发表。

1993年4月"针刺治疗无抑制性神经源性膀胱60例临床报道"发表在《中国针灸》上。

1993年5月"夹脊电针治疗脊髓性截瘫42例"在《针灸临床杂志》第9期上发表。

1993年5月编著《针灸绝招》，由中国中医药出版社出版。

1993年6月编著《神经系统疾病针灸疗法》，由中国医药科技出版社出版。

1993年7月20日《黑龙江日报》以"起死回生针如神"报道了我科用项针治疗真性、假性延髓麻痹疗效非常满意的新闻。

1993年9月赴韩国瑞大洋文化开发院讲学3周。

1993年在黑龙江省中医局立项"电针治疗脊髓空洞症的临床研究"，开始进行科研工作。

1994年2月"尿失禁的针灸治疗临床报道"发表在《中医杂志·西班牙文版》第4期上。

1994年2月《新晚报》以"小小银针创奇迹——七名高位截瘫患者能走路了"为题报道了我科用夹脊电场治疗脊髓性截瘫的事迹。

1994年2月21日《中国中医药报》首次以"高维滨项针疗法效果好"为题介绍了项针治疗延髓麻痹的临床疗效。

1994年3月任黑龙江省中医学会第一届神经内科专业委员会副主任委员。

1994年3月"针刺治疗神经源性排尿障碍"在美国《International Journal of Clinical Acupuncture》第5期上发表。

1994年6月任黑龙江省中西医结合学会第二届神经内科专业委员会副主任委员。

1994年"针灸专业开设'中医神经病学'之浅见"在全国针灸教育学会会刊上刊发。

1994年9月《黑龙江日报》以"干一件事就要干出特色"为题，介绍了我诊治疾病的事迹。

1994年10月24日《中国中医药报》报道了黑龙江中医学院附属二院针灸一病房作为黑龙江省神经病中医治疗中心，具有中医医疗三大特色。

1995年2月编著《神经病的中西医结合疗法》，由中国医药科技出版社出版。

1995年3月"针刺治疗周围神经损伤2例"在美国《International Journal of Clinical Acupuncture》第3期上发表。

1996年1月主编《神经病中西医治疗学》，由中国中医药出版社出版。

1996年2月"电项针治疗脊髓空洞症36例"在《针灸世界》（英国出版）第2期上发表。

1996年3月编著《针灸三绝》，由中国医药科技出版社出版。

1996年3月主编《针灸临床学》，由中国医药科技出版社出版。

1996年4月被聘为中国中西结合学会首届神经科专业委员会委员。

1996年9月被黑龙江省人事厅聘为主任医师。

1996年9月被聘为硕士研究生导师，首次招收2名硕士研究生。

1996年12月获教师资格证书。

1997年"项针治疗假性延髓麻痹100例"，在《中医药信息》第2期上发表。

1997年4月"项针治疗假性延髓麻痹的临床与机理研究"，获1996年度黑龙江省中医药科技进步二等奖。

1997年9月"项针治疗假性延髓麻痹的临床与机理研究"，获1997年黑龙江省科技进步二等奖，任项目负责人。

1997年11月参加世界针灸学会联合会成立十周年学术大会，宣读论文"项针疗法治疗假性延髓麻痹的临床与机理研究"，该论文被收录于北京世界针灸联合会成立十周年学术大会论文汇编37页。

1997年11月由我独著的《针灸三绝》一书由中国医药科技出版社再次印刷。

1997年12月3日《生活报》以"延髓麻痹患者有救了"为题，介绍了"项针治疗假性延髓麻痹的临床与机理研究"，获1997年省科技进步二等奖的情况。

1998年"项针治疗假性延髓麻痹100例临床观察"发表在《中国中医药科技》第2期上。

1998年9月1日被黑龙江省人事厅聘为中医学教授。

1998年9月开始招收韩国、匈牙利留学研究生。

1998年10月1日荣获国务院政府特殊津贴。

1999年1月20日荣获黑龙江省优秀中青年专家称号。

1999年1月编著《针灸六绝》，由中国医药科技出版社出版。

1999年"针刺治疗眼球运动神经麻痹"在《国际针灸临床杂志》第4期

上发表。

1999年"项针治疗重症延髓麻痹60例"在《中国中医药科技》第6期上发表。

1999年3月24日《健康报》介绍了"项针治疗假性延髓麻痹的临床与机理研究"获省科技进步二等奖的情况。

1999年9月补发医师资格证书。

2000年2月"项针治疗真性延髓麻痹的临床与机理研究"获省教委科技进步二等奖，任项目负责人。

2000年3月"针刺治疗真性延髓麻痹90例临床观察"在《中国针灸》第3期上发表。

2000年3月《针灸六绝》再次印刷。

2000年4月"项针疗法简介"发表在《国际针灸临床杂志》2000年第2期上。

2000年6月"针刺治疗假性延髓麻痹临床研究"发表在《上海针灸杂志》2000年第6期上。

2000年10月"项针治疗真性延髓麻痹的临床与机理研究"，获2000年黑龙江省科技进步二等奖，任项目负责人。

2001年2月"针刺治疗眼球运动神经麻痹40例疗效观察"发表在《中国中医药科技》2001年第2期上。

2001年2月《健康报》以"针灸解除尿失禁"为题报道了我治疗神经源性排尿障碍的事迹。《大众卫生报》亦做了同样报道。

2001年3月《中国中医药报》以"改写延髓麻痹难治的历史"为题报道了我采用项针疗法治疗延髓麻痹。《中国医药报》《健康报》先后转载。

2001年4月补发医师执业证书。

2001年5月主编《神经病中医新疗法》，由军事医学科学出版社出版。

2001年6月"夹脊电针对大鼠急性脊髓损伤影响的实验研究"发表在《中国中医药科技》2001年第6期上。

2001年9月被聘为博士研究生导师，招收1名博士研究生。

2001年10月被聘为黑龙江中医药大学教学指导委员会专家、黑龙江中医药大学学术委员会专家。

2001年11月"夹脊电针治疗脊髓性截瘫的临床研究"在《针灸临床杂

志》第11期上发表。

2001年12月被评为第二届学校优秀科技工作者。

2001年12月被聘为"十五"国家级高等中医药院校规划教材《经络腧穴学》副主编。

2002年3月"夹脊电针治疗脊髓性截瘫的临床与基础研究",获2001年度黑龙江省中医药科技进步一等奖。

2002年8月"夹脊电针治疗脊髓性截瘫的临床与基础研究",获2002年黑龙江省科技进步二等奖。

2002年10月主编《神经病针灸新疗法》,由人民卫生出版社出版。

2002年10月被聘为黑龙江省干部医疗保健会诊专家。

2002年11月被聘为第三批全国名老中医药专家学术经验继承指导老师,并开始师带徒2名。

2002年12月被授予黑龙江省第二批名中医称号。

2003年1月作为副主编参与编写的规划教材《经络腧穴学》由中国中医药出版社出版。

2003年3月任黑龙江省针灸学会第三届理事会常务理事。

2003年开始招收香港、台湾、马来西亚的硕士、博士研究生。

2004年3月作为副主编参与编写的规划教材配套用书《经络腧穴学习题集》由中国中医药出版社出版。

2004年3月任黑龙江省中医学会第二届神经内科专业委员会顾问。

2004年3月7日辞去针灸一病房主任职务,继续担任研究生导师、专家门诊医疗工作。

2004年4月"脑髓再生丹治疗脊髓损伤的临床与基础研究",获2004年黑龙江省中医科技进步三等奖。

2004年8月科研成果"针刺项颈部腧穴治疗真性延髓麻痹的临床研究",通过了科技部专家评审。

2005年3月28日"针刺项颈部腧穴治疗真性延髓麻痹的临床应用研究"获2004年度国家科技进步二等奖,参加在人民大会堂颁奖大会并与国家领导人合影。

2005年4月《中国中医药报》报道了获奖情况。5月9日《东北网》、5月27日《黑龙江日报》也报道了获奖情况。

2006年5月参加在哈尔滨体育会展中心会场举行的黑龙江省科技大会并

与省领导合影。

2006年6月任黑龙江省中医药学会第四届理事会理事。

2006年9月"项针治疗假性延髓麻痹的临床疗效再评价"在《针灸临床杂志》第9期上发表。

2007年3月"项针治疗假性延髓麻痹技术操作规范及疗效评价"获黑龙江省高校科技进步一等奖第一名。

2007年4月独著的《针灸六绝》第二版由中国医药科技出版社出版。

2007年4月赴香港为黑龙江中医药大学研究生班讲课。

2007年9月被授予黑龙江中医药大学首批名中医称号，又开始第四批师带徒2名。

2008年5月"抽动宁治疗儿童抽动症60例临床观察"在《中国中医药科技》第5期上发表。

2008年10月应青岛针灸学会邀请赴青岛讲授"针灸六绝"。

2008年11月1日应邀赴美国参加纽约国际中医峰会，在《纽约国际中医峰会特刊》发表并在会上宣读"项针治疗中风后假性延髓麻痹的临床研究"，会后举办了"针灸治疗神经疾病"的讲座。

2008年12月"项针治疗假性延髓麻痹技术操作规范及疗效评价"获黑龙江省中医药科技进步一等奖第一名。

2009年8月"项针治疗假性延髓麻痹技术操作规范及疗效评价"获黑龙江省科技进步三等奖第一名。

2011年5月主编《神经疾病现代中医治疗》，由人民军医出版社出版。

2011年6月应中国针灸学会邀请赴新疆乌鲁木齐讲授"针灸六绝"。

2011年8月应中国针灸学会邀请赴大连讲授"针灸六绝"。

2012年1月6日被聘为黑龙江省针灸学会第四届理事会高级顾问。

2012年7月2日应中国针灸学会邀请赴北京讲授"针灸六绝"，同时应首都医科大学中医药学院、同仁医院邀请分别讲授"针灸六绝"。

2012年8月6日被国家中医药管理局评为国家级名老中医，并成立名老中医工作室。

2012年8月15日开始第五批师带徒工作。

2012年12月16～17日应世界针灸学会联合会培训部邀请赴在广州举办的

高维滨针刺十绝

神经病针刺疗法高级学习班讲学。

2013年3月12日应世界针灸学会联合会邀请赴杭州讲授"针灸六绝",同时应浙江中医药大学针推学院邀请讲授"针灸六绝"。

2013年5月18日应世界针灸学会联合会邀请赴青岛讲授"针灸六绝"。

2013年9月28日应世界针灸学会联合会邀请赴成都讲授"针灸六绝"。

2014年3月办理退休,返聘继续担当国医堂专家。

2014年4月被黑龙江省人力资源和社会保障厅聘为二级教授。

2014年8月《针刺七绝——神经病针刺新疗法》由黑龙江科学技术出版社出版。

2014年8月26日在哈尔滨针灸学会年会上讲授"针刺治疗延髓麻痹"。

2014年11月1日赴西安全国中医脑病学科大会讲授"针刺治疗延髓麻痹",受到代表及大会的一致好评。

2015年9月19日第五批全国老中医药专家师带徒工作验收。

2015年12月《神经病中医现代疗法》由黑龙江科学技术出版社出版。

2016年6月全国名老中医药专家传承工作室验收。

2017年9月18日全国第六批师带徒工作大会启动,开始第六批师带徒工作。

2017年9月22日在建院25周年庆祝大会上荣获"卓越贡献奖"。

2018年8月10日荣获首届省级名医称号。

主要参考书目

［1］上海第一医学院华山医院. 实用神经病学［M］.上海：上海科学技术出版社，1978.

［2］胥少汀，郭世绂.脊髓损伤基础与临床［M］.北京：人民卫生出版社，1993.

［3］张兆发，庄鼎.电针基础与临床［M］.北京：中国科学技术出版社，1993.

［4］赵钛.现代偏瘫治疗学［M］.北京：人民军医出版社，1996.

［5］章中春，周武强.人体断面解剖学［M］.南昌：江西科学技术出版社，1997.

［6］王洪忠，许建鹏.实用中西医结合偏瘫康复学［M］.北京：中国医药科技出版社，1997.

［7］董厚吉，马云涛.科学性针刺疗法［M］.北京：中国医药科技出版社，2000.

［8］徐恩多.局部解剖学［M］.4版.北京：人民卫生出版社，2000.

［9］张长江.脊柱相关疾病［M］.北京：人民卫生出版社，1998.

［10］赵性泉，张婧.脑卒中后吞咽障碍的诊断与治疗［M］.北京：科学技术文献出版社，2011.

［11］窦祖林.吞咽障碍评估与治疗［M］.北京：人民卫生出版社，2017.

高维滨针刺十绝